「おどろき」と「ふしぎ」に満ちあふれた

人体と病気まるわかり大全

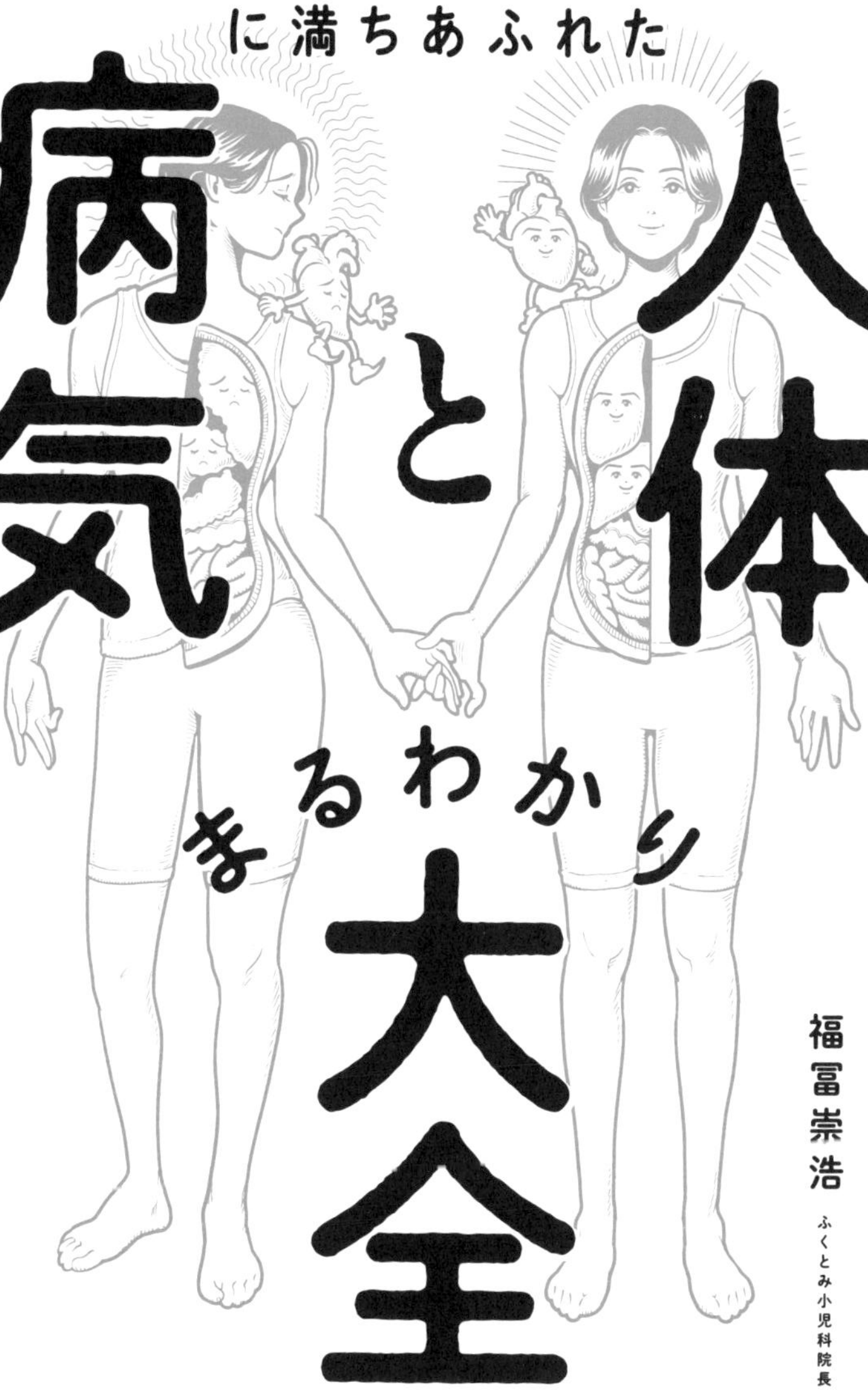

福冨崇浩
ふくとみ小児科院長

主婦と生活社

突然ですが、「人体クイズ」の時間です。
次の質問に対して、
正しい答えを選んでみてください。

Q１　人間のからだには何個の骨がある？

①約20個　②約２００個　③約２０００個

Q２　小腸の長さはどれくらい？

①約１ｍ　②約７ｍ　③約15ｍ

Q３　１日に作られる尿の量は？

①約１・４ℓ　②約14ℓ　③約１４０ℓ

Q４　次のうち味覚で感じていないものは？

①甘味　②旨味　③酸味　④苦味　⑤辛味

Q５　なぜ胃は自分自身を消化しない？

①タンパク質でできているから　②バリアで守られているから　③胃液が酸性だから

Q６　目が暗さに慣れる、その理由と関係あるものは？

①ビタミンA　②ビタミンB　③ビタミンC

Q７　A型の人に輸血できない血液型は？（すべて選んでください）

①A型　②B型　③AB型　④O型

正解は、**Q１：②約２００個、Q２：②約７m、Q３：①約１・４ℓ**（ただし「原尿」を含めると**約１４０ℓ**）、**Q４：⑤辛味、Q５：②バリアで守られているから、Q６：①ビタミンA、Q７：②B型と③AB型**です。

「そうなの!?」と感じる意外な答えもあったのではないでしょうか。
くわしくは本文で解説しますので、ぜひチェックしてみてください。

私たちはあまりにも自分の「からだ」のことを知らない

この世に生を享けてから死を迎えるまで、24時間３６５日、私たちは「からだ」と片時も離れず一緒にいます。

言うなれば、人生という長い旅路において**どんなときも苦楽をともにするパートナーあるいは「相棒」のような存在**です。

にもかかわらず、「からだ」のことをほとんど知らないまま生きている方も多いのではないでしょうか。

たとえば、

・お腹の中にはどのような臓器があり、それぞれがどのような役割を担っているのか？
・どうして私たちは寝ている間も呼吸ができるのか？

・血液はどこで生まれて、どのようにしてからだを巡っているのか？
・どうしてわざわざ水分を摂っては、尿として排泄しているのか？
・侵入してきた細菌やウイルスをどのように排除しているのか？
・どうして私たちは2本足で立ち、自由にからだを動かすことができるのか？

などの問いに、的確に答えることは意外と難しいものです。

もちろん、これらの医学的メカニズムを知らなくても、生きることに不便するわけではありません。

くわしい仕組みを知らなくても、特別意識しなくても、からだは私たちが生きるために働くことを決してやめません。

しかし、からだのことをくわしく知ると、これまで見えていなかったものが見えてきます。

「からだ」を知ると、健康と病気、医療の見え方が変わってくる

自己紹介が遅れました。小児科医の福冨崇浩と申します。

山梨県で小児科医院を開院し、日々地域の子どもたちの診療にあたっています。

毎日の診療では、子どもたちやご家族が安心して日常を過ごせるように、丁寧な診療とわかりやすい説明を心がけております。

昨今、テレビやラジオ、新聞や雑誌、書籍やインターネット記事などのあらゆる媒体で、健康情報があふれかえっています。

しかし、その多くが「健康法」や「病気についての解説」であり、自分自身である「からだ」について知る機会は限られています。

健康法や病気について正しく理解し、情報の信頼性を評価するのには、「からだ」に関する知識は必須となります。

病気という「異常」を知るためには、からだ本来の「正常」を知る必要があるからです。

からだについて知ると、健康や病気の「見え方」が大きく変わります。

私たちのからだの「つくり」や「仕組み」は、驚くほど精巧に、緻密に、そして合理的にできています。

そして、からだの「つくり」や「仕組み」に何らかのエラーが生じたり、外的な要因によって障害されたりしたとき、「病気」として発症します。

「正常」を知ることではじめて「異常」を理解することができるのです。

つまりは、からだの「正常」と「異常」について知れば、**健康や病気について筋道を立てて考えることができる**ということです。

たとえば、ある健康法をすすめられたときに「この健康法は、からだのこの仕組みをサポートするからたしかに健康に良いはずだ」と考えたり、体調を崩したときに「このような症状が出ているから、からだのこの部分に不調が出ているのかもしれない」といったような考え方ができたりするようになります。

本書は、この「正常」と「異常」の両方を、予備知識ゼロからでも知ることができるよう構成されています。

本書を読み終わったとき、あなたの頭の中には「からだのつくりと仕組み」について明瞭なイメージが形成され、日々目にしている**健康や病気についての見え方が劇的に変わ**

ることを確信しています。

からだのことがわかれば、「自分」のことがもっとわかる

また、本書は、健康情報に特別関心のない若い世代の方にも読んでほしいと思っています。

なぜなら、**「からだを知る」ことは「自分を知る」こと**だからです。

10代、20代の中には、「自分は何者なのか?」といった不安を抱いている方もいるかもしれません。

本当の自分を探しに「自分探しの旅」に出る人もいます。


「自分は何者なのか?」という問いは、古今東西の哲学者や芸術家などが追求してきた普遍的な問いであり、もしかしたら永遠にその答えは見つからないものなのかもしれません。

しかし、視点を「からだ」に移してみると、私たちは、自分自身であるはずのからだのことすら知らないことに気づきます。

本当の自分はいつでもすぐそばにいます。

そして、**「自分を知る」ための第一歩が「からだを知る」こと**なのです。

からだのことを知れば、曖昧だった自分の存在が少しずつはっきりと見えてきます。

それが結果として、あなたがより充実した人生を歩んでいくための助けとなることを願ってやみません。


さあ、未知の「からだ」に出会いにいきましょう！

２０２３年６月　　福冨崇浩

もくじ

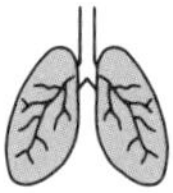

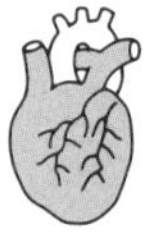

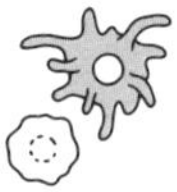

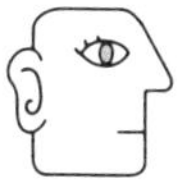

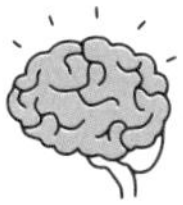

本書をお読みいただくにあたって

からだはその役割によっていくつかの「系統」に分けることができます。たとえば消化や吸収の役割を担う「消化器」や呼吸の役割を担う「呼吸器」などです。医療機関を受診する際に、症状や病気の種類によって「消化器内科」「呼吸器内科」「皮膚科」「整形外科」などの診療科が分かれているのも、この系統分類に基づいています。各系統は、それぞれからだの中で異なる役割、すなわち「ミッション」を担っています。本書ではそれぞれのミッションについて、系統ごとに章を分けて解説しています。

各章では、各系統のミッションと関わる器官(臓器)、つくりと仕組み、そして代表的な病気について解説しています。いずれも基礎知識なしでもわかりやすいように構成しているため、1章から順番にでも、興味のある章からお読みになっていただいてもかまいません。

第1章

栄養素を入手せよ！

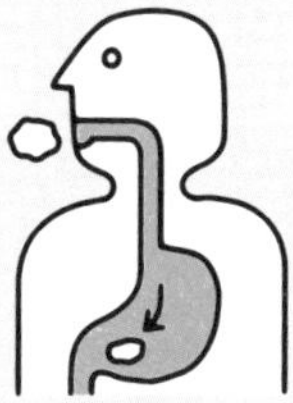

〔消化器〕

どうして私たちは食べるの？

食べたものはどうなるの？

栄養素の行方を追う、お腹をめぐる冒険！

消化器系

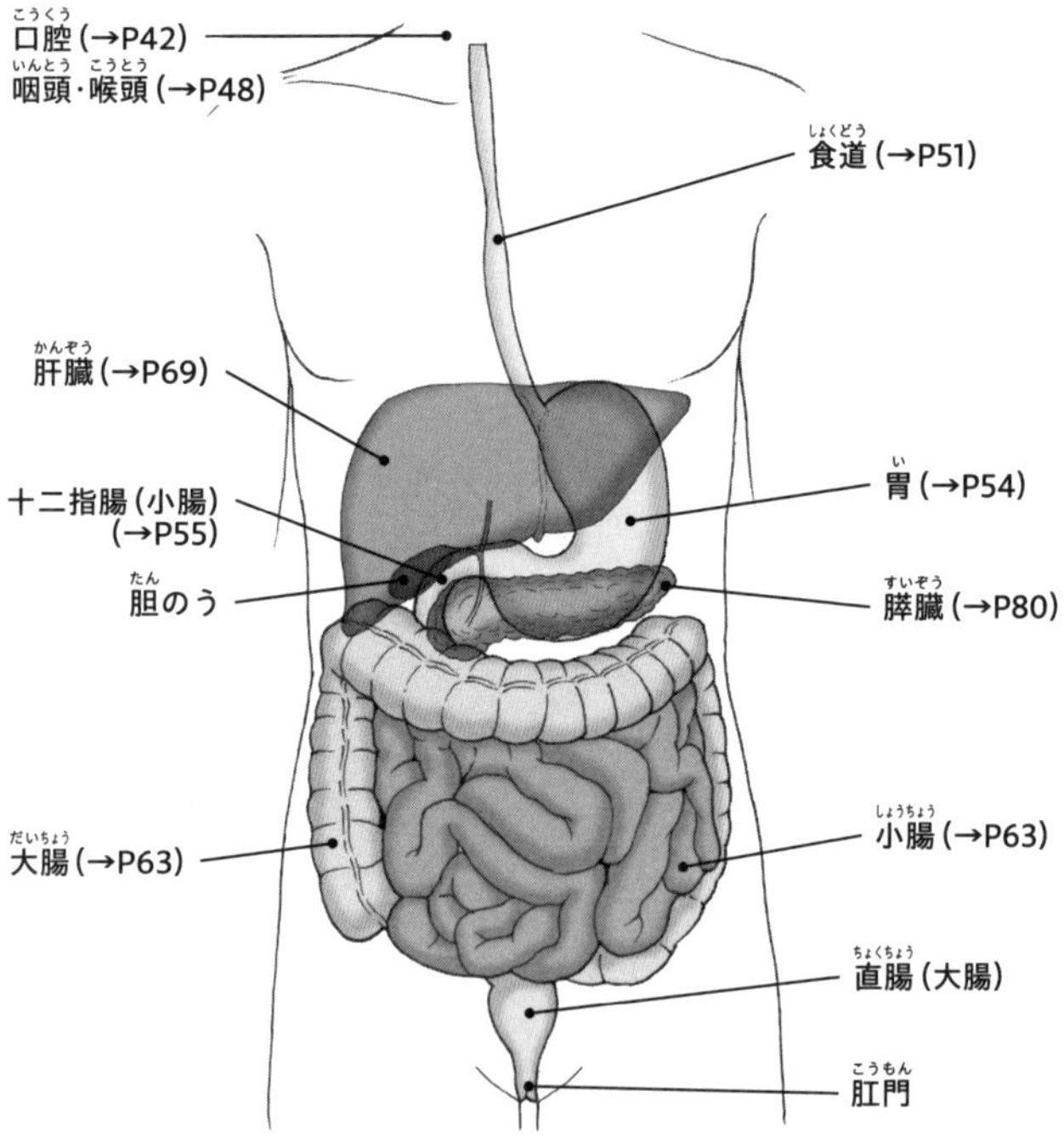
口腔《こうくう》(→P42)
咽頭《いんとう》・喉頭《こうとう》(→P48)
食道《しょくどう》(→P51)
肝臓《かんぞう》(→P69)
十二指腸(小腸)(→P55)
胃《い》(→P54)
胆《たん》のう
膵臓《すいぞう》(→P80)
大腸《だいちょう》(→P63)
小腸《しょうちょう》(→P63)
直腸《ちょくちょう》(大腸)
肛門《こうもん》

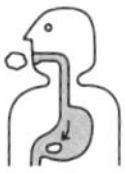

1 どうして私たちは食べるのか？

私たち人間は、ごはんやパン、肉や魚、野菜や果物など、毎日いろいろなものを食べます。食べられる量や食材、好みは人それぞれでも、「食べること」をやめることは誰にもできません。

なぜ私たちは、食事をとるのでしょうか？

実感としては、「お腹が空くから」「美味しいものを食べて満たされたいから」といったような理由が挙げられるかもしれません。

考え方の視点を「人体」側に移してみましょう。

からだの視点で考えてみると、私たちが食べる目的は、食べ物の中に「生きるために必要なもの」が含まれているからです。

人間が、考えたり、動いたり、呼吸したりといった生命活動をするためには、「エネルギー源となる物質」が必要です。また、「からだの機能を維持する物質」、「からだそのものを形づくる物質」も欠かせません。

このような、生きるために必要な物質をまとめて「**栄養素**」と呼びます。

つまり、私たちが食事をとる目的は、「食物の中に含まれる栄養素を得るため」だといえます。

栄養素を得なければ、人間は生きることができません。人間が人間として生きていくために絶対に欠かせない行動が「食」なのです。

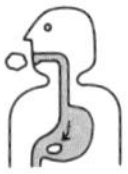

2 消化とは「化石の発掘」のようなもの

しかし残念ながら、食べ物はそのままの状態で栄養素として利用することはできません。からだが利用するためには、食べ物から栄養素を取り出す必要があるのです。

食べ物を分解して栄養素を取り出すはたらきを「消化」と呼びます。

考古学者が化石を発掘するとき、大きな岩から不要な岩石や砂を取り除いて、化石だけをきれいに取り出すシーンを想像してみてください。消化とは、まさに食べ物から「栄養素を発掘」するようなイメージです。

消化によって取り出された栄養素は、さらにからだが利用できる状態になるまで細かく分解され、ようやくからだの中に「吸収」されます。

また、大きな岩から化石を取り出すと、不要な岩石や砂などのゴミが生まれるのと同じように、食べ物から栄養素を取り出すときにも残りカスが生まれます。その残りカスを「排泄《はいせつ》」したり、いざというときのために栄養素を「**貯蔵**」しておくための器官も必要です。

口から入った食べ物は、「消化管」という長いホースを通り抜けていく過程で、「消化」「吸収」「貯蔵」され、最後は便や尿として「排泄」されます。

この一連のプロセスを担う器官はまとめて「**消化器官**」と呼ばれます。

コラム

消化試合の「消化」は間違い!?

「消化」という言葉は、からだの話題以外でもよく使われます。

たとえば、「映画のストーリーが複雑すぎて消化不良を起こした」「順位が決まったので残りは消化試合だ」といった使われ方です。

前者は、情報が多すぎるあるいは複雑すぎて、自分の血肉（知識）にできないという意味で使われています。本来の「消化」の意味に非常に近いです。栄養素（化石）を取り出そうしても、うまく取り出せない状態だといえます。

一方、スポーツの話題でよく使われる後者は、「全体の状況に大きな影響を与えない」「なくなってもいい」というニュアンスで使われています。化石（栄養素）ではなく、不要な岩石（残りカス）のほうに意味が近い言葉といえます。本来の消化の意味とは異なっていますが、「消化試合」という言葉はすっかり定着したので誤解を生むことはないと思われます。しかし、本来の消化の意味もぜひ覚えておいてほしいですね。

私たちは普段、口の中に食べ物を入れて咀嚼《そしゃく》し、飲み込むことを「食べる」といいますね。でも食べ物たちにとっては、飲み込まれてからが本番。「食べられる」ための長旅が始まるのです。口に入ってから、便として排泄されるのに要する時間はおよそ24～48時間です。

食べ物から栄養素を取り出して、便や尿として排泄されていくプロセスは、さまざまな消化器官が連携して進められていきます。目には見えないお腹の中で繰り広げられている臓器たちの共同作業は、人体が持つ機能の壮大さと精密さを教えてくれます。

そこで、まず第1章では「消化器官」について見ていきます。

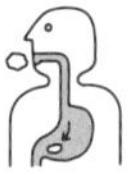

3　消化管は「ちくわ」である

食べ物を消化・吸収するための消化器官は、ざっくり2種類に分類することができます。「食べ物が通る管」である「**消化管**」と、直接食べ物は通らないけれど、消化のお手伝いをする「**付属器官**」です。

それぞれ見ていきましょう。

①消化管

私たちのお腹には、20ページの図のように消化器官がところ狭しと詰まっています。一見するとゴチャゴチャして複雑そうですが、消化管は「口」からからだの中に入り、「食道」、「胃」、「小腸」、「大腸」を経由して、「肛門」で外に出るまで完全な一本道です。特に小腸が複雑な構造をしているように見えますが、途中で分岐して2本道になるようなことはなく、進んでいけば必ず肛門にたどり着く構造です。

消化管は、たとえるなら「ちくわ」のような構造をしています。ちくわは筒のような形をしており、真ん中に穴が空いていますが、消化管は長いちくわのようなものです。

私たちはちくわを見ると、内側の穴も合わせてちくわだと認識していないでしょうか。けれど実際は、ちくわの穴は「ちくわの中ではあるけれど、ちくわ本体ではない」といえます。そこには空気しかありません。

消化管の内部も同様です。消化管の内部は、「からだの中ではあるけれど、からだ本体ではない」といえるのです。

つまり、「消化管の中を通っている食べ物は、まだからだの外にある」ということになります。

自分のからだの中に、実はからだの外がある、と想像してみると、なんだか不思議な気持ちがしてきますね。

もし、口から入った食べ物が消化管の中を通り、そのまま肛門から出ていったとしたら……それは、ちくわの中にチーズを差し込んで逆側から取り出す、といった不毛な行為になってしまいます。

私たちが食べる目的は、「食べ物から栄養素を取り出す」ことにありました。

そのため、消化管の中には、「消化」によって栄養素を取り出す部位や、「吸収」によって栄養素をからだ本体に取り込む部位があります。

単なるちくわのような管ではなく、管の内側で「消化」や「吸収」の仕事をしてくれるのが消化管なのです。ちくわの中にチーズを入れたら、チーズを消化して、ちくわ本体の中にチーズの栄養素を吸収してくれる機能を持っているのが、人間の消化管だといえます。

口に入って飲み込まれた食べ物は、「食道」→「胃」→「小腸（十二指腸、空腸、回腸）」→「大腸（盲腸、上行結腸、横行結腸、下行結腸、S状結腸、直腸）」の順に通過し、肛門から便としてからだの外に排出されます。

②付属器官

消化管とは異なり、食べ物が直接通らない消化器官を「付属器官」といいます。付属器官には、「唾液腺」「膵臓」「肝臓」「胆のう」などの種類があります。

付属器官が何をしているかというと、それは**消化のお手伝い**です。

たとえば火事が起きたときに、消防士さんは現場で消火活動を行います。現場で消火活動を行うのは消化管で、消火用水を補給したり、離れた場所から放水したりといった後方支援を行うのが付属器官だと捉えると理解しやすいでしょう。

ポイント

消化管の免疫機能

消化管には、消化・吸収のほかにも非常に重要な役割があります。「免疫」機能です。第6章で詳しく解説しますが、免疫とは一言でいうと「異物を排除する仕組み」のことです。

消化管は、栄養素を含む食べ物のような有益な異物は排除しません。

すなわち、「あなたは有益（または無害）だから排除しません」「あなたは有害だから排除します」と判断するのも消化管の重要な役割なのです。

実際、消化管、特に小腸の表面には、リンパ球などの免疫細胞が多数存在しています。

私たちは食べるとき、見た目や匂い、味などで感覚的に有害なものを排除していますが、それだけでは不十分です。口から入ってきた異物に、有害なものが含まれている可能性は当然あります。

そこで消化管は、有害な異物を見つけると、いわば「警備員」のような役割を担い、からだを異物の侵入から守ってくれます。消化管は、消化器官であると同時に免疫器官であるともいえるのです。

付属器官の主な後方支援は、「消化液をつくり、消化管の中に注入する」ことです。この働きを分泌、厳密には「**外分泌**」といいます。なぜ、「外」なのかというと、ちくわの中はからだの外、だからです。

たとえば、膵臓が分泌する「**膵液**」という消化液は、消化管である十二指腸へと注入されます。膵液は、3大栄養素（後述します）すべての消化に関わる消化液です。

付属器官のサポートがなければ、消化管は食べ物を十分に消化吸収できません。付属器官と消化管の連携プレーによって、私たちは必要な栄養素を取り込むことができているのです。

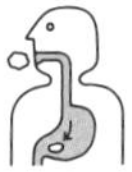

4 結局、糖質は敵なのか？ 味方なのか？

消化器官のことがざっくりわかったところで、話題を「栄養素」に転じましょう。

私たちが生きるために必要な栄養素にはいくつかの種類があり、それぞれ異なる役割を持っています。その中でも特に重要な「**糖質**（炭水化物）」「**タンパク質**」「**脂質**」は3大栄養素と呼ばれています。

①糖質（炭水化物）

歩いたり、考えたり、話したりなど、あらゆる活動には**エネルギー**が必要です。

ガソリンがなければ車が動かないように、電気がなければテレビが点かないように、私たちもエネルギーがなければ活動することができません。

エネルギーの材料となるのが糖質（炭水化物）です。**からだの中で、糖質であるグルコース（ブドウ糖）を燃やす（分解する）ことで、大量のエネルギーが発生する**のです。

糖質は、ごはんやパン、麺類やイモ類など、穀物と呼ばれる食品に多く含まれています。

近年、「糖質カット」「糖質制限ダイエット」といった言葉をよく耳にするようになりました。なにかと悪者扱いされる糖質ですが、糖質が不足すれば十分なエネルギーを得ることはできないので、言うまでもなく生きるために不可欠な栄養素です。

特に、からだ全体の総司令官である脳の細胞は、エネルギー源としてグルコースしか利用できません。だから、グルコース不足は脳の機能低下に直結してしまうのです。

ごはんやパン、ラーメンにパスタ、ケーキなどの糖質（炭水化物）を多く含む食べ物が好きな人は多いと思います。私たちが本能的に糖質を欲して求めるのは、それだけ糖質がからだにとって重要な栄養素であることを物語っています。

どんな食べ物も「食べ過ぎ」がからだに悪いのであって、「食べなさ過ぎ」は同じようにからだにダメージを与えます。本能に反した過度の糖質カット（制限）をされている方は注意が必要です。

②タンパク質

タンパク質は、主にからだをつくる材料となります。人体は、水分と脂質を除くと、ほとんどがタンパク質でできています。脳を含めたあらゆる臓器、筋肉や骨、皮膚、爪などの主成分もタンパク質です。

タンパク質は、動物の肉や大豆、卵などの食品に多く含まれています。

ただし、食品からタンパク質を摂取したとしても、そのタンパク質がそのままからだの材料になるわけではありません。

タンパク質は、さまざまな「**アミノ酸**」という物質で構成されています。食品からタンパク質を摂取すると、タンパク質は分解されて、いくつものアミノ酸が取り出されます。そして、それらの**アミノ酸が、別のアミノ酸とつながり合うことで、新しいタンパク質が合成され、私たちのからだの一部として生まれ変わっている**のです。

たとえるなら、「新しい機械をつくるために、古い機械を分解して、ネジなどの必要な部品を手に入れる」ようなイメージです。部品がないと、新しいタンパク質を生み出せないため、人体はどんどん老化してしまうといえます。

ちなみに、筋肉を鍛えている方が愛飲しているプロテインは、タンパク質そのものです。新しい筋肉をつくるための部品を飲んでいるといえます。プロテインにも、牛乳由来の動物性タンパク質や、大豆由来の植物性タンパク質など、手に入れたい部品（アミノ酸）によってさまざまな種類があります。

また、タンパク質は糖質が不足したときのエネルギー源となる役割も担っています。

③ 脂質

肉の脂身や乳製品、魚の油、ナッツ類などに多く含まれている脂質は、細胞膜やホルモンの原料になります。体温を維持したり、内臓や血管を保護したり、脳を正常に働かせたりする役割があり、生命維持に欠かせない栄養素です。

また、脂質は、糖質と同様にエネルギー源にもなります。エネルギー源の主役は糖質ですが、**脂質の特徴は、エネルギー効率と保存性が優れていること**です。

糖質は1gあたり4kcalのエネルギーを生み出せるのに対して、脂質は1gあたり9kcalを生み出せます。糖質に比べてエネルギー効率が良いのです。

また、過剰な糖質は脂質に変換される仕組みがあり、「**皮下脂肪**」や「**内臓脂肪**」としてからだに貯蔵しておくことが可能です。これらは、十分な糖質を得られないときに、糖質の代理でエネルギーを生み出してくれます。

人間は、飢餓などに備えて、脂肪という「非常食」を用意しているといえます。

ただし、脂肪（細胞）はアディポサイトカインという物質を分泌し、からだの機能に影響を及ぼします。特に内臓脂肪は、別名「悪玉ホルモン」とも呼ばれる**TNF-α**などの物質を出すなどし、さまざまな生活習慣病の原因になるので、やはり摂り過ぎには注意が必要です。

④ビタミンと無機質（ミネラル）

３大栄養素のほかにも重要な栄養素があります。

「**ビタミン**」と「**無機質（ミネラル）**」です。

ビタミンは、３大栄養素の代謝（化学変化やエネルギー変換）を助けたり、さまざまな器官が正常に機能することを助けたりします。３大栄養素が車を構成する部品やパーツ、ガソリンだとすれば、**ビタミンは車のエンジンを円滑に回転させるための「潤滑油」のような存在**です。

たとえば、ビタミンCは血管の機能を正常に保ってくれます。ビタミンDは骨の機能を正常に保ったり、免疫機能を調整したりする働きがあります。

ビタミンは、日光を浴びることで合成されるビタミンDなどを除いて、からだの中で自分でつくることができないため、食事によって摂取する必要があります。

ビタミンには水に溶けやすいビタミンと油に溶けやすいビタミンがあり、後者のビタミンA、ビタミンD、ビタミンE、ビタミンKは体内に吸収されやすく尿に排泄されません。そのため、過剰な摂取は「過剰症」を引き起こす可能性があるため、サプリメントなどで摂取する場合は特に注意が必要です。

無機質（ミネラル）もからだの機能を正常に保ったり、からだを構成する成分になります。たとえば、カルシウムは骨の成分に、鉄は血液の成分になります。

3大栄養素にビタミンと無機質を加えた「**5大栄養素**」が、私たちの生命活動を支える要の栄養素だといえるでしょう。

ポイント

現代人に不足しているオメガ3

脂肪酸には、肉や乳製品などから摂取できる「飽和脂肪酸」と、魚の油や植物などから摂取できる「不飽和脂肪酸」があります。

不飽和脂肪酸の中には、体内で合成できない種類のものがあるため、食事で摂取する必要があります。

現代人は、主に「魚の油」から摂取できる「オメガ3系不飽和脂肪酸（EPAやDHA）」が不足している一方で、サラダ油や加工食品などに多く含まれている「オメガ6系不飽和脂肪酸」は過剰に摂取しています。

両者の摂取バランスが崩れると、血管の動脈硬化や脳機能の低下が起こることが指摘されています。

脂質は欠かすことのできない栄養素ですが、特に現代人は「魚の油」が不足しているため、意識的に魚を摂取するようにしましょう。

ビタミン過剰症

水に溶けやすい「水溶性ビタミン」は基本的には多く摂取しても尿として排出することができます。

その一方で、水に溶けにくい「脂溶性ビタミン」の過剰摂取は、からだに蓄積することで過剰症を引き起こす恐れがあります。

たとえば、ビタミンAの過剰症は、食欲不振、吐き気、嘔吐、脱毛、発疹などの症状が現れます。ビタミンDは、血液中のカルシウム濃度が高くなり、食欲不振、頭痛、口の乾きなどの症状が現れたり、腎臓や血管にカルシウムが沈着することが指摘されています。

潤滑油は適量だからこそ機能するのであって、潤滑油だらけにするとからだは反対に機能不全を起こしてしまうのです。

ビタミン欠乏症

偏った食生活などによって特定のビタミンが不足すると、ビタミンの種類ごとにさまざまな症状を引き起こします。

次の表に、各ビタミンの欠乏により具体的にどんな症状が起きるかまとめてみました。毎日の食生活の参考にしてみてください。

	名称	症状	多く含む食品
脂溶性	ビタミンA	夜盲症	卵、バター、かぼちゃ、うなぎ　など
	ビタミンD	くる病 骨軟化症	レバー、牛乳、魚　など
	ビタミンE	溶血性貧血	玄米、小麦胚芽、緑葉野菜　など
	ビタミンK	肝臓病 血液凝固の遅れ	緑黄色野菜、納豆　など
水溶性	ビタミンB_1	脚気	玄米、胚芽米、大豆、麦、酵母　など
	ビタミンB_2	口角炎・結膜炎	牛乳、卵黄、レバー、ほうれん草　など
	ビタミンB_6	口角炎・皮膚炎 末梢神経炎	魚肉、レバー、とうもろこし　など
	ビタミンB_{12}	悪性貧血	レバー、魚介類、牛乳　など
	ニコチン酸	ペラグラ	レバー、大豆、牛乳、海藻　など
	ビタミンC	壊血病	緑黄色野菜、果物、緑茶　など

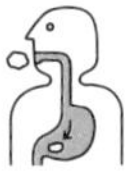

5 消化酵素は浮気をしない

栄養素は、食べ物の中に潜んでいます。

前述したように、食べ物から栄養素を取り出して細かく分解する「消化」と、それに続く「吸収」によって、はじめてからだは栄養素を利用することができます。

どのように食べ物の「消化」と「吸収」が進んでいくか、さらに具体的に見ていきましょう。

食べ物の中から栄養素が取り出されて、晴れて体内に取り込まれるためには、消化管の中の長い道のりを歩んでいかなければならないのです。

まず前提として、消化は消化器官や付属器官でつくられる「**消化液**」の働きによって行われることを押さえておきましょう。消化液は単一ではなく、いろいろな種類の消化液が、いろいろな部位から分泌されます。

そして、糖質、タンパク質、脂質の各栄養素は、それぞれ消化される場所や使われる消化液の種類が異なります。

消化液の中には、「**消化酵素**」という物質が含まれていて、この消化酵素のはたらきによって栄養素は取り出されて分解されます。

消化酵素の特徴は、「好き嫌いが激しい」ことです。

1つの消化酵素は、基本的には1種類の物質しか分解をしてくれません。

たとえば、唾液に含まれている**アミラーゼ**という消化酵素は、**でんぷん**（多糖類と呼ばれる糖質）しか分解できず、そのほかの糖質や、タンパク質、脂質は一切分解できないのです。

このような特徴を持っている消化酵素は、ある意味「一途」だといえるでしょう。なんでもかんでも消化するのではなく、たった1種類の物質をターゲットにして、決して他の物質に浮気をしません。

ポイント

消化酵素の基質特異性

アミラーゼは、でんぷんをマルトース（麦芽糖）に分解することができますが、でんぷんと同じ糖質であるスクロース（ショ糖）やラクトース（乳糖）、タンパク質や脂質も分解することはできません。また、アミラーゼはマルトースまで分解できても、マルトースをさらに分解することはできないのです。マルトースを分解するには、マルターゼという別の消化酵素が必要になります。

このような酵素と基質（分解される物質）の1対1の関係性は「基質特異性」と呼ばれ、しばしば「カギとカギ穴」に例えられます。

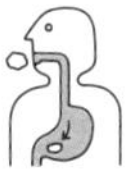

6 お腹をめぐる冒険！ 3大栄養素の行方を追え！

最終的に小腸が栄養素を吸収するためには、栄養素を限界まで分解する必要があります。

できるだけ小さく分解しないと、小腸の壁を通って、からだの中に入らないからです。

引っ越しのときに、大きな家具は一度分解しないと、ドアを通過できず、家の中に持ち込めないのと似ています。

分解して持ち込んだ家具は家の中で再び組み立てますが、それと同じように、**小腸の壁を通過した栄養素は、必要に応じてからだの中で再び他の栄養素と結びつきます。**

口から小腸に至る間に、さまざまな消化酵素の力によって、できるだけ小さな栄養素へと分解されていくことが「消化」なのです。

「消化」と「吸収」の全体像をあらためて見ていきましょう。

自身が「食べ物」になった気分で擬似体験してみると、口に入れられた以降の道のりは長い旅路です。

①口

口から入った食べ物は咀嚼されることで細かくなり、「**唾液**」と混ざり合います。唾液は唾液腺という付属器官でつくられ、糖質の消化を担います。

②食道

嚥下《えんげ》（食べ物や水分を飲み込むこと）された食べ物は食道を通り、胃へ入ります。

③胃

胃から分泌される消化液である「**胃液**」と混ざり合います。胃液は強い酸性を示し、食べ物を溶かすと共に、タンパク質の消化を担います。胃の次は小腸に入ります。すでに食べ物はドロドロですが、まだ小腸で吸収できる大きさになっていません。

④小腸（十二指腸、空腸、回腸）

小腸は、十二指腸、空腸、回腸の3つに分かれています。

十二指腸には、付属器官である肝臓や胆のう、膵臓からの消化液を注入する管がつながっています。その管から消化液の「**膵液**」「**胆汁**」が注入されて混ざり合います。

膵液は、糖質、タンパク質、脂質のすべての消化を全方位的に担います。

胆汁は、脂質のみをターゲットにして消化します。

空腸と回腸では、消化液の「**腸液**」と混ざり合います。

腸液および小腸の粘膜は糖質、タンパク質を消化します。
ここまできて、ようやく消化は完了です。

⑤小腸から血液やリンパ液へ

消化によって発掘された極小の栄養素は、小腸の壁を通過して、血液中やリンパ液の中に入ります。その後、肝臓に運ばれて利用されていきます。

⑥大腸

小腸で吸収されなかった食べ物の残りカスは、大腸に送られます。大腸では、盲腸、上行結腸、横行結腸、下行結腸、S状結腸、直腸の順に通っていきます。その間に水分が吸収されます。

⑦肛門

大腸で水分が吸収された残りカスは、肛門から便として排出されます。

いかがでしたか？
私たちが毎日何気なく口にしている食べ物は、このようなプロセスを経て、からだの中に取り込まれ、不要なものは便として排出されているのです。

コラム

3大栄養素の消化と吸収

3大栄養素はそれぞれどのように消化され、吸収されているのでしょうか。消化と吸収の基本的な流れは「食べたものから栄養素を取りだし、限界（最小単位）まで分解してから吸収」です。

消化によって、糖質はグルコースなどの単糖類、タンパク質はアミノ酸、脂質は脂肪酸とモノグリセリドまで分解され、最終的に小腸で吸収されます。それぞれの仕組みについて説明します。

① 糖質（炭水化物）

まずは、糖質です。ひとくちに糖質といっても、さまざまな種類があります。糖質を構成する最小単位は、グルコース（ブドウ糖）をはじめとする「単糖類」です。グルコースの他にもフルクトース（果糖）やガラクトースなどがあります。

単糖類が2つつながってできているのが「二糖類」というグループです。構成する単糖類の組み合わせによって、次のように名前が変わります。

グルコース＋フルクトース＝スクロース（ショ糖）*
グルコース＋ガラクトース＝ラクトース（乳糖）
グルコース＋グルコース＝マルトース（麦芽糖）

そして、さらに多くの単糖類がつながってできている糖質は「多糖類」と呼ばれます。ごはんやパンなどに多く含まれている「でんぷん」が有名ですね。

多糖類は、唾液や膵液、腸液、小腸粘膜に含まれる消化酵素のはたらきでグルコースなどの単糖類まで分解されます。

消化によって取り出された単糖類は、小腸で吸収され、毛細血管に入ります。毛細血管に入った単糖類は、「門脈」という専用の血管によって肝臓へ運ばれ、利用されます。

② タンパク質

＊砂糖の主成分

続いてタンパク質です。タンパク質を構成する最小単位はグリシンやアラニンなどのアミノ酸です。アミノ酸は、からだの中でも合成できますが、バリン、ロイシン、イソロイシンなど自力で合成できないものもあります。このようなアミノ酸を特に「必須アミノ酸」といいます。ちなみにアミノ酸は全部で20種類あり、そのうち9種類が必須アミノ酸です。

タンパク質は、アミノ酸が約50個以上つながってできています。

アミノ酸が2～約50個つながっているものを「ペプチド」と呼び、その中でも2～10個つながっているものを「オリゴペプチド」と呼びます。

タンパク質は、胃液や膵液、小腸粘膜に含まれる消化酵素のはたらきでアミノ酸またはアミノ酸が2つつながったジペプチドまで分解されます。

アミノ酸とジペプチドは小腸で吸収され、毛細血管に入ったのちに門脈を通って肝臓へ運ばれます。ジペプチドは吸収後にアミノ酸へ分解されます。

③脂質

最後に脂質です。脂質を構成する最小単位は「脂肪酸」と「グリセリン」です。

食べ物に多く含まれている脂質は、グリセリンという物質に脂肪酸が3つ結合している状態です。この脂質はトリグリセリド（中性脂肪）と呼ばれます。

トリグリセリドから3つ結合している脂肪酸のうち2つを引きちぎると、モノグリセリドに変わり、吸収できる状態になります。ややこしい名前ですが、「トリ」は3つ、「モノ」は1つの意味です。「モノラル」「トリオ」など、日常的にも使われています。

トリグリセリドは、膵液に含まれる消化酵素によって、モノグリセリドと脂肪酸へ分解されます。

また、胆汁に含まれる胆汁酸は消化酵素ではありませんが、脂質を細かい粒に分解し膵液と反応しやすくします。このはたらきを「乳化」といいます。

脂質も小腸で吸収されますが、糖質やタンパク質と異なり、毛細血管ではなくリンパ管に入ります。

口・のどの構造

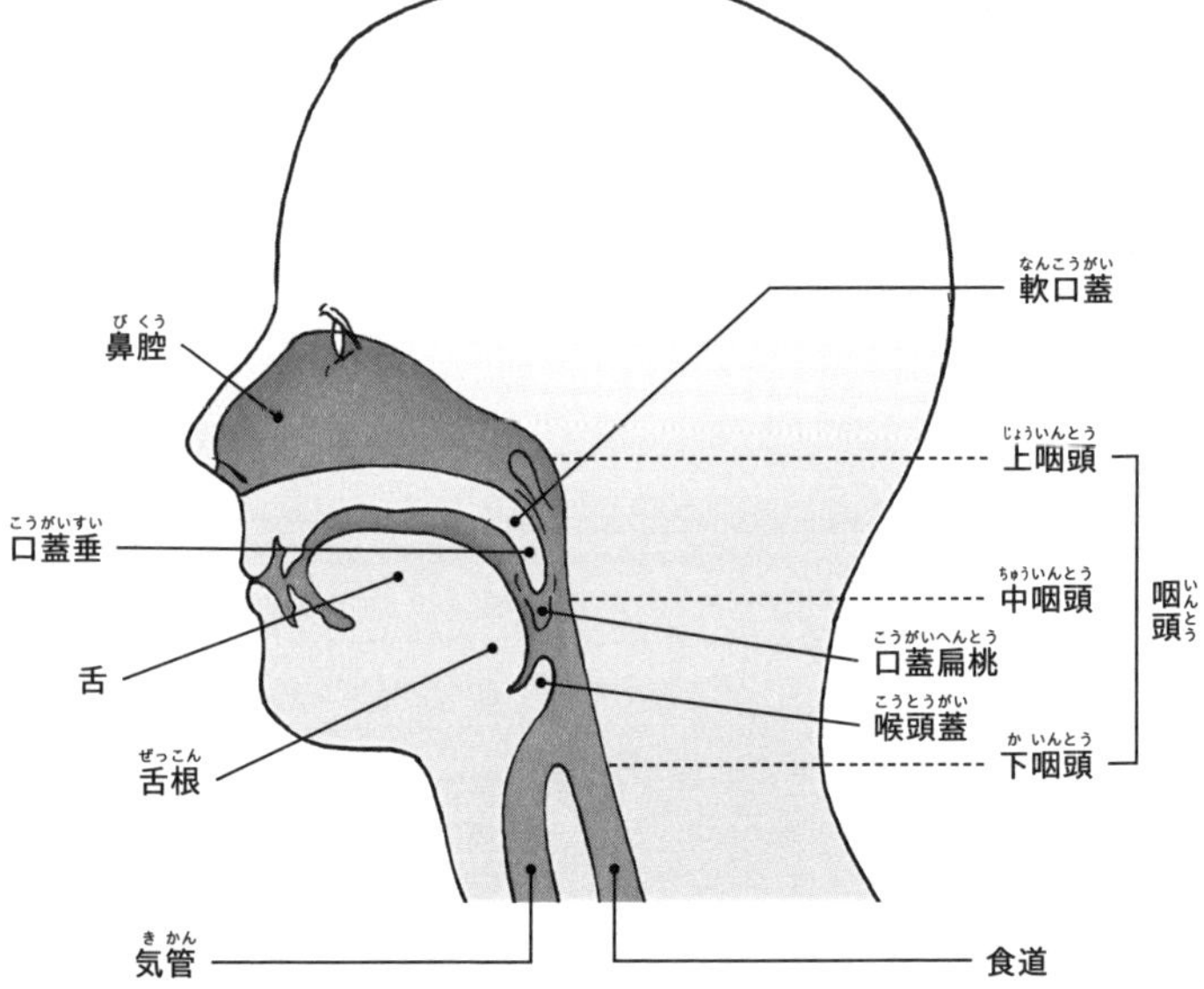
鼻腔《びくう》
軟口蓋《なんこうがい》
上咽頭《じょういんとう》
口蓋垂《こうがいすい》
中咽頭《ちゅういんとう》
咽頭《いんとう》
舌
口蓋扁桃《こうがいへんとう》
喉頭蓋《こうとうがい》
舌根《ぜっこん》
下咽頭《かいんとう》
気管《きかん》
食道

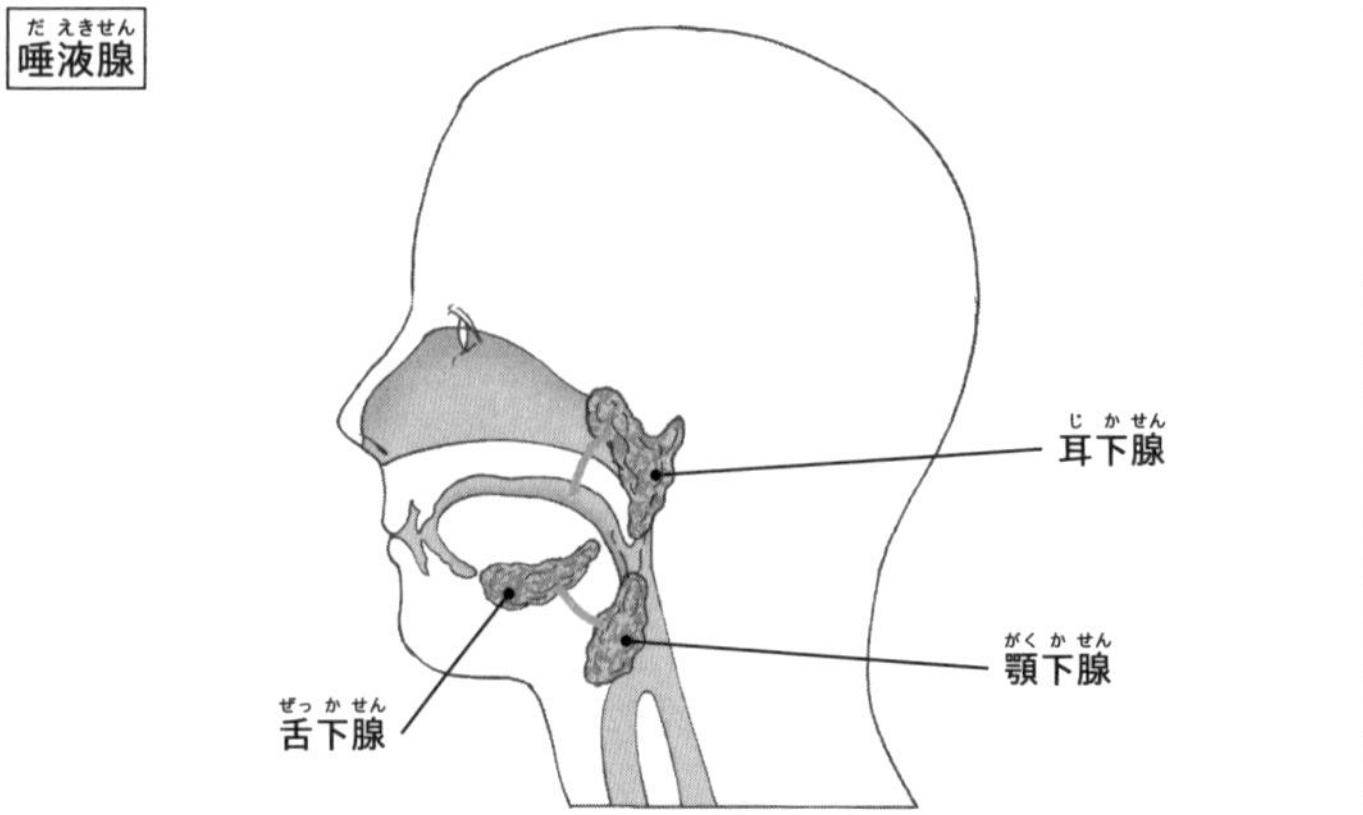
唾液腺《だえきせん》
耳下腺《じかせん》
顎下腺《がくかせん》
舌下腺《ぜっかせん》

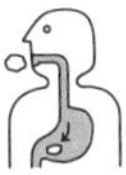

7

1日につくられる唾液の量は○○リットル!?

▼口の役割

ここからは、消化や吸収を担う各消化器官にスポットを当てていきましょう。

まずは、食べ物や飲み物を取り込む入り口である、**口**についてです。

口に入った食べ物は、歯によって噛み砕かれます（咀嚼）。

そして、飲み込まれること（嚥下）で、次の消化管である食道に入ります。

このとき、咀嚼以外にも、口は重要な役割をいくつも担っています。

第一に挙げられるのは、唾液の分泌です。

正確には、唾液は口ではつくられていません。3つある**唾液腺**から分泌され、口の中に注入されています。

唾液は大人では1日で約1～2ℓ分泌されます。

唾液はアミラーゼという消化酵素を含んでおり、糖質であるでんぷんを分解します。

咀嚼によって食べ物は細かくなり、唾液と混ざることで糖質が分解され、水分量が多くなるので嚥下しやすくなります。

また、唾液には殺菌作用があり、感染症を予防したり、口の中の乾燥を防いで口臭や虫歯を予防したりする役割もあります。けがをしたときに動物が傷口をなめるのも殺菌のためといわれています。

何らかの理由で唾液が少なくなると、感染症にかかりやすくなるといえます。**唾液は、口の中に入ってきた異物を排除する第一の関門**なのです。

唾液が少なくなる理由として、加齢や心理的ストレス、更年期障害や糖尿病、脳血管障害などが挙げられます。

口の役割はもちろんそれだけではありません。

口は鼻と同じく「空気の出入り口」でもあります。栄養素と同じく生命活動に絶対欠かせない酸素を取り込む場所でもあるのです。

また、私たちは口のおかげで言語によるコミュニケーションが取れます。人間ほど複雑な音声を操って、コミュニケーションをとる動物は他にいません。

口唇や舌などの口周辺の筋肉が発達しているため、人間は多様な声を発することができます。

もう1つ、口、特に舌の役割として忘れてはならないのは「**味覚**」です。

その食べ物を「飲み込んでもいいかどうか」の判断に役立ちます。

たとえば、山で遭難してお腹が空いている状況を想像してみてください。

目の前には木の実らしきものが落ちています。

さて、あなたならこの木の実が食べられるかどうか、どのように判断しますか？

多くの人はまず、見た目を確認し（視覚）、手に取り（触覚）、においを嗅ぎ（嗅覚）、その上で味を確かめて（味覚）、最終的に飲み込むかどうか判断するでしょう。

紫色の水玉模様であったり、触った感触がカチコチであったり、刺激臭がしたり、口に入れたら明らかに苦かったり酸っぱかったりした場合、通常飲み込む判断はしないと思います。

消化管には嘔吐や下痢といった防御機能がありますが、基本的に1度飲み込んでしまうと取り返しがつきません。

人体に害を与える異物を排除するには、消化管の防御機能に丸投げするのではなく、その前段階で判断してリスクを下げる必要があります。

「味覚」は、おいしいものを味わえるだけでなく、嚥下前の最終チェック機能であるともいえます。

まとめると、口は消化器官であり、呼吸器官であり、感覚器官であり、コミュニケーション器官である、実にマルチタスクな器官なのです。

ポイント

おたふく風邪は唾液腺の炎症

まるで「おたふく」のように頬が腫れる「おたふく風邪」の正式名称は、「流行性耳下腺炎」といいます。

耳下腺は唾液腺の1つです。耳下腺はその名の通り耳のすぐ下あるいはやや前方にあるため（P42の下図参照）、耳下腺がウイルス感染などによって炎症を起こすと、「おたふく」のように腫れてしまうのです。

流行性耳下腺炎はムンプスウイルスというウイルスによる感染症です。このウイルスは、さまざまな器官に炎症を起こし、合併症を引き起こすため注意が必要です。

たとえば髄膜炎、精巣炎、卵巣炎、難聴などが代表的です。

ポイント

味覚は5つの味を識別する

味覚には、甘味、旨味、塩味、酸味、苦味の5つの種類があります。

甘味や旨味で栄養素を含むものを、塩味でミネラルを含むものを認識します。

一方、酸味や苦味は本来は「有害なものか否か」を識別するためにあります。

ただ、私たちは、酸っぱいものや苦いものも好んで食べることがあります。人間の味覚は、体を守るためのチェック機能でありながら、同時に「食」を楽しむためのセンサーとしても進化してきたのです（P254上図参照）。

味覚を司っているのは、舌の表面にある「味蕾《みらい》」という器官で、舌に5000～1万個もあります。味蕾に存在する「味細胞」が味の刺激を受容します。

コラム

ごはんは噛めば噛むほど甘くなる!?

ごはんを口に入れたときは甘さを感じないのに、なぜ噛んでいるうちに甘くなってくるのでしょうか。それは「噛むことで甘い物質ができた」からです。その物質とはマルトース（麦芽糖）のことです。

ごはんの主成分であるでんぷんは糖質ではありますが、甘味はほとんどありません。

しかし、咀嚼することで唾液とよく混ざり合い、唾液に含まれるアミラーゼの働きで、でんぷんがマルトース（麦芽糖）に分解されます。

マルトースには甘味があるため、ごはんを噛んでいると甘味を感じるのです。甘味を感じるほどごはんを噛んで、十分にでんぷんを分解しておくと、その後の消化もスムーズにいきます。

「よく噛んで食べなさい」という教えは、医学的にもきちんと意味があることだといえます。

コラム

唾液には2種類ある

実は唾液には2種類あります。

それは「さらさらした唾液」と「ネバネバした唾液」です。たしかに、食事中の唾液と、緊張したり運動したりしたときの唾液は、何かが違いますね。

これは単に「運動したときには口の中が水分不足になる」という話ではありません。

食事中やリラックスしているときは、副交感神経という自律神経が優位となります。その結果、唾液の分泌量が増えて、さらさらとした「漿液性《しょうえきせい》」の唾液となります。

反対に緊張しているときや運動しているときは、交感神経という自律神経が優位となります。その結果、唾液の分泌量が減り、ネバネバとした「粘液性」の唾液となります。「口角泡を飛ばす」ときの唾液は、きっとネバネバしていることでしょう。

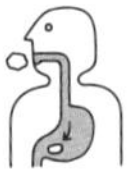

8 のどはＪＲ福島駅に似ている

▼咽頭・喉頭の役割

食べ物は、口からまず「**のど**」に送られます。

のどの始まりは「**咽頭**《いんとう》」で、それに続く部位を「**喉頭**《こうとう》」といいます。一般的に言われる「のど」とは、通常「咽頭」や「喉頭」のことを指します（厳密には、解剖学的に「喉頭」は「咽頭」の下部を指し、「咽頭」に含まれます）。

口は、食べ物と空気の共通の入り口でした。のども同様です。しかし、両者が共通して通るのはここまでです。

のどから先は、両者は分岐して、別々のルートを歩みます。食べ物や飲み物は「**食道**（消化管）」ルートに、空気は「**気管**」ルートに入っていきます。

あえてたとえるならば、のどはＪＲ福島駅に似ているといえるかもしれません。

東北新幹線に乗ると、東京駅から福島駅までは共通の線路を走ります。福島駅で分岐して、仙台・盛岡方面に向かう東北新幹線「やまびこ」と、山形方面に向かう山形新幹線「つばさ」に分かれます。それと同じように、食べ物と空気は口からのどまでは同じルートを辿りますが、のどを境に別々のルートを進んでいくわけです。

食道ルートの終着地は肛門、気管ルートの終着地は肺になります。

ここで問題となるのは、空気が間違って食道ルートに入ってしまったり、食べ物や飲み物が気管ルートに入ってしまった場合です。

新幹線なら福島駅までバックして、正しいルートに戻ればいいかもしれません（そんな事態はあり得ないでしょうが……）。

もし食道ルートに空気が入ってしまった場合は、「げっぷ」や「おなら」として排出することができます。

一方、気管ルートに食べ物や飲み物が入ると一大事です。

軽度であれば、一時的な咳やむせ込みで済みますが、程度が強かったり慢性化したりすると、気管支炎や肺炎に至ってしまう場合もあるのです。

このように、気管ルートに間違って食べ物や飲み物が入ってしまうことを「**誤嚥**《ごえん》」といい、その結果起こる肺炎が「**誤嚥性肺炎**」です。

ふだん私たちがどうして誤嚥をしないかというと、仕組み自体は非常にシンプルです。

食べ物や飲み物を飲み込む（嚥下《えんげ》する）ときに、のどの一部（**軟口蓋**）が後方へ移動するとともに、**喉頭蓋**というフタのような構造が気管ルートの入口を覆って塞いでくれるため誤嚥を防げているのです。

胃と十二指腸

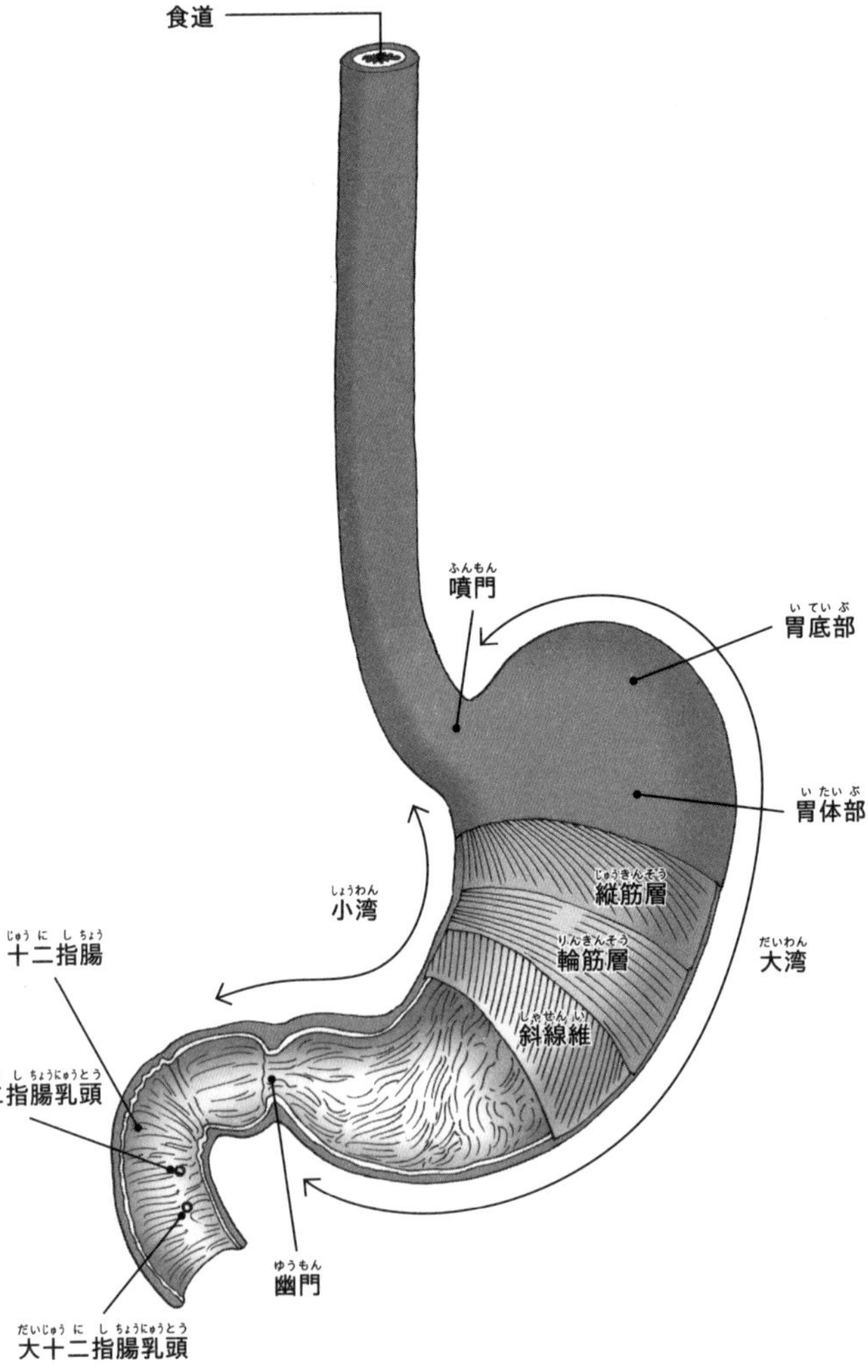
食道
噴門《ふんもん》
胃底部《いていぶ》
胃体部《いたいぶ》
縦筋層《じゅうきんそう》
小湾《しょうわん》
十二指腸
輪筋層《りんきんそう》
大湾《だいわん》
斜線維《しゃせんい》
十《じゅう》二《に》指《し》腸乳頭《ちょうにゅうとう》
幽門《ゆうもん》
大十《だいじゅう》二《に》指《し》腸乳頭《ちょうにゅうとう》

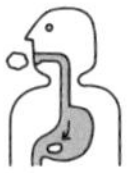

9 食道は特急列車である

食べ物を嚥下した後、はじめに通る消化管が「**食道**」です。

名前のとおり「食べ物の道」であり、食道を通過したら食べ物は胃に入ります。

食道は消化管ですが、食べ物を分解する「消化」は行われません。食道の役割は基本的に、「**飲み込んだものを胃まで運ぶ**」ことに限られます。

かといって、食道を侮るなかれ。もし食べたものが食道の途中で止まってしまったら、いつまで経っても消化ができません。立ち止まることなく、たった数秒で胃まで食べたものを送り届けるのが食道の使命でありアイデンティティです。言うならば、食道は各駅停車ではなく、主要駅まで一気に進む特急列車のような役割を担っています。

食道は、そのほかの消化管とは異なり、「まっすぐ長い管」です（大人で約25cmあります）。

食道が、このようなまっすぐ長い構造をしているのには理由があります。

食道以外の消化器官はいわゆる「お腹」の部分に集中しています。一方、食道が通過していく「胸」の部分には、心臓や肺といった重要な臓器がところ狭しと詰まっています。

つまり、胸の中をお腹に向かって通過していく食道には、グネグネと山道のように曲がるようなスペースはどこにもないのです。そういった事情もありながら、食道側としてもいち早く胃に食べたものを届けたいため、「まっすぐ長い管」であることが望ましいと言えます。

ちなみに、「胸」と「お腹」の間には、**横隔膜**《おうかくまく》という筋肉の壁があり、横隔膜より上が「胸」、下が「お腹」です。胸の内部の空間は「**胸腔**《きょうくう》」、お腹の内部の空間は「**腹腔**《ふくくう》」といいます。

さて、嚥下された食べ物は食道の中をどのように進んでいくかイメージできますか？

食道は「まっすぐ長い管」ですから、一度嚥下すれば、滑り落ちていくように胃まで到達するのでしょうか。

でも、不思議なことに食べ物は、横になっているときも、逆立ちしているときも、無重力空間の宇宙にいるときも、変わらず食道を下って胃にたどり着くことができます。

実は食道を含めた消化管は、大部分が「**内臓筋**」と呼ばれる筋肉でできています。

そして、食道も内臓筋が収縮することで食べ物を胃へ送り出しているのです。上から順々に収縮していくので、効率よく食べ物を送り出すことができます。

イメージとしては、残り少なくなった歯磨き粉のチューブを指でしぼり出すような感じです。

このような仕組みになっているため、どんな体勢でも、宇宙にいても、食べ物が逆流することなく嚥下することが可能なのです。

逆流性食道炎

胃酸と混ざった食べ物が、胃から食道へ逆流することにより食道が傷ついてしまう病気を「逆流性食道炎」といいます。

本来飲み込んだものは、「食道→胃」の一方通行で、「胃→食道」のように戻ってこないようになっています。

しかし、何らかの理由で逆流防止の仕組みが正常に働かないと、「胃→食道」方向に逆流が起こってしまうのです。

その原因は、加齢や食べすぎ、肥満などによって、食道と胃のつなぎ目にある逆流を防いでいる筋肉が緩むからです。

ではなぜ、逆流が起きるとからだに良くないのでしょうか？

それは、胃液が「酸性の液体」だからです。胃液が強い酸性を示すおかげで、食べ物は消化しやすくなったり、食べ物と一緒に入ってきた菌を殺菌することができます。

その一方で、胃は自分自身が消化されないように、自らを守るバリアを持っています。

しかし、食道にはこのバリアがありません。だから、胃液が食道に逆流をすると、食道が傷ついてしまうのです。胸焼けや呑酸（苦みやすっぱさ）などの症状が現れます。

逆流性食道炎は「内視鏡」というカメラがついた細い管で、食道の表面の赤みやただれを確認することで診断できます。

治療は、胃液の酸性を弱くする薬や食道の表面を守る薬を使ったり、寝る直前に食べることをやめたり、胃液が逆流しにくい体勢で寝たり、ダイエットや禁煙・禁酒などです。

それでも良くならない場合は、逆流しないようにする手術を行う場合もあります。

10 胃は塩酸のシャワールームである

▼胃の役割

食道の次に食べ物がたどり着く消化管が、「**胃**（**胃袋**）」です。

胃液は塩酸を含んでいるため、強い酸性を示します。酸性の液体はものを溶かす力が強いため、胃に入った食べ物の消化を助けてくれるのです。

食べ物は胃液と混ざり合うと、「おかゆ」に近い状態までぐちゃぐちゃに溶けます。

また、胃液にはペプシンという消化酵素が含まれています。ペプシンはタンパク質を分解してくれます。

このような消化器官としての役割に加えて、胃は「**殺菌**」の仕事もしています。食べ物と一緒に入ってきた細菌やウイルスを、胃液という塩酸のシャワーでやっつけてくれているのです。

胃を健康に保つことは、感染症対策としても大事なことだといえます。

その後、内臓筋の運動によって食べ物を次の十二指腸に送り出します。このとき、食べ物を送り出すペースを調節するのも、胃の役割です。

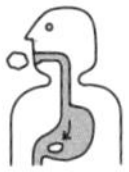

11

十二指腸は高速道路のジャンクションである

▼十二指腸の役割

コラム

なぜ胃は自分自身を消化しないのか？

胃液は食べ物を溶かすのに、なぜ胃そのものは溶けないのでしょうか？

胃自体は内臓筋という筋肉でできています。筋肉の大半はタンパク質なので、理論的には胃液の塩酸やペプシンで消化されてしまってもおかしくありません。

ちなみに、牛の胃に当たるミノやハチノスやギアラといった部位の焼肉は、ちゃんと消化することができます。

正解は、すでにお伝えしたように「胃の内側はバリアで覆われているから」です。

バリアとは具体的には、「粘液」と「アルカリ」のことを指します。

粘液とは、その名のとおりネバネバした液体で、胃の内側の膜（粘膜）を覆って守っています。アルカリは酸を中和することができ、塩酸の溶かす力を部分的に弱めることで胃を守っています。

これらを踏まえると、何らかの理由で胃のバリア機能が弱まったり壊れたりすると、胃は自らを消化してしまうわけです。そのような状態が、のちほど説明する「胃潰瘍」という疾患です。

胃の次に通るのが、小腸の始まりである「**十二指腸**」です。

ここで問題です。十二指腸の長さはどのくらいでしょうか？

勘のいい方はピンときたかもしれません。

正解は、**指12本分**です。横にずらっと12本の指を並べたくらいの長さです。もちろん個人差や誤差はありますが、実際にこれが名前の由来になっています（実際には約25㎝あり、指12本分よりやや長くなります）。


十二指腸は、三大栄養素すべての消化に関わっています。

しかし、十二指腸自体は消化液をつくっているわけではありません。

十二指腸は、さまざまな消化液が通る管の合流地点なのです。複数の高速道路が合流するジャンクションのような存在です。

たまにしか都心に行かない私は、首都高速を車で運転するとき毎回緊張します。複数の道路が網の目のようになっていて、合流地点ではいつも冷や汗ものです。

この合流地点（十二指腸）に、膵液や胆汁といった消化液は、それぞれのルート（膵管や胆管）から駆けつけてくるのです。

膵液は膵臓でつくられます。トリプシンやアミラーゼ、リパーゼなどの消化酵素を含んでおり、それぞれタンパク質、糖質、脂質の消化に関わります。

胆汁は肝臓でつくられ、胆のうという袋にためられてから、十二指腸にやってきます。胆汁は消化酵素を含んでいませんが、脂肪を細かい粒に分解する「乳化」を行うことで脂質の消化に関わります。

このように**十二指腸は、さまざまな付属器官でつくられた消化液が注入される、あらゆる食べ物の消化に欠かせない部位**なのです。

また、十二指腸にはもう1つ大切な役割があります。

それは、「胃液に含まれる塩酸を中和する」ことです。

お伝えしたように胃液は強い酸性を示すため、いつまでもからだの中にあると、ほかの臓器を傷つけてしまいます。

そこでアルカリ性の液体が必要になります。酸性の液体とアルカリ性の液体は混ざり合うと中和して、お互いの性質を打ち消してくれるからです。

十二指腸にやってくる膵液はアルカリ性を示します。そのため、胃液との中和反応が十二指腸で起こるのです。

そのおかげで、十二指腸以降の消化管は、強い酸のダメージを回避することができるのです。

▼胃・十二指腸潰瘍《かいよう》

胃は自分自身が消化されないように、粘膜をバリア（粘液）で守っていることをお伝えしましたが、十二指腸も同様です。

しかし、何らかの原因によってバリアで守り切れなくなると、粘膜が消化されてしまい、胃や十二指腸の表面に穴が開いてしまうことがあります。この状態が「胃・十二指腸潰瘍」です。

バリア（粘液）で守り切れなくなる原因は、大きく分けて次の2つがあります。

①粘膜を防御するバリア（粘液）が弱くなる
②粘膜を攻撃する力が強くなる

ゲームにたとえると、「攻撃力80の攻撃を受けたとき、防御力が１００あればダメージは0だが、防御力が50に下がったり、攻撃力が１５０に上がったりするとダメージを受けてしまう」といったイメージです。

粘膜の防御力を決める要素は、主に「粘液」と「アルカリ」です。胃液の攻撃を直接防御するのが粘液で、胃液の酸性を中和しておとなしくさせるのがアルカリといえます。

一方で、攻撃力を決めるのは胃液に含まれる「塩酸」と「ペプシン」です。塩酸はもちろん、タンパク質を分解する消化酵素であるペプシンも、胃や十二指腸の粘膜を攻撃します。ピロリ菌に感染していると、さらに攻撃力が高くなります。

ちなみに、胃は防御力低下の影響を受けやすく、十二指腸は攻撃力上昇の影響を受けやすいという特徴があります。すなわち、防御力が低下すると胃潰瘍になりやすく、攻撃力が高くなると十二指腸潰瘍になりやすいというわけです。

胃・十二指腸潰瘍になる原因として、ピロリ菌（60ページ参照）の感染に加えて、ストレスや過度の飲酒・喫煙などが挙げられます。

症状としては、胃・十二指腸潰瘍ともに、みぞおちの痛み（心窩部痛）をきたします。

胃潰瘍の場合は、食べ物が傷口を刺激するため、食後に症状が強くなります。

一方、十二指腸潰瘍は、胃酸の濃度が高くなる食前（空腹時）に症状が強くなります。

吐き気や気持ち悪さもよく見られ、悪化すると便に血が混じったり、血を吐くこともあります。

診断方法は、上部消化管内視鏡（胃カメラ）で、胃や十二指腸の粘膜の傷を直接確認することで行われます。

治療は、「①防御力を上げる」「②攻撃力を下げる」ことを目指します。

前者のために、粘膜を守る薬、粘液を増やす薬を使います。

後者のために、胃酸の分泌を抑える薬、ペプシンの働きを抑える薬を使います。

また、ピロリ菌に感染している場合は除菌を行います。

日常生活では、アルコールや解熱鎮痛剤など攻撃力を高める物質を控えること、心理的ストレスの原因を取り除くことが大切です。ストレスは防御力低下と攻撃力上昇の両方に関わっているため、特に注意が必要です。

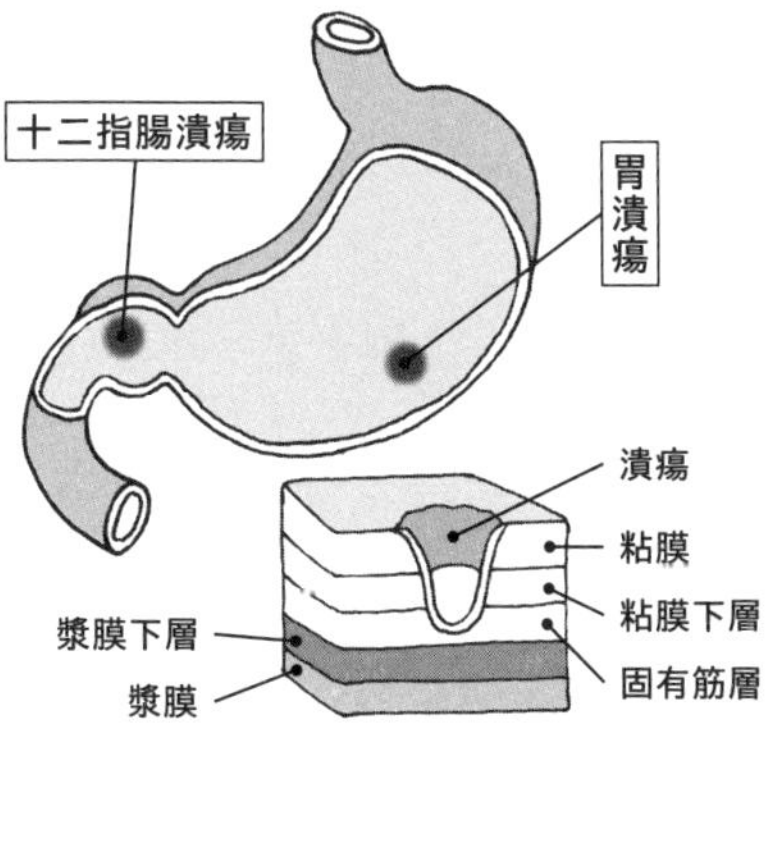

コラム

ピロリ菌っていったい何者？

ピロリ菌の正式名称は「ヘリコバクターピロリ」といいます。胃に感染してさまざまな疾患を引き起こす細菌です。

「ヘリコ」とは「らせん」「回旋」という意味です。ヘリコプターの「ヘリコ」と同じ語源です。ピロリ菌は長いヒゲのような部分を有しており、移動するときにヒゲを回転させるのでこの名前がつきました。「バクター」は「バクテリア（細菌）」、「ピロリ」は胃の出口を指す「ピロリス」からきています。

ピロリ菌の特徴は、胃の中でも生息できることです。胃の中は強い酸性を示すため、通常の細菌は生きることができません。

しかし、ピロリ菌は難なく生息し、その上で病気を引き起こす、実にやっかいな細菌なのです。

なぜピロリ菌が胃の中に生息できるかというと、「塩酸を中和できる」からです。

ピロリ菌は尿素からアルカリ性のアンモニアという物質をつくることができます。

自らつくったアンモニアが塩酸を中和してくれるため、胃の中はピロリ菌のまわりだけは強い酸性ではなくなるのです。

「燃えさかる炎の中でも、自分のまわりだけ水で冷やし続ければ燃えない」のと同じ理屈です。

以下の病気は、ピロリ菌の感染との関与が指摘されているものです。

「胃・十二指腸潰瘍、胃癌、急性胃粘膜病変（AGML）、萎縮性胃炎、胃悪性リンパ腫、反応性リンパ組織増殖症、胃粘膜関連リンパ組織リンパ腫、胃食道逆流症、鉄欠乏性貧血、免疫性血小板減少性紫斑病（ITP）、糖尿病、慢性じんましん、パーキンソン病、アルツハイマー病など」

特に、十二指腸潰瘍にかかった人は、高い確率でピロリ菌に感染しているといわれています。

ピロリ菌がアンモニアをつくるとお伝えしましたが、このアンモニアも胃の粘膜を攻撃します。ただでさえ胃酸の攻撃を受けている粘膜が、アンモニアの加勢によってさらにダメージを受けてしまうのです。

さらにピロリ菌自体も、胃の粘膜を攻撃したり破壊したりします。

ピロリ菌をやっつけるために、からだは免疫の異常反応を起こすことがあります。その結果、リンパ節の腫瘍であるリンパ腫を引き起こすこともわかっています。

ただし、「ピロリ菌に感染していたら確実に病気を引き起こす」わけではありません。

そもそも日本人の約半分はピロリ菌に感染しているといわれています。実際このような病気になるのは、その中の数%程度です。

水道などの衛生環境がよくなったことで、日本人の感染率は年々低下しており、20代では10%未満、10代以下ではさらに低いといわれています。

あなたがピロリ菌に感染しているかは、病院での簡単な検査でわかります。ピロリ菌は細菌なので、抗生物質（抗菌薬）によって除菌することも可能です。気になる方は、検査を受けてみてはいかがでしょうか。

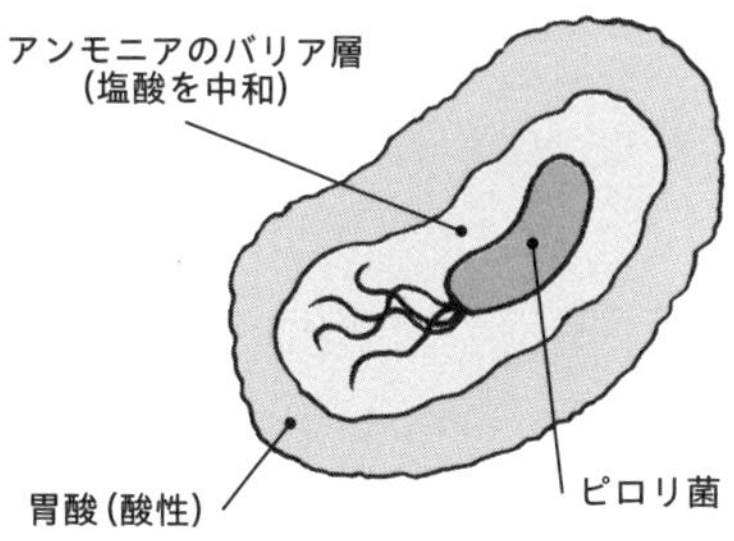

小腸・大腸の構造

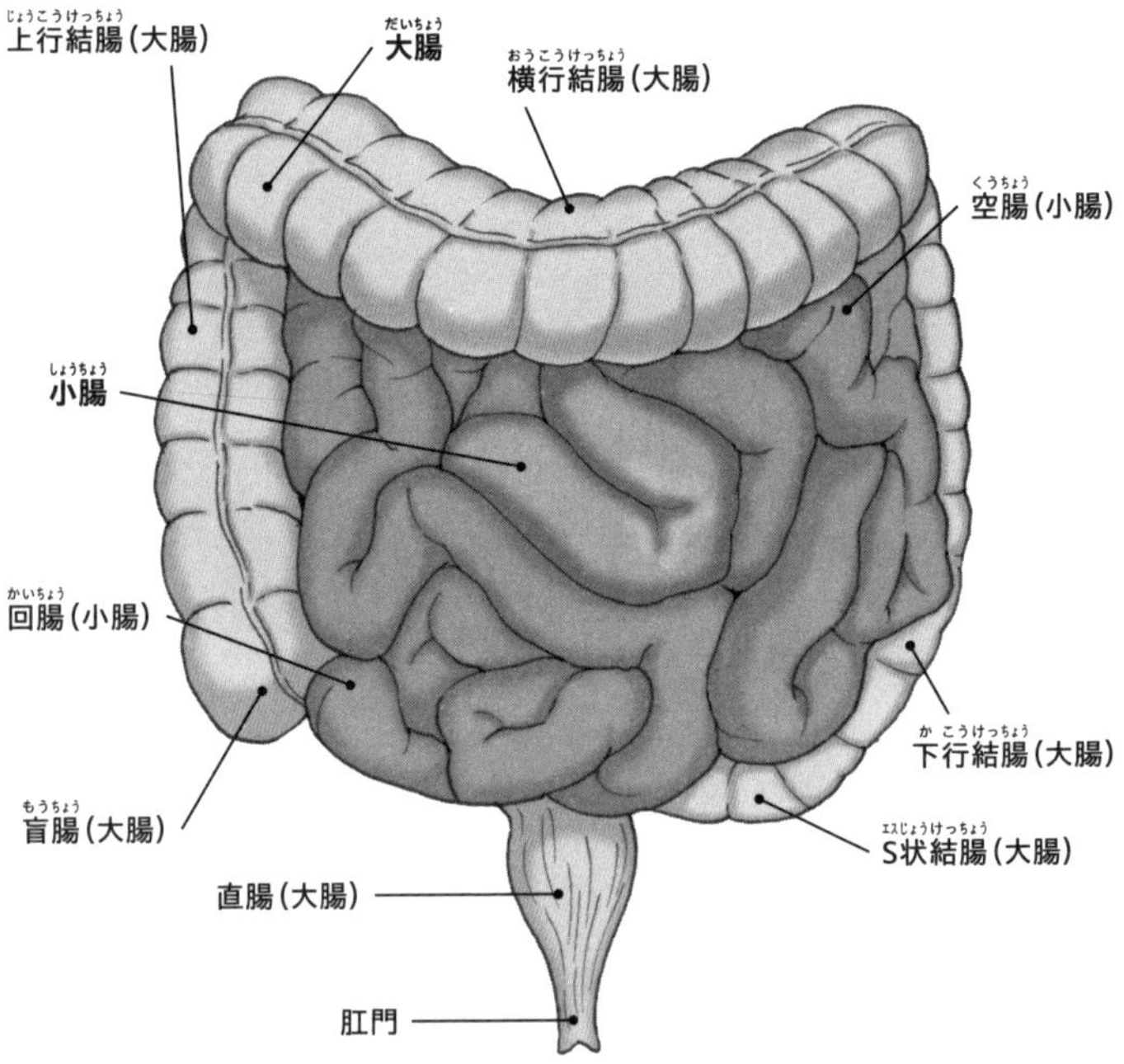
上行結腸《じょうこうけっちょう》（大腸）
大腸《だいちょう》
横行結腸《おうこうけっちょう》（大腸）
空腸《くうちょう》（小腸）
小腸《しょうちょう》
回腸《かいちょう》（小腸）
下《か》行結腸《こうけっちょう》（大腸）
盲腸《もうちょう》（大腸）
S状結腸《エスじょうけっちょう》（大腸）
直腸（大腸）
肛門

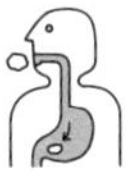

12 小腸の長さは6～7mもある

▼小腸・大腸の役割

小腸は、胃から近いほうから順に「十二指腸」「空腸」「回腸」に分かれています。空腸と回腸の特徴を端的にいうと、空腸は消化・吸収の仕事をメインに行い、回腸は異物を排除する免疫の仕事をメインに行っています。

小腸の長さは、大人で平均６～７ｍもあります。それがお腹の中にぎっしり詰め込まれて収まっているのです。消火栓の中にぎっしり詰まっている消防ホースのイメージです。

大腸は、小腸から近い順に、「盲腸」「上行結腸」「横行結腸」「下行結腸」「S状結腸」「直腸」に分かれており、直腸とつながっている「肛門」が消化管の終点となります。

大腸は盲腸からはじまり、上に行き（上行結腸）、横に行き（横行結腸）、下に行き（下行結腸）、やや曲がって（S状結腸）、肛門につながります（直腸）。お腹の中をぐるっと1周まわっているだけなので、長さは大人で１・５ｍほどです。

では、小腸と大腸、それぞれの役割について確認しておきましょう。

小腸から分泌される腸液という消化液や小腸粘膜表面には、糖質とタンパク質を分解する消化酵素が含まれ、糖質を単糖類、タンパク質をアミノ酸まで分解します。

脂質については、十二指腸で膵液によって「モノグリセリド＋脂肪酸」まで分解されています。これでようやく、糖質、タンパク質、脂質は、それぞれ小腸で吸収できる最小単位「単糖類」「アミノ酸」「モノグリセリド＋脂肪酸」まで消化されたわけです。これらはすべて小腸で吸収されていきます。

また、ナトリウムやカリウムなどの無機質（ミネラル）、ビタミンも同じように小腸で吸収されます。食べ物や飲み物に含まれていた水分も8～9割の吸収は小腸で行われます。すなわち、**小腸は吸収の「主役」といっても過言ではありません。**

この仕事量を可能としている秘密が小腸の表面にあります。小腸の表面はひだ状の突起（**輪状ひだ**）が並んでおり、輪状ひだを拡大すると「**絨毛**《じゅうもう》」というより細かいひだをたくさん確認できます。

さらに「絨毛」を拡大すると「**微**《び》**絨毛**《じゅうもう》」というさらに細かいひだを確認することができます。拡大しても同じ形である、いわゆる「フラクタル」のような構造をとっています。

1つの輪状ひだの長さ（高さ）は1㎝程度ですが、絨毛は1㎜、微絨毛はなんと1μm（0.001㎜）です。

この構造により表面積が広くなり、つまりは吸収できる面積が広くなり、効率良く吸収を行うことができるのです。

ちなみに小腸内壁の表面積は約２００㎡。これはテニスコート1面分の広さに匹敵します。大腸では残りの1～2割の水分が吸収され、残った水分は便と一緒に肛門から排出されます。

また、すでに説明したように小腸や大腸は、消化吸収だけでなく、細菌やウイルスなどの異物からからだを守る免疫機能も担っています。

小腸や大腸の表面に存在するリンパ系組織が、病原体の侵入を防いでいるのです。

小腸や大腸の免疫を知るにあたって、押さえておきたいのが**腸内細菌**の存在です。

小腸や大腸の中には、約１０００種類、計１００兆個もの腸内細菌が住んでいます。

腸の表面を顕微鏡で見てみると、実に多種多様の細菌が種類ごとに集まっており、その姿が「お花畑」のように見えたことから、腸内細菌の集団は「**腸内フローラ**」と呼ばれます。フローラとはお花畑のことです。

実際の美しいお花畑では、気候の変化によって花が枯れてしまったり、セイヨウタンポポのような外来種が侵入して数を増やしたり、といったことがあり、多種多様の花をバランスよく育てるには常時メンテナンスが必要です。

腸内フローラも同じで、偏った食生活や自律神経の乱れ、抗菌薬の使用などによって腸内フローラが荒れてしまう可能性があります。

腸内フローラが荒れて何が悪いのかと思うかもしれませんが、腸内細菌は私たちの健康を大きく左右する存在なのです。細菌と聞くと、悪者のイメージがありますが、腸内細菌の中には私たちの健康の味方になってくれる種類が存在します。腸内フローラのバランスが乱れて味方になる細菌が減ってしまうと、からだに良くない影響を与えてしまうのです。

腸内フローラを構成する細菌は、大きく「**善玉菌**」「**悪玉菌**」「**日和見菌**《ひよりみきん》」の3種類に分けられます。

善玉菌には「乳酸菌」「ビフィズス菌」「酪酸菌」などがあり、消化を助けたり、免疫力を高めて有害な物質を排除したりと、からだの調子を整えてくれる細菌です。

悪玉菌には「大腸菌」「ウェルシュ菌」「黄色ブドウ球菌」などがあり、感染症を引き起こしたり、老化を進めたりするからだに害を与える細菌です。

日和見菌はそのどちらにもなりうる細菌で、善玉菌と悪玉菌のうち、優勢なほうに味方をする細菌です。

つまり、腸内フローラに悪玉菌が増えると、日和見菌は悪玉菌に味方し、善玉菌が増えると善玉菌に味方するわけです。

バランスのとれた食事や生活習慣によって腸内フローラを適正に保つことは、腸の環境はもちろん、からだ全体の調子に直結するのです。

▼過敏性腸症候群（各駅停車症候群）

血液検査や画像検査などで異常がないにもかかわらず、お腹の不調を繰り返す状態を「過敏性腸症候群」といいます。大腸の機能の調節がうまくいかず、腹痛や下痢、便秘を繰り返します。

原因や仕組みはよくわかっていませんが、ストレスなどさまざまな原因によって自律神経に不調を来し、起こるといわれています。

過敏性腸症候群は、別名で「各駅停車症候群」とも呼ばれています。腹痛や下痢が急激に現れるため、駅と駅の距離が長い特急列車を避けざるを得ないからです。

▼虫垂炎

虫垂とは、大腸の一部である盲腸にしっぽのようにくっついている器官です。内側は空洞になっていますが、大腸や小腸とは異なり、食べ物の通り道とはなりません。

この虫垂に細菌が感染して炎症を起こすのが、急性虫垂炎です。細い虫垂が腫れてしまい、腹痛や吐き気などの症状が起こります。

特徴は、おへそ周辺の痛みから始まり、痛みの場所がおなかの右下へ移動することです。治療は、手術で炎症を起こしている虫垂を切り取るか、抗菌薬によって炎症をおさえます。

虫垂炎は「盲腸炎」と呼ばれることが多かったのですが、虫垂と盲腸は隣り合ってはいるものの、まったく別の器官です。

また、虫垂は、何の役割も持っておらず、切り取っても影響がないとされていましたが、実は腸内細菌のバランスを整えていることがわかっています。

肝臓・膵臓の構造

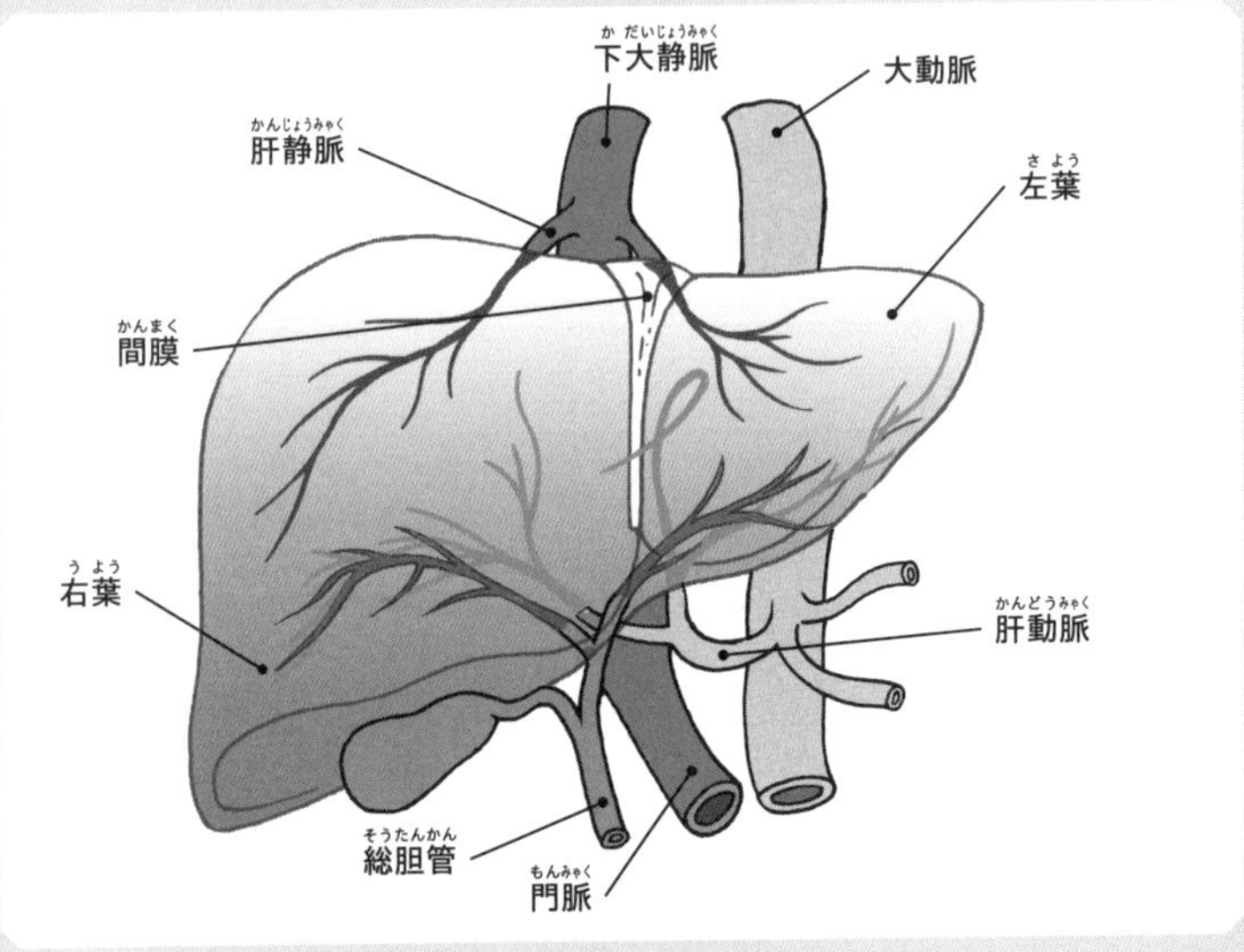
下大静脈《かだいじょうみゃく》
大動脈
肝静脈《かんじょうみゃく》
左葉《さよう》
間膜《かんまく》
右葉《うよう》
肝動脈《かんどうみゃく》
総胆管《そうたんかん》
門脈《もんみゃく》

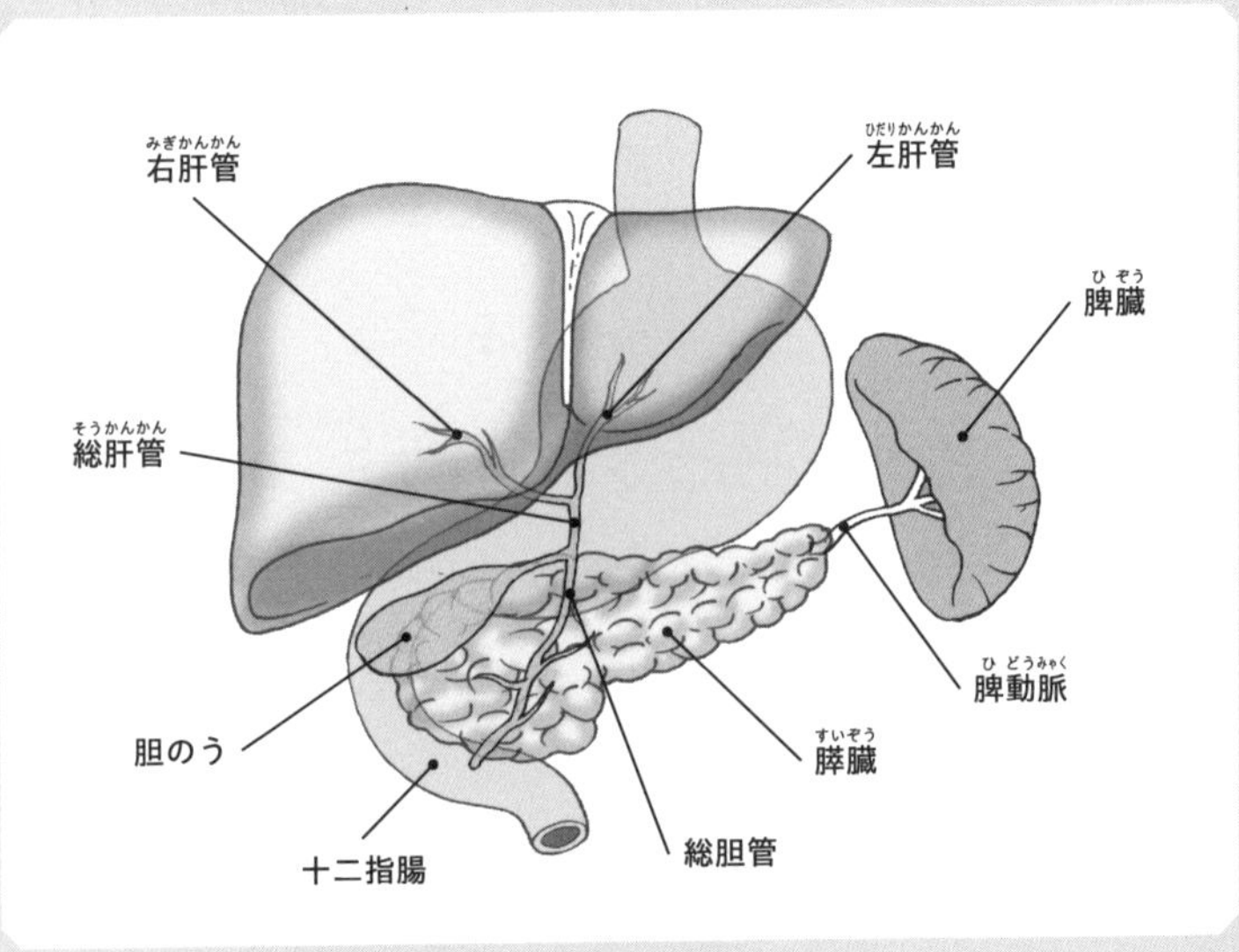
右肝管《みぎかんかん》
左肝管《ひだりかんかん》
脾臓《ひぞう》
総肝管《そうかんかん》
脾動脈《ひどうみゃく》
胆のう
膵臓《すいぞう》
十二指腸
総胆管

13 肝臓は入国審査官である

▼肝臓の役割

ここからは、消化・吸収において重要な役割を担う「付属器官」を紹介します。

まずは「肝臓」です。肝臓はお腹の右上に位置する、非常に大きくて重い付属器官です。大人で1～1・5kgもあります。

肝臓と聞くと、お酒を連想する方が多いのではないでしょうか。

実際、お酒の成分であるアルコールを分解することは、肝臓の重要な役割の1つです。

しかし、肝臓の役割はそれだけではありません。肝臓は驚くほどたくさんの仕事を担っているのです。

肝臓の主な役割には、

①胆汁の合成

②糖質、脂質、ビタミンの貯蔵

③タンパク質の合成

④解毒

⑤尿素の合成
などがあります。

このほかにも、熱を発生させて体温を維持したり、からだ全体の血液量を調整したりする役割もあります。


肝臓はざっくりいうと、「入国審査官」のような仕事をしているといえます。

消化によって取り出された栄養素は小腸から吸収されますが、残念ながら必要なものだけを選んで吸収することはできません。必要なものと一緒に、不要なものや場合によっては有害なものも吸収してしまいます。

もし、有害な物質がそのまま血流に乗って全身を巡ってしまうと一大事です。

そこで、肝臓は必要なものと不要なものを振り分ける働きをしているのです。

飛行機や船に乗ってやってきた人の中から、ビザのない人や危険な人物の入国を認めずに帰ってもらう、入国審査のような仕事です。

小腸で吸収された栄養素などは、「**門脈**」という専用の血管を通って肝臓へ運ばれます。

肝臓はまず「必要なもの」と「不要なもの」の仕分けを行います。

さらに、「必要なもの」の中から、「すぐに利用するもの」と「すぐに利用しないもの」に分けます。

「すぐに利用するもの」は入国審査合格です。血液によって全身の必要な器官に運ばれます。

「すぐに利用しないもの」は貯蔵され、いざというときのために待機してもらいます。

「不要なもの」は残念ながら入国審査不合格です。再び小腸などの消化管に戻されるか、分解したり毒性を下げたりしてから尿として排泄されます。

こうした肝臓の大きな役割を踏まえつつ、肝臓の役割についてさらに掘り下げてみましょう。

肝臓の役割①　胆汁の合成

肝臓は脂肪の消化に関わっている器官です。肝臓は胆汁という消化液をつくっており、胆汁に含まれる胆汁酸は消化酵素ではありませんが、脂肪の消化のお手伝いをします。

胆汁は、肝臓でつくられた後、「**胆のう**」という袋にためられ、「**胆管**」を通って十二指腸に分泌されます。

ここまで聞くと、胆汁には有用なものしか含まれていないように思われます。

しかし、実は胆汁には不要なものも含まれているのです。

肝臓の入国審査で「不要なもの」と判断されたものの一部は、再び消化管に戻すと説明しましたが、その手段が胆汁なのです。

「出かけるなら一緒にゴミも捨ててきて」的な発想だといえます。

消化管にもどされた不要物は、最終的に便として排泄されます。ちなみにうんちが茶色なのは、胆汁に含まれる胆汁の色、正確には胆汁に含まれるビリルビンが変化したウロビリンという物質の色なのです。

コラム

便は健康のバロメーター

もし何らかの理由で胆管が詰まり、胆汁が十二指腸に分泌されなかった場合、食べ物は胆汁と混ざらないため白っぽい便が出ます。

また、大腸や肛門から出血すると、鮮やかな赤色の便になります。一方で、胃や十二指腸などの消化管の上流で出血があった場合は、「タール便」という黒っぽい便になります。これは、血液が消化管を通っていく過程で、赤血球の主成分であるヘモグロビンが変性して、赤色から黒色に変わるからです。

このように、便の色や状態というのは、体内の隠れた病気を示唆するたくさんの情報が詰まっています。

健康的な便とは、茶色で、太い、バナナのような便です。便の色が黒かったり、下痢や便秘の症状をお持ちの方は、「たかがお腹の不調」と考えず、早めに食生活の改善や医療機関の受診などの対処をすることをオススメします。

便の状態は、健康状態のバロメーターといっても過言ではないのです。

肝臓の役割②　糖質、脂質、ビタミンの貯蔵

私たちは生きるために必要な栄養素を得るために食事をし、消化・吸収を行います。

しかし、常に食料を得ることができるとは限りません。ケガや病気で食事をとることができない場合もありますし、災害などの予期せぬ事態によって食料を得られなくなることもあるかもしれません。このようなときにも栄養素を切らすわけにはいかないのです。

特に脳細胞は、エネルギーとしてグルコース（ブドウ糖）しか利用できないため、グルコースが不足してしまうと活動の継続は困難となります。

そこで、グルコースがたくさん手に入ったときは、いざというときのために非常食として保存する仕組みがからだにはあります。担うのは、肝臓です。

ただしグルコースの状態では長期保存ができないので、肝臓はグルコースを集めてグリコーゲンという物質に変えて貯蔵します。入国審査において、「必要なもの」だけど「すぐに利用しないもの」と判断されたわけです。

そして、グルコースが不足しそうなときに、グリコーゲンをグルコースに戻して利用します。保存がきくように食物を干物にするようなイメージでしょうか。

また肝臓は、エネルギー源の保存のために、余った糖やアミノ酸を脂肪へ変換します。変換された脂肪は肝臓自身だけでなく、皮下組織にも運ばれ、皮下脂肪として保存されます。

これが、いわゆる「食べ過ぎると太る」の正体です。

反対にエネルギー源が不足すると、貯蔵されていた脂肪が肝臓へ運ばれ、分解されることでエネルギー源となります。

肝臓の役割③　タンパク質の合成

肝臓は「タンパク質の合成」も行います。

消化酵素をはじめとする、からだの中ではたらく酵素はタンパク質でできています。酵素とは、からだの中で起こるさまざまな化学反応を引き起こすための物質のことです。

肝臓で行われる代謝に必要な酵素は、すべて肝臓自身がつくりだしています。仕事を派遣社員に任せるのではなく、自社の社員ですべて行っているわけです。

また、血液中にふくまれるアルブミンやフィブリノーゲンなどのタンパク質も肝臓がつくっています。

タンパク質の材料は、小腸から吸収したアミノ酸です。アミノ酸同士は「**ペプチド結合**」という構造によって、連結することができます。20種類あるアミノ酸を次々と連結させることによって、長い鎖のようになり、タンパク質を合成しているのです。おもちゃの電車をたくさん並べて長い編成をつくるようなイメージです。

肝臓の役割④　解毒

肝臓の最も有名な役割の1つが「お酒の分解」です。

お酒に含まれるアルコール（エタノール）の働きで私たちは酔っ払いますが、エタノールがいつまでもからだの中に残っていると、酔っぱらったままの状態になってしまいます。

アルコールを含めた「解毒」は肝臓の重要な役割です。お酒を「毒」と一刀両断すると気分を害されるお酒好きの人もいると思いますが、「からだの外から入ってきた物質が、からだの状態に変化を与える」場合、基本的にその物質は毒と呼びます。その意味においては、病院で処方される薬も「毒」であるといえます。

もちろん、少量の飲酒がただちに有害とは限りませんし、薬は可能なかぎり有益な作用が大きく、有害な作用が小さくなるよう研究を重ねてつくられています。

肝臓の役割⑤　尿素の合成

解毒の一種ですが、「尿素の合成」も極めて大切な肝臓の役割です。

有害な物質は、小腸などの消化管から吸収するだけでなく、体内でも発生します。

たとえば、タンパク質を分解したときに発生するアンモニアは非常に有害な物質です。アンモニアが血液中に0・005％含まれているだけで昏睡状態に陥ってしまいます。にもかかわらず、からだの中でどんどんつくられるため、同時並行で常に解毒をしなければなりません。

それを担うのが、またしても肝臓なのです。アンモニアは、肝臓で**オルニチン回路**と呼ばれる化学変化を経て、尿素という物質に変えられます。尿素も無毒ではありませんが、血液中に4％程度あっても大丈夫なほど毒性が低いものです。

尿素は水に溶けるため、尿として排泄することができます。肝臓のおかげで私たちは、アンモニアという猛毒から身を守っているのです。

コラム

お酒を飲むとなぜ酔っぱらう？

ところで、なぜお酒を飲むと酔っぱらうのでしょうか？

お酒を飲むと、胃と小腸でエタノールが血液中に取り込まれます。エタノールは血液によって全身に運ばれて脳にも届きます。エタノールには脳の働きを抑制する働きがあるため、酔っぱらった状態となるのです。

特に前頭葉には感情を統括して理性的な行動をとるブレーキのような役割があります。アルコールによってブレーキが緩むと、より本能的な行動を取るようになるのです。

飲酒量が多く、血液中のアルコール濃度が高くなると、当然その働きも強くなります。飲酒運転をした人の血中濃度が高いと、より罪が重くなるのもそのためです。

肝臓に取り込まれたエタノールは、まずアセトアルデヒドという物質へ変えられます。

アセトアルデヒドは頭痛や吐き気、めまいなどの症状を引き起こします。この状態がいわゆる「二日酔い」です。アセトアルデヒドが、さらにアセテート（酢酸）へ変えられると、尿や汗としてからだの外へ排泄されます。

なお、「酒豪」や「ザル」と呼ばれるようなお酒に強い人と、飲んだらすぐに気分が悪くなるお酒が弱い人がいますが、両者にはどのような違いがあるかご存じでしょうか。

その秘密は、アセトアルデヒド脱水素酵素（ＡＬＤＨ）にあります。ＡＬＤＨは、アルコールの分解によって発生したアセトアルデヒドをアセテート（酢酸）に変換する酵素です。ＡＬＤＨには1型と2型がありますが、お酒の強さのカギを握るのは2型です。

2型は、アセトアルデヒドが発生すると速やかに働き、アセテートに分解してくれます。1型はアセトアルデヒドの濃度が高くなってからゆっくり働く補助的な役割です。

これらを踏まえると、アセトアルデヒド脱水素酵素2型（ＡＬＤＨ2）がしっかり働く人は、お酒を飲んでも同時進行でどんどんアセトアルデヒドを分解してくれるため、たくさんの量を飲めます。一方、ＡＬＤＨ2があまり働かない人は、アセトアルデヒドが体内に残って、すぐに気分が悪くなってしまうのです。

ＡＬＤＨ2の活性は遺伝で決まってしまう生まれつきの体質であり、鍛えることができません。

遺伝子のタイプには、ＡＬＤＨ2活性が高くお酒に強いＮＮ型、ＡＬＤＨ2活性が低くお酒に弱いＮＤ型、ＡＬＤＨ2活性がほとんどなく全くお酒を飲めないＤＤ型があります。

ちなみに、お酒を含ませた絆創膏を皮膚に貼って反応をみる「エタノールパッチテスト」を行うと、おおまかにお酒の強さを推測することができます。

脂肪肝

肝臓では、過剰なグルコースを中性脂肪に変換し、皮下や肝臓自身に蓄えます。

また、脂質（遊離脂肪酸）も中性脂肪に変換し、蓄えます。

通常、肝臓に含まれる脂質は３％程度ですが、脂質が肝臓の５％以上となった状態を脂肪肝といいます。

原因としては、肥満や糖尿病のほか、アルコールの過剰摂取などによって起こります。

脂肪肝は超音波検査やからだの断面図が見えるＣＴ検査によって診断されます。

脂肪によって超音波が跳ね返されるため、脂肪肝の状態では超音波検査で正常の肝臓に比べて明るく（白く）見えます。

脂肪肝が進行すると、肝硬変や肝臓がん、さまざまな生活習慣病のリスクを高めます。

改善するためには、食事や運動の内容を見直し、肝臓にたまった中性脂肪を減らす必要があります。暴飲暴食、運動不足も大きなリスクとなります。

アルコール性肝障害・肝硬変

アルコールが脂肪肝の原因となることは説明しましたが、脂肪肝になってもさらにアルコールを摂取し続けると、肝臓自体が傷ついてしまうこともあります。

アルコールをアセトアルデヒドへ、アセトアルデヒドをアセテート（酢酸）へ変換することは肝臓の重要な役割ですが、有能な肝臓をもってしても、ノーリスク、ノーダメージで毒物を処理することはできません。

肝臓による解毒が追いつかないと、アセトアルデヒドが肝臓を障害し、その結果、肝細胞が傷ついてしまうことがあります。

また、アセトアルデヒドには肝臓を線維化するはたらきもあります。この状態が「アルコール性肝障害」です。

アルコール性肝障害の状態では、血液検査でγ－ＧＴＰやＡＳＴ、ＡＬＴなどの数値が上昇します。健康診断で指摘される、いわゆる「肝臓の数値が悪い」という状態です。

アルコール性肝障害が進行して、肝臓の破壊や線維化が進むと「肝硬変」という状態になります。線維化が進むことで、その名のとおり肝臓がガチガチに硬くなった状態で、肝臓の機能は著しく低下します。

アルコールに限らず、肝臓の炎症が進行した最終的な状態が肝硬変です。肝硬変の状態になると、これまで紹介した肝臓の各機能が低下して、健康状態に重大な影響を与えます。

14 膵臓は大谷翔平である

▼膵臓の役割

膵臓がなぜ大谷翔平選手なのか？

どちらも二刀流だからです。ということは、膵臓はかの剣豪・宮本武蔵でもあるといえます。

まずは膵臓の位置を確認しておきましょう。膵臓は、お腹というよりむしろ背中側にある器官です。68ページの下の図のように、十二指腸を枕に寝そべっているような位置にあります。

では、膵臓の何が二刀流かというと、「**外分泌と内分泌の二刀流**」です。

外分泌とは、消化液や汗といった物質を、からだの「外」へ分泌（放出）することです。

「外」とは「からだ本体の外」という意味で、消化管（十二指腸）へ消化液を分泌するのは「外分泌」となります。24ページで紹介した、「ちくわの中は外」の理屈です。

一方の内分泌は、からだ本体の中、すなわち血液中に分泌する働きを指します。

膵臓は、三大栄養素すべての消化に関わる膵液を分泌する「外分泌」と、血糖値の調節を行うインスリンなどのホルモンを分泌する「内分泌」の両方を行っています。

膵液には糖質を分解する**アミラーゼ**、タンパク質を分解する**トリプシン**、脂質を分解する**リパーゼ**などの消化酵素を含んでいます。

内分泌においては、血糖値を下げる**インスリン**というホルモンや、反対に血糖値を上げる**グルカゴン**というホルモンを分泌します。

からだの内外に向けて、生命維持に欠かせない強力な酵素やホルモンを分泌しているのが膵臓なのです。

膵臓がもつ2本の刀は、とんでもない切れ味をもっているといえます。だから、扱い方を間違えると、自分自身が大けがをしてしまうため注意が必要です。

すなわち、諸刃の二刀流なのです。

実際、どんな危険があるのか。次項の「膵炎」で説明しましょう。

膵炎

なんらかの原因で膵臓が炎症を起こすことを「膵炎」といいます。

アルコールが原因で発症する人がもっとも多く、症状としては、みぞおちや背中の痛み、食欲不振、吐き気などが挙げられます。

また、膵臓の機能が低下して、血糖値を下げるインスリンが不足して糖尿病になったり、膵がんになりやすいことも知られています。

そして、慢性膵炎から症状が急激に悪化して、急性膵炎を起こす場合があります。

急性膵炎では、膵液に含まれる消化酵素が膵臓自身を消化して破壊してしまうのです。破壊された膵臓から消化酵素が漏れ出て、さらに消化が進むという悪循環に陥ります。

なお、急性膵炎は慢性膵炎を経ずに、突発的に起こることもあります。

膵炎は、程度にもよりますが命に関わる重大な疾患です。膵臓は外分泌と内分泌を担う重要な臓器だけに、炎症を起こすとその影響は多大なものになります。

第2章

酸素を入手せよ！

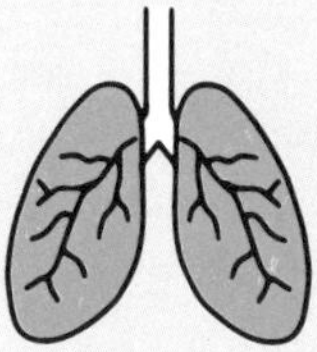

〔呼吸器〕

呼吸は、私たちが活動するエネルギーを
得るための大切な活動。そのためには、
からだ中で「焚き火」を起こす必要がある。

肺・肺胞の構造

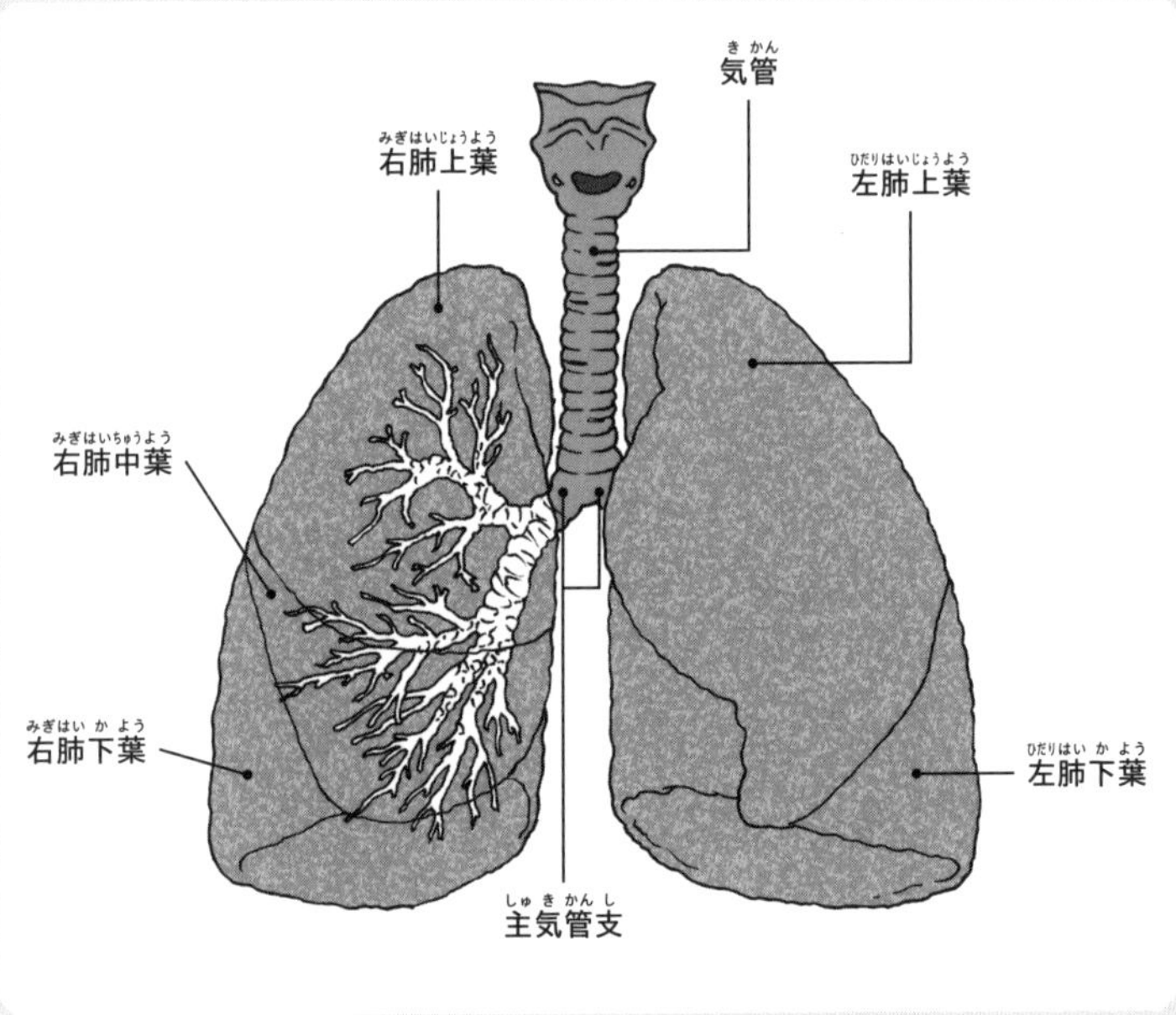
気管《きかん》
右肺上葉《みぎはいじょうよう》
左肺上葉《ひだりはいじょうよう》
右肺中葉《みぎはいちゅうよう》
右肺下葉《みぎはいかよう》
左肺下葉《ひだりはいかよう》
主気管支《しゅきかんし》

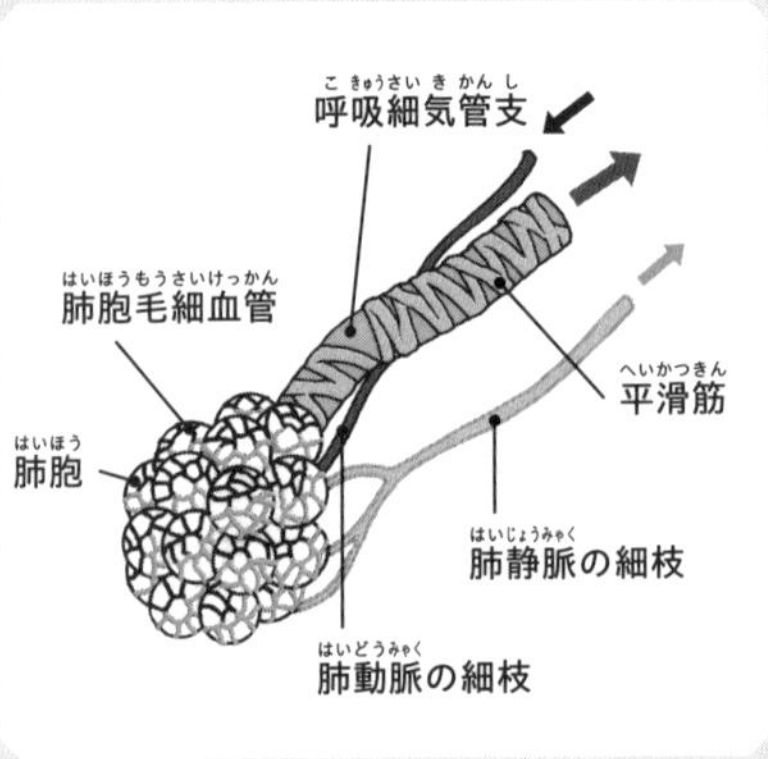
呼吸細気管支《こきゅうさいきかんし》
肺胞毛細血管《はいほうもうさいけっかん》
平滑筋《へいかつきん》
肺胞《はいほう》
肺静脈《はいじょうみゃく》の細枝
肺動脈《はいどうみゃく》の細枝

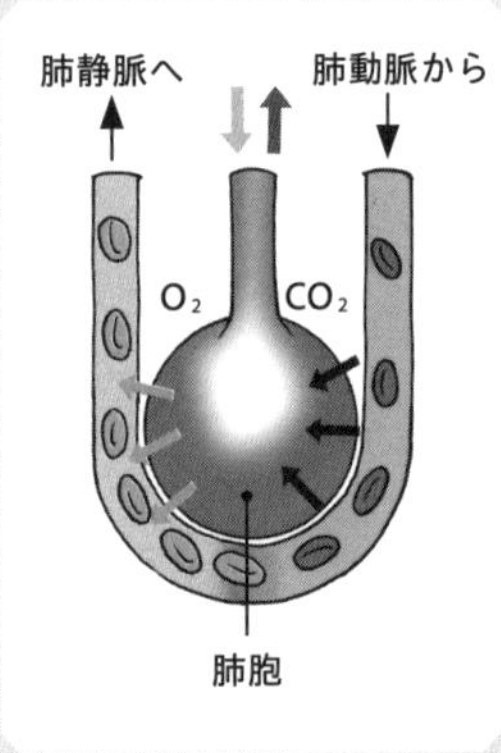
肺静脈へ
肺動脈から
O_2
CO_2
肺胞

１　呼吸は「焚き火」に似ている

私たちは、休まず**呼吸**しています。

呼吸とは、「鼻や口から息を吸って、吐く」という一連の運動のことです。

個人差はありますが、呼吸の回数は、１分間に12～20回、１日に２・５万回、１年で１０００万回、80年で８億回にもなります。

呼吸はほとんどの場合、無意識に行われています。寝ている間も絶え間なく呼吸ができます。

一方で、呼吸は意図的に止めたり、回数を増やしたり、大きく深呼吸することもできます。

つまり呼吸とは、ほとんどが「自動」で、時と場合によっては「手動」でコントロールもできる、「半自動」の生命活動なのです。心拍や消化吸収などの働きは意図的にコントロールできないことを考えると、呼吸の不思議さが際立ちます。

では、私たちは呼吸によって何を行っているのでしょうか？

からだの外の空気をからだの中に取り込み、再びからだの外に放出する。これが呼吸です。

空気は目には見えないので、何も変化が見られないような気がします。

吸う息と吐く息の成分

水蒸気を除いた空気中の気体の成分の割合（%）

	吸気	呼気
窒素	78.09	78.19
酸素	20.94	16.2
二酸化炭素	0.03	4.6
その他	0.94	0.94

（人体機能生理学　改訂第5版より）

しかし、吸った息（吸気）と吐き出した息（呼気）では、成分は異なるのです。

吸気と呼気に含まれるガスの成分は、上の表の通りです。

この表を見ると、呼気は吸気に比べて酸素濃度が低くなり、反対に二酸化炭素濃度が高くなっていることがわかります。

「石灰水にストローで息をふきこむと白く濁る」という理科の実験を覚えている方もいるかと思います。これは、呼気に二酸化炭素が多く含まれることを確認する実験で、二酸化炭素と石灰水（水酸化カルシウム）が反応して炭酸カルシウムという物質ができることで起こります。

以上から、呼吸の目的は、「**空気中に含まれる酸素をからだの中に取り込み、からだの中で発生した不要な二酸化炭素を捨てること**」であると推測できます。

そんなことは当たり前だと思われたでしょうか。

でも、さらに掘り下げて、「なぜ酸素が必要なのか？」と聞かれると、答えに窮してしまうかもしれません。

この問いの答えこそ、私たちが呼吸をする理由の正体なのです。

もったいぶらずにいうと、私たちが呼吸をするのは「**活動するエネルギーを得るために酸素が必要だから**」であるといえます。

第1章を思い出してみてください。エネルギーを得るためには、食べ物からグルコース（ブドウ糖）などを消化・吸収する必要があるとお伝えしました。

でも、グルコースだけではエネルギーにはなりません。そこには酸素が必要なのです。

その仕組みは、次の化学反応式で説明することができます。

$C_6H_{12}O_6$（グルコース）＋$6O_2$（酸素）→$6CO_2$（二酸化炭素）＋$6H_2O$（水）＋エネルギー

難しそうに見えますが、意味するところは、**「グルコースを酸素によって分解し、エネルギーをつくり出し、二酸化炭素と水が発生した」**というシンプルな反応です。

この反応を「**酸化反応**」と呼びます。

酸化反応の過程で大量のエネルギーが発生します。そのエネルギーを使って私たちはさまざまな活動ができているのです。酸化反応は、私たちのからだを構成する細胞一つひとつで起こっています。第1章で紹介した消化器官が、一生懸命食べ物を消化したり、取り出した栄養素を吸収したり、余った栄養素を保存していたのは、呼吸で使うためだったといえます。

別の角度からいうと、呼吸をしなければせっかく吸収した栄養素を活用できないのです。

そう考えてみると、私たちが1分も呼吸を止めていると苦しくなることもうなずけます。呼吸によってエネルギーを生み出せないと、生命活動は維持できないのです。

ちなみに、炭素原子（C）を含む物質が酸素（O_2）と結合して二酸化炭素（CO_2）が発生し、水素原子（H）を含む物質が酸素（O_2）と結合して水（H_2O）が発生する反応に、見覚えがないでしょうか？

化学で学習したことのある「**燃焼**」の反応です。

実は、呼吸と燃焼は本質的には変わりはなく、発生したエネルギーを活動するエネルギーとして使うか（呼吸）、光や熱のエネルギーとして使うか（燃焼）の違いでしかありません。

つまり呼吸とは、**細胞の中でグルコースを酸素で燃やしているようなイメージ**です。キャンプなどで焚き火を起こすには酸素が必要です。火を起こすためにうちわで煽いだりして酸素を送り届けたことがあるでしょう。それと同じように、細胞1つひとつに酸素を届けてやらなければ、永遠にグルコースは燃えない（エネルギーが発生しない）のです。

呼吸は、細胞の中で「焚き火」を起こすための手段であるといえます。

2 肺は「スイミー」である

ここまで、「息を吸って吐く」という行為と、「グルコースを酸素で分解する」という反応の両方をまとめて「呼吸」と呼んでいました。

しかし厳密には、呼吸はこの2種類、2段階を分けて呼びます。

私たちがふだん「呼吸」と呼んでいる、「息を吸って吐く」運動は「**外呼吸**《がいこきゅう》」といいます。

一方、「グルコースを酸素で分解する」反応は「**内呼吸**《ないこきゅう》」といいます。

外呼吸は、「肺が行う呼吸」、内呼吸は「細胞が行う呼吸」と捉えてください。

それぞれについて、さらに詳しく説明しましょう。

① 外呼吸

外呼吸とは、からだの内外でのガス交換のことです。

口や鼻から入った空気が、どのようなルートを通って、肺まで達するか見ていきましょう。

口と鼻は内側でつながっており、途中で合流して、「**気管**」という硬いホースのような管を通ります。

気管を進むと、左右1本ずつに枝分かれし、「気管支」となります。

気管支は次々と枝分かれをして細くなり、「肺」に達します。

肺は左右一つずつあります。息を吸うときは膨らみ、息を吐くときしぼむ、風船のようなつくりになっています。

試しに、深呼吸を数回してみてください。両側の胸が上がったり下がったりするのがわかるでしょう。胸が上がったときに肺が膨らみ、胸が下がるとき肺はしぼんでいるのです。

肺を拡大してみると、84ページの図のように小さな袋が集まってできていることがわかります。この小さな袋は「肺胞」といい、血液が通る血管が走っています。

一つひとつの小さな肺胞で、酸素と二酸化炭素のガス交換が行われています。そして、まわりの血管の中に酸素が取り込まれてからだ中に運ばれ、不要になった二酸化炭素を回収して戻ってくるのです。

肺は、無数の肺胞が集まってできています。非常に小さな風船がたくさん集まって、大きな一つの風船を形成しているような構造です。それはまるで、小さな魚が集まって大きな魚に見せかける絵本の話『スイミー』を思い出させます。

ちなみに、右側の肺は3つの風船で構成されていますが、左側の肺は2つの風船でできています。普段の生活ではわかりませんが、肺には左右差があるのです。これら5つの風船を「**肺葉**」と呼びます。

②内呼吸

外呼吸に対して、全身の細胞一つひとつが行っている呼吸を「内呼吸」といいます。

すなわち、「**細胞の呼吸**」です。

前述の通り、「酸素を使ってグルコースを分解（燃焼）させて、エネルギーをつくり出し、二酸化炭素と水が発生する」反応が、内呼吸のメカニズムです。

全身の細胞がエネルギーをつくり続けるには、常に内呼吸をしていなければなりません。

そのためには、絶えず新鮮な酸素とグルコースを供給する必要があります。

ここで、外呼吸と内呼吸がつながります。

外呼吸によって肺胞から取り込まれた大量の酸素は、血液によって運ばれ、全身の細胞に届けられます。そして酸素を受け取った細胞は、内呼吸を行うのです。

また、内呼吸によって全身の細胞で発生した二酸化炭素は血液によって肺まで戻り、肺胞から排出されてからだの外へと出ていくのです。

全身をめぐる血液の流れに関しては、第3章で詳しく説明します。

ポイント

肺は自力では膨らまない

息を吸って吐く「外呼吸」が、意識的にも無意識にも行うことができる「半自動」であるのは、肺が膨らむ仕組みと深く関わっています。

心臓や腸など多くの器官が「全自動」なのは、その器官そのものが筋肉でできており、自力で動くことができるからです。

しかし、実は肺は自分の力では動くことができません。

肺がどのようにして空気の出し入れをしているかは、次のモデルを見ると理解が深まります。

この模型は、ペットボトルを半分に切り、底にゴムの膜を張ったものです。

2つの風船が「肺」で、肺につながる2つの管が「気管支」、底のゴムの膜は「横隔膜」、ペットボトルは「胸郭（肋骨や、肋骨についている肋間筋などの筋肉）」です。

そして、ペットボトル内の空間は「胸腔」を再現しています。

ここで、ゴム膜の紐を下に引っ張ってみましょう。すると、2つの風船は膨らみます。

これは、ペットボトル内の空気の密度（気圧）が下がり、外との気圧差をなくすために、風船に空気が入ってくるからです。これが「息を吸う」ときの動きです。

反対に、底の膜を引く手を緩めると、ペットボトル内の気圧はもとに戻り、風船内の空気も自然と外に出て、もとの状態に戻ります。これが「息を吐く」ときの動きです。

つまり、肺自体が自力で変化しているのではなく、胸腔内の気圧（容積）に合わせて、肺は膨らんだりしぼんだりしているわけです。

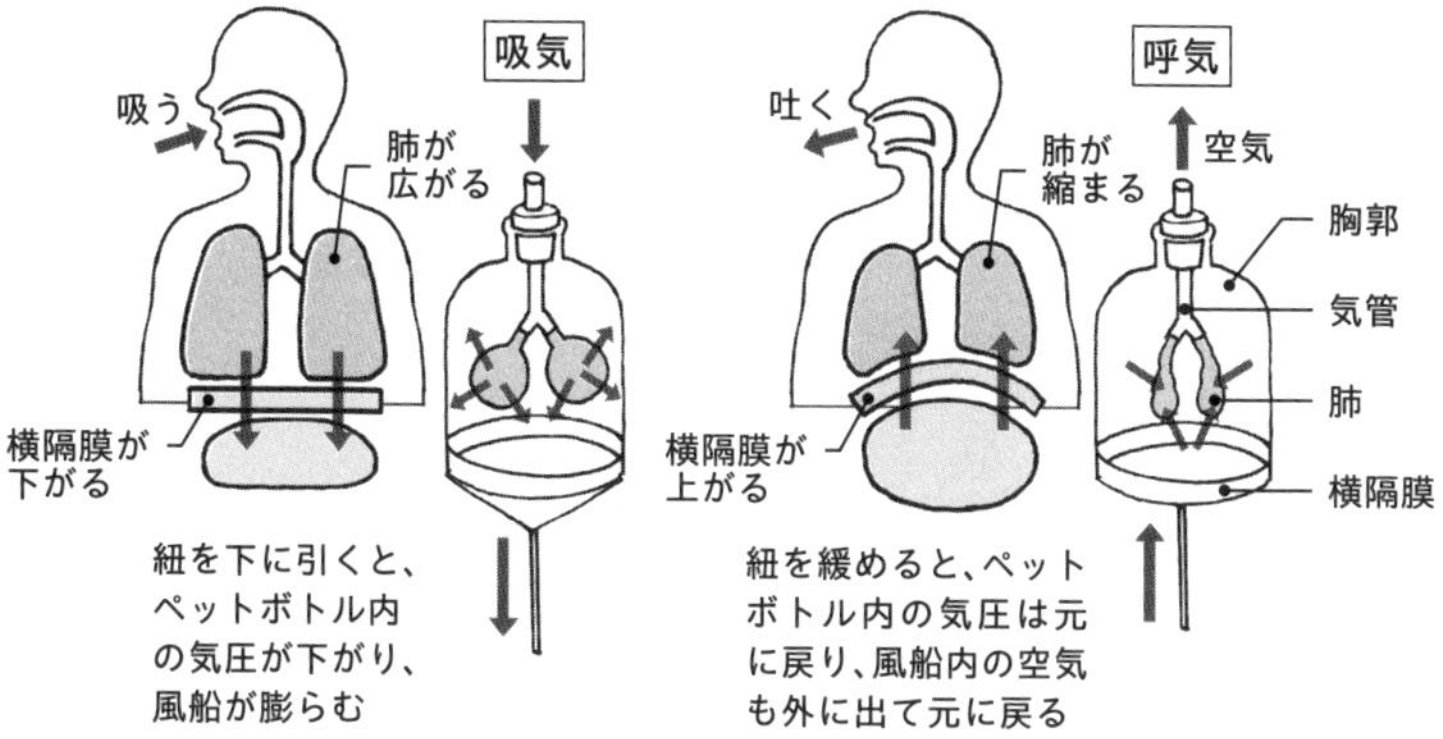

胸腔内の容積は横隔膜に加えて、胸郭そのものが大きく広がることでも大きくなります。肋骨を肋間筋などの呼吸筋の力で開けば、胸郭は外側に広がります。その結果、胸腔の容積が大きくなり、肺が膨らむのです。

深呼吸をするとき胸が上がるのは、肋骨が開いて、胸郭が広がっているからといえます。

このように、肺は肋間筋や横隔膜などの呼吸筋のおかげで、膨らんだり縮んだりができています。呼吸筋は自分の意志で動かすことができるので、私たちは呼吸も意識的に行うことができるわけです。

そのように考えてみると、「息を吸うときに胸が上がる」のではなく、「胸が上がるから息を吸える」とするほうが、外呼吸の仕組みを適切に表現しているといえます。

気胸

肺は肺胞という小さな袋がたくさん集まってできています。

また、肺は「胸膜」という膜で包まれています。胸膜は2枚あり、内側に位置するのが「臓側胸膜」で、外側に位置するのが「壁側胸膜」です。このうちどちらかが破れてしまい、胸腔内に空気が入り込むことがあります。この状態を「気胸」といいます。気胸が生じると、胸の痛みや息苦しさといった症状が現れます。

気胸は20歳前後のやせた男性に多く、肺（肺胞）の弱くてもろい部分が突然破れる自然気胸のほか、事故などで胸に強い力がかかることで起こる外傷性気胸などがあります。自然気胸は、「肺嚢胞（ブラ、ブレブ）」とよばれる肺の表面や外側にできた袋が破裂することで起こります。慢性閉塞性肺疾患（COPD）や肺結核など他の肺の病気で弱くなっている場所から空気が入り込むこともあります。

空気の漏れが治っていれば安静で改善しますが、漏れが大きい場合は胸腔ドレーンという空気を追い出す管を刺すなどの処置が必要な場合もあります。特に、持続的に空気が漏れ続ける緊張性気胸になると、たまった空気によって胸腔内の圧力が上昇し、心臓に血液が戻ってこられないという重大な事態になります。その場合は、胸腔ドレーンなどでの緊急対応が必要です。

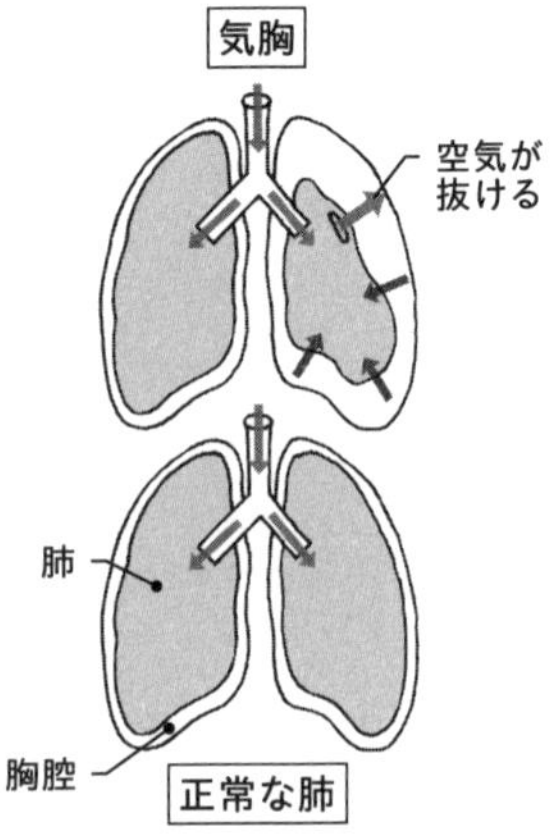

気管支炎・肺炎

呼吸器のもっとも身近な病気といえば、「かぜ（感冒）」です。一般的には、ウイルスに感染することによって起こる「上気道炎」のことを指します。上気道とは、のどから気管支の手前までのことを指す場合が多いです。

そして、上気道のさらに奥の、気管支と肺を「下気道」といいます。

炎症が上気道にとどまらず、下気道である気管支や肺へ及んでしまった状態が、それぞれ気管支炎、肺炎です。ウイルス、細菌のいずれの感染でも起こりますが、上気道炎と比べると細菌性の頻度が高くなります。

また、原因となるのはウイルスや細菌だけでなく、真菌（かび）の感染や感染症によらない肺炎もあります。

上気道炎と同様に、ウイルスや細菌をからだの外へ追い出すためにせきの症状が現れたり、ウイルスや細菌をやっつけるために発熱したりします。

また、炎症が強くガス交換が正常に行うことができなくなると、十分な酸素を得ることができずに呼吸が苦しくなってしまう場合もあります。

そのような場合は、酸素を投与したり、人工呼吸器で呼吸をサポートする治療を行います。

また、細菌が原因となっている場合は適切な抗菌薬による治療も並行して行います。

気管支喘息

酸素を取り込み、二酸化炭素を排出する外呼吸が何らかの原因によって妨げられている状態を「換気障害」といいます。

換気障害には、空気の通り道が狭くなり息を吐きにくくなる「閉塞性換気障害」と、肺が膨らみにくくなる「拘束性換気障害」があります。

気管支喘息はこのうち「閉塞性換気障害」にあたります。

気管および気管から枝分かれした気管支は、外気と肺をつなぐ「送気チューブ」のような役割をしています。だから、内部が狭くなってしまうと、空気の行き来に支障を来してしまいます。

気管支の断面を見てみると、まさにホースのような構造になっていて真ん中に空気の通り道である気道があり、内壁には円形の粘膜の壁、外側には気管支を収縮させる筋肉が存在します。

内壁が炎症を起こして、厚くなった状態が、気管支喘息です。壁が厚くなる主な原因は、ダニやハウスダストに対するアレルギー反応です。

気管支の壁が厚くなると、その分内側の気道が狭くなります。

そして、何らかの原因でさらに気管支の壁が厚くなったり、気道の分泌物が増えたり、外側の筋肉が収縮したりすると、気道はさらに狭くなります。

すると、「気管支喘息発作」や「気管支喘息急性増悪」の状態になって、十分な空気が肺に届かず、また息も吐きにくくなって呼吸困難に陥ってしまいます。

痰などの分泌物が増え、それを排出するために痰がらみの湿ったせきが出ます。

さらに、狭くなった気道を空気が通ろうとすることで、笛の原理により「ぜいぜい」「ひゅーひゅー」という音が鳴ります。

これらの発作は、大量のアレルギー物質との接触、かぜなどの感染症、運動などが引き金になります。

治療は、急激に狭くなってしまった気道を広げる発作時の治療と、次の発作を起こりにくくする非発作時の治療に分かれます。

発作時の治療は、気管支を広げる薬を吸入または内服したり、炎症によって厚くなった気管支の炎症を抑える薬を使用することで、なるべく早く空気の通り道を広くします。

非発作時には、同じく気管支の炎症を抑える薬や、気管支が収縮しにくくする薬を使用します。また、発作の引き金となるような状況をなるべくつくらないようにします。

▼慢性閉塞性肺疾患（ＣＯＰＤ）

気管支喘息は、気管支の炎症によって一時的に気管支の内側が狭くなる疾患です。一時的な症状なので適切に治療を行えば改善します。

一方、炎症によって肺胞や気管支の構造が壊れてしまい、二度と元に戻らない病気もあります。慢性閉塞性肺疾患（ＣＯＰＤ）です。ＣＯＰＤも気管支喘息同様に閉塞性換気障害に含まれます。

ＣＯＰＤには、肺の炎症が中心になるものと、気管支の炎症が中心になるものがあり、以前は

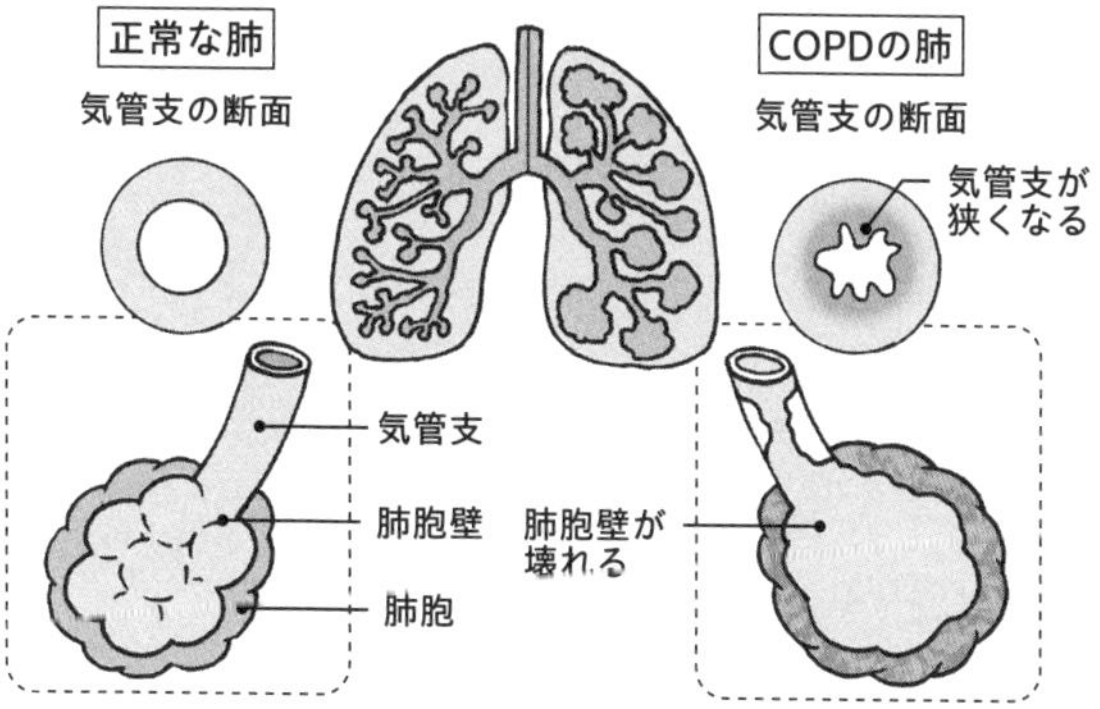

前者は「肺気腫」、後者は「慢性気管支炎」と呼ばれていました。

ＣＯＰＤは、肺や気管支に有害な物質が入ることによって炎症が起こり、それが長期にわたることで、肺や気管支に不可逆的な破壊が起こっている状態です。

原因となる有害物質は圧倒的にタバコの煙が多く、喫煙が主な発症リスクとなります。

ＣＯＰＤになると、肺機能が低下し、呼吸による空気の出入りが制限されます。その結果、運動や日常生活でからだを動かすことが、徐々に困難になっていきます。特に息を吐きにくくなる苦しさが目立ちます。痰などの気道分泌物が増えるため、慢性的に湿ったせきが出ます。

診断は、先に挙げた症状や、Ｘ線やＣＴなどによる画像所見、思い切り息を吹き込むことで呼吸機能を評価するフローボリューム曲線などで行われます。

一度壊れてしまった肺は元通りにすることはできません。治療は、症状を和らげたり、それ以上の進行を防ぐことが中心となります。気管支を広げる薬や、気管支の炎症を抑える薬を使用します。

十分な酸素が確保できないほど症状が強い場合は、常に酸素を吸入する治療（在宅酸素療法）を導入する場合もあります。これ以上の病状の進行を抑えるためにも、喫煙者は一刻も早い禁煙が最優先事項です。

また、運動療法を中心とした呼吸リハビリテーションなどを行うことで、現在の呼吸機能の維持を試みます。

たとえば、「口すぼめ呼吸」という呼吸法があります。ロウソクを吹き消すときのように口をすぼめることで効率よく息を吐くことができ、呼吸が楽になります。海女さんが息継ぎの際に口笛を吹くように呼吸する「磯笛」も同じ原理です。

コラム

母親からしか遺伝しない ミトコンドリア

細胞の中で主に内呼吸を行っているのは「ミトコンドリア」という細胞小器官です。

ミトコンドリアは謎多き器官で、たとえば、細胞の核が持つ二重らせん構造のＤＮＡとは異なる、独自のＤＮＡを持っています。

そして、ミトコンドリアのＤＮＡは、なぜか「母親からしか遺伝しない」という特殊な性質を持っているのです。

その特殊な性質から、「酸素を利用できない生物の中に、進化の過程で酸素を使った呼吸を行う細菌が入り込んで、共生することでミトコンドリアが生まれた」とする仮説もあります。

また、「人類が発生した地はアフリカ」という仮説も、母親からしか遺伝しないミトコンドリアの遺伝子をたどっていくことで推測されたものだそうです。

私たち人類はどこからやってきたのか。その答えは私たちの細胞が知っているのかもしれません。

コラム

酸素飽和度は血液の色でわかる

からだに酸素が足りているかどうかは、「酸素飽和度（SpO_2）」を調べることで評価できます。

細胞の呼吸に必要な酸素は、血液によって全身の細胞に届けられています。

血液中の「赤血球」には、「ヘモグロビン」というタンパク質があり、ヘモグロビンに酸素がくっついたり離れたりすることで、細胞の各所で酸素を供給しているのです。

イメージとしては、赤血球は「輸送トラック」で、ヘモグロビンはその「荷台」、酸素は「荷物」といった感じです。

だから、からだに酸素が足りているかどうかは、血液の酸素飽和度（血液中のヘモグロビンにどの程度酸素が結合しているか）を計測すればわかります。「血液ガス分析」という検査です。

しかし、酸素飽和度は、もっと簡易的な方法で調べることもできます。それがパルスオキシメータです。新型コロナウイルス禍で知った人も多いでしょう。

パルスオキシメータを指先につけると、酸素飽和度の推定値を瞬時に算出してくれます。

理論上、血液中のすべてのヘモグロビンと酸素が結合していれば、酸素飽和度は100％で、一般的に96〜99％が標準値、90％以下だと酸素を全身の臓器に送れていない状態（呼吸不全）になっている可能性があります。

パルスオキシメータの数値は、指に小さなキャップやクリップをつけているだけで、リアルタイムに測定することができます。なぜ、そんなことが可能なのでしょうか？

実は、パルスオキシメータは「血液の色」を測定しているのです。ヘモグロビンは酸素と結合すると鮮やかな赤色となり、反対に酸素と結合していないと黒っぽい赤色に見えます。

パルスオキシメータは、皮膚の表面から血液の色を観測することで、「酸素が結合しているヘモグロビン（赤色）」と「結合していないヘモグロビン（黒っぽい赤色）」の比率を調べ、酸素飽和度を割り出していたのです。

3 延髄は呼吸の司令塔である

私たちは、意図的に深呼吸することや一時的に呼吸を止めることもできますが、特別意識せずとも継続して呼吸は行われ、寝ているときも止まることはありません。

また、全力疾走などの激しい運動をしたあとは呼吸が速くなり、息が上がります。

こういった呼吸の管理は、脳の「延髄《えんずい》」という部位が司令塔となってコントロールしています。呼吸の中枢、呼吸の責任者は延髄なのです。

延髄は、通信ケーブルである神経を通じて、横隔膜や肋間筋などの呼吸筋に指令を出すことで、呼吸の調節を行っています。

「呼吸を速くするべきか、遅くするべきか」を判断して指令を出すのも延髄の役割です。何を根拠にして呼吸の速さを決めているかというと、血液中の二酸化炭素濃度（P_aCO_2）および血液のpH（酸性かアルカリ性か）、そして酸素濃度（P_aO_2）がポイントとなります。

たとえば、呼吸の回数が十分でないとからだに二酸化炭素がたまってしまいます。二酸化炭素は水に溶けると酸性を示すため、血液のpHは酸性に傾きます（アシドーシス）。

すると延髄は、「いつもより血液が酸性になっているから二酸化炭素がたまっているに違いない、もっと呼吸を速くして二酸化炭素を追い出さないと」と判断し、呼吸数を増やすのです。

反対に、血液がアルカリ性に傾く（アルカローシス）の状況では、呼吸を遅くします。

また、延髄は、二酸化炭素濃度やpHの変化だけでなく、酸素濃度なども感知して、総合的に呼吸のリズムを規定してくれているのです。

コラム

呼吸を止めると耐えられなくなる理由

呼吸の司令塔は延髄ですが、どのような指令を出すかという判断の根拠となる情報は「頸動脈小体」や「大動脈小体」という部位でも収集しています。たとえるなら「監視カメラ」のような役割で、それを司令官がモニターしているようなものです。

　これらは、動脈血中の酸素濃度（PaO_2）を検知し、神経を通じて延髄へと情報を伝えています。情報を受け取った延髄が、総合的に判断して、呼吸をコントロールしているわけです。

　一方で、私たちが深呼吸をしたり息を止めたりできるのは、脳の「大脳皮質」のおかげです。大脳皮質は運動や思考、感情を司る部位であり、呼吸運動も制御できます。しかし、私たちは大脳皮質の指令で呼吸を止め続けても、必ず途中で耐えられなくなります。これは、延髄の指令が大脳皮質の指令よりも優先されているからです。まさに「生命維持のためのプログラム」といえます。

過呼吸（過換気症候群）

通常、呼吸は適切な回数に調整されていますが、緊張したときなどに、いつもより呼吸の回数が多くなったりした経験は誰にでもあると思います。

ストレスや緊張、運動などをきっかけに、呼吸の回数が異常に多くなってしまう状態が、「過換気症候群」です。一般的には「過呼吸」とも呼ばれます。

呼吸の回数が多くなりすぎると、血液中の二酸化炭素の濃度が低くなります。すると、血液はアルカリ性に傾き、アルカローシスの状態となります。

症状としては、脳の血管が収縮することで、めまいや失神などを起こすことがあります。

重症化すると、血液中のカルシウムイオンがタンパク質と結合して不足してしまい、手足の血管が収縮して、手足が痙攣したり、しびれたりもします。

加えて、自律神経のうち交感神経が優位になり、心拍数や血圧も上昇します。

過呼吸が苦しいのは、呼吸の回数が多いにもかかわらず、息苦しさや呼吸のしづらさを感じるところです。

脳は二酸化炭素濃度の低下を感知して、呼吸を抑制する命令を出していますが、呼吸の回数は多いままなので、からだに不具合が生じてしまうのです。

息苦しさや手足のしびれによって、さらに呼吸回数が多くなる悪循環に陥ってしまうこともあります。

治療は、不安を和らげ、深呼吸をしながら少しずつ呼吸の回数を減らしていき、ゆっくりと適切な呼吸回数へと近づけていきます。

睡眠時無呼吸症候群・オンディーヌの呪い

　呼吸は私たちが眠っている間もからだが自動的に行ってくれますが、何らかの理由で睡眠中に一時的に呼吸が止まってしまう場合があります。このような病気を「睡眠時無呼吸症候群」といいます。

　この病気は、10秒間の呼吸停止が一晩に30回以上みられる場合や、1時間に呼吸停止が5回以上あり、それにより何らかの症状が現れている場合に診断されます。

　原因として多いのが、睡眠中にのどの奥が狭くなり呼吸がしにくくなる「閉塞性睡眠時無呼吸」というタイプです。肥満や睡眠前の飲酒、睡眠薬の内服が発症のリスクを上げます。睡眠中にのど周辺の筋肉の活動が低下して、のどが狭くなってしまうことで起こります。

　家族からの無呼吸やいびきの指摘、日中の強い眠気や注意散漫によって気づく方が多いです。

　また、脳による呼吸管理の不調によって起こる「中枢性睡眠時無呼吸」というタイプもあります。脳の延髄は、血液中の二酸化炭素濃度の上昇やpHの低下を感知して呼吸回数を増やしますが、この病気では、そのためのセンサーが機能しなかったり、二酸化炭素濃度がかなり高くならないと作動しなかったりするのです。

　二酸化炭素が大量にたまっている状態から急

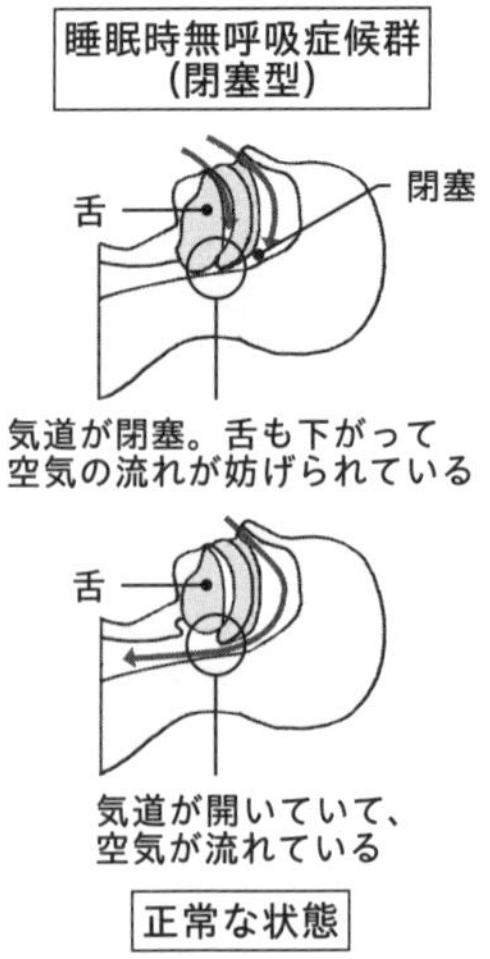

激に改善すると、その反動で呼吸停止（無呼吸）を起こしてしまうことがあるのです。

　ちなみに、遺伝的に生まれつきセンサー機能が正常に作動しにくい「先天性中枢性睡眠時無呼吸症候群」は、別名「オンディーヌの呪い」と呼ばれています。ギリシャ神話に登場する、「眠ると呼吸が止まってしまう呪い」をかけてくるオンディーヌという妖精の名前に由来します。

　これらの診断は、睡眠中の呼吸の状態や脳波、心拍数を測定できる「睡眠ポリソムノグラフィ」という機器で行います。

　治療は、閉塞性睡眠時無呼吸症候群では減量や睡眠前のアルコール制限に加えて、症状の程度によっては鼻から空気を送り込み呼吸をサポートする「経鼻的持続陽圧呼吸療法（CPAP）」を導入することもあります。

　中枢性睡眠時無呼吸では、睡眠中の酸素投与や、呼吸中枢を刺激する薬を使用します。

▼肺塞栓症（エコノミークラス症候群）

心臓と肺をつなぎ、肺に血液を届けている血管が肺動脈です。

　もし、肺動脈が何らかの理由で詰まってしまうと、正常な「細胞の呼吸」ができず、酸素不足に陥ってしまいます。この状態を肺塞栓症といいます。

　血管を詰まらせる原因として最も多いのが「血液のかたまり（血栓）」です。

　血液は血管の中で固まらない仕組みになっているのですが、特定の条件下では固まりやすくなります。

　たとえば、血液が固まりやすくなる薬を飲んでいたり、もともと血液の病気を持っていたり、血管が傷つきやすくなっている場合などです。

中でも、特に血液が固まりやすいのは「血液の流れがゆっくりになったとき」です。

エコノミークラス症候群（肺血栓塞栓症）はまさにその状態で、長時間のフライトでずっと座っていると、足の血管の血流はゆっくりとなり、血液のかたまりができやすくなるのです。

そして、到着して立ち上がると、ゆっくりだった血流が急に速くなり、血液のかたまりは高速で流れていきます。全身の血液はすべて心臓に戻ってから肺に流れます。血液のかたまりが肺に行くと、血管が細くなったところで詰まってしまうのです。

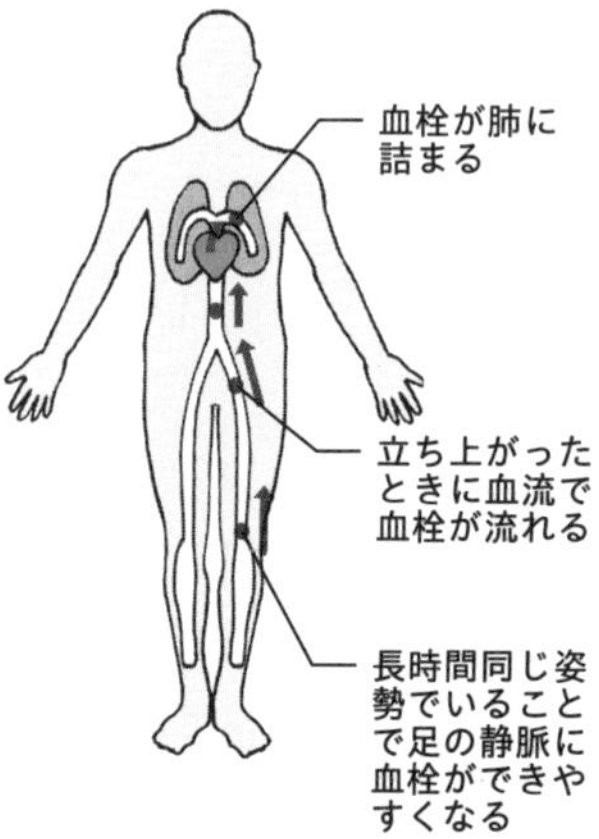

肺の血管が詰まると、胸が痛くなったり、呼吸が苦しくなったりし、程度が重いと死亡する可能性もあります。

治療には、血栓をできにくくする薬や、できてしまった血栓を溶かす薬などを使用します。

長時間足の血流が滞れば発症するため、ビジネスクラスでも新幹線でも映画館などでも起こり得ます。血流が滞りやすくなる妊娠中などは特に注意が必要です。

予防対策としては、水分をしっかりとり、定期的にからだを動かすことが大切です。通路を歩いたり、かかとの上げ下げの動きをしたり、ふくらはぎを揉んだりすることで、血液のかたまりができにくくなります。

第3章

栄養素と酸素を届けよ！

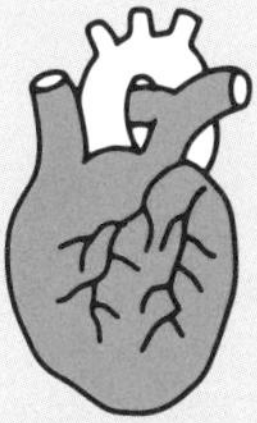

〔循環器〕

心臓は物流の配送センター。

血液の赤血球は配送トラック。

一瞬たりとも止まることなく続く、からだの営み

心臓の構造と出入りする血管

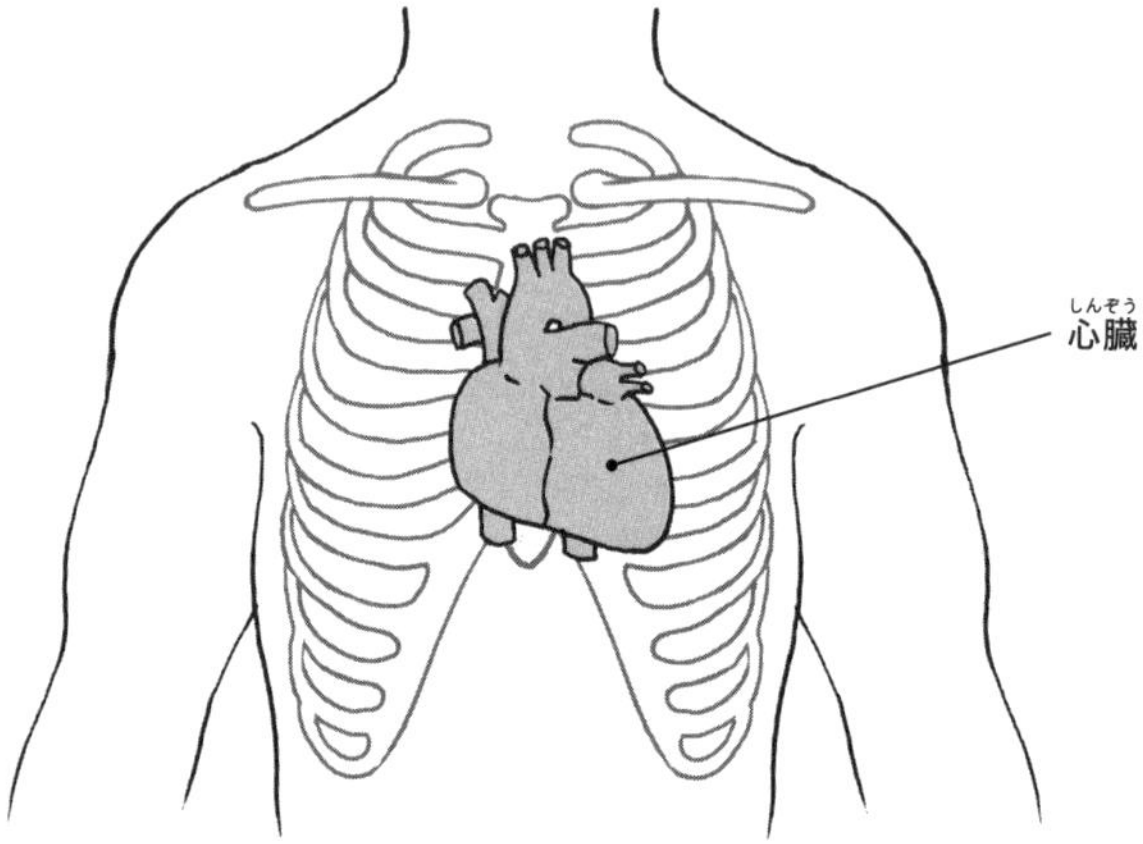

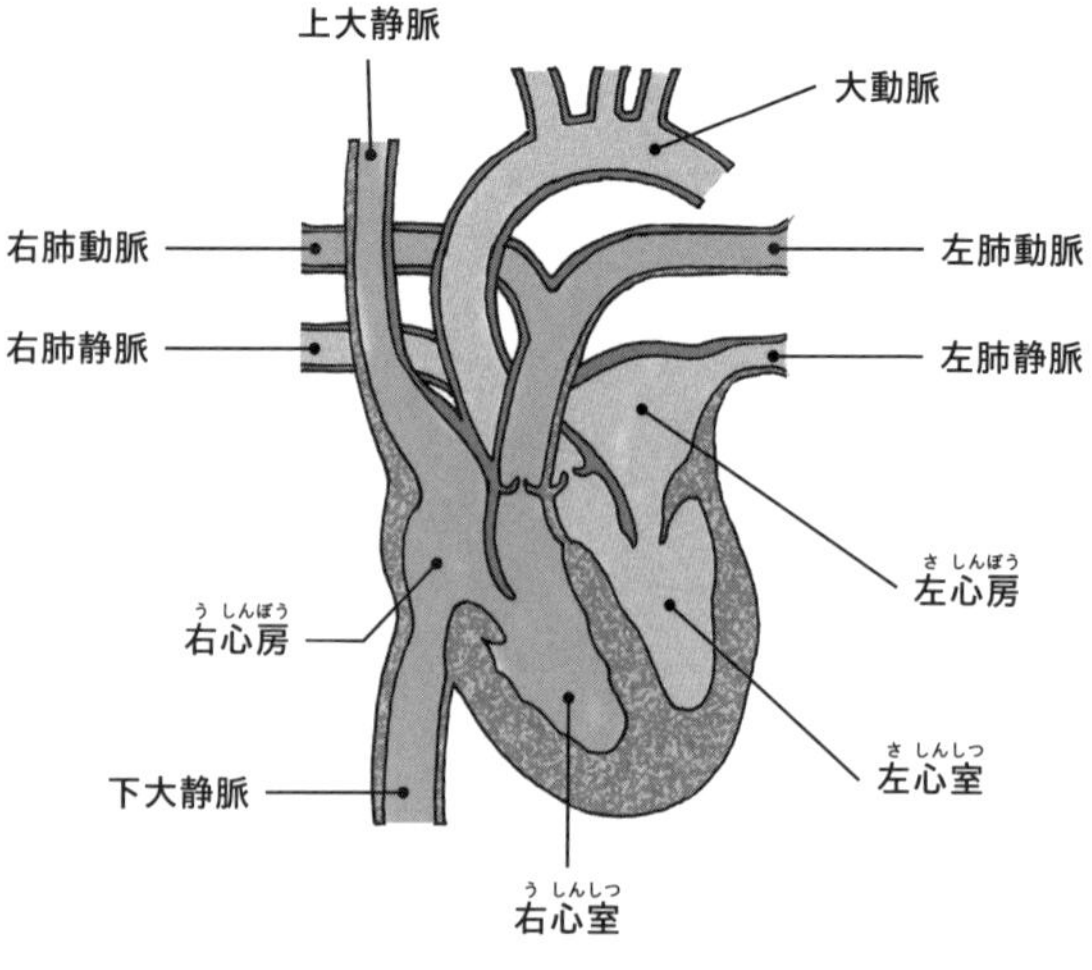

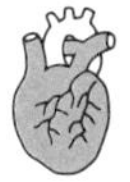

1 心臓は物流の配送センターである

第1章ではグルコース（糖）に代表される栄養素を得る仕組みを、第2章では酸素を得る仕組みを説明しました。

そして、なぜからだにグルコースと酸素が必要なのかというと、細胞の呼吸によって生命活動に必要なエネルギーを得るためでした。

それを実現するには、グルコースと酸素を全身の細胞に届ける必要があります。

そこで本章で説明するのは、人体における「物流」についてです。

せっかくおいしい野菜や鮮度のいい魚を収穫しても、消費者のもとに届けなければ意味がありません。

人体の37兆個に及ぶ「細胞」という消費者に、栄養素や酸素を運ぶ役割を担っているのが、「**血液**」であり、「**心臓**」です。

心臓は、物流の拠点となる臓器です。胸のほぼ真ん中からやや左にある臓器です。左胸のイメージが強いですが、右図の通りほぼ中央にあります。

全力で走ったあとや緊張したときに胸がドキドキしますが、このドキドキしている部分が心臓です。

心臓は、「**心筋**」という強靭で疲れにくい筋肉でできています。心筋はたくさんの心筋細胞が集まって作られており、心筋細胞がいっせいに収縮することで、心臓全体が小さくなったり大きくなったりします。

心臓が収縮して小さくなることは、「**拍動**」あるいは「**心拍**」と呼びます（正確には、「内臓が周期的に収縮と弛緩をくりかえす運動」のことを「拍動」といい、心臓の拍動のことを「心拍」と呼びます）。

心拍は、生きている限り繰り返します。心臓は1回の収縮によって、約60㎖の血液を送り出します。1分間に60～80回収縮して約5ℓの血液を全身に送り出しています。心拍は、1日約10万回、一生の間には40億回以上という途方もない回数を打ち続けています。これだけ働き者である心筋は他のどの筋肉よりも強靭で疲れにくくできているのです。

ちなみに、1分間の心拍の回数は「**心拍数**」といい、医療の現場でも日常的に測定され、健康状態の確認や病気の診断に利用されています。

心臓が一生休むことなく拍動をくりかえすのは、「全身に常に血液を届けるため」です。

心臓の内側は4つの部屋に分かれており（108ページ図参照）、その内部は血液で満たされています。それぞれの部屋には、太い「血液が通る管（血管）」がつながっています。

これらの4つの部屋には、全身へ血液を送り出す血液が入った部屋もあれば、全身を巡ってきた血液が入る部屋もあります。

つまり心臓は、「血管の中を流れて心臓に入ってきた血液を、拍動することで勢いをつけて、再び血管から送り出している」のです。

いわば、**血液の流れに勢いをつけるポンプの役割**をしているのが心臓だといえます。

心臓からつながっている血管は、途中で枝分かれを繰り返し、どんどん細くなって、頭のてっぺんから足の指の組織の細胞に至るまで、血液を届けます。極細の**毛細血管**を合わせると、血管の長さは地球2周半にもおよぶといわれています。

そして、全身に血液が行き渡ったら、今度は極細の血管が合流をくり返し、どんどん太くなっていき、最終的に大静脈という1本の血管になり心臓に戻ってくるのです（厳密には上大静脈と下大静脈の2本ですが）。

たとえるなら、心臓は物流の拠点となる配送センターだといえます。全国各地（全身の細胞）に荷物（栄養素や酸素）を届けるために、はじめは高速道路や幹線道路（太い血管）を通って目的地近くまでいき、その後細い路地（毛細血管）に入ってたどり着くようなイメージです。

心臓から出ていった血液が、全身を巡って戻ってくるまでの時間は、たった30秒程度です。

心臓のポンプ機能によって、血管の中を血液は高速で進んでいます。今この瞬間も、あなたのからだの中を、血液は勢いよく流れ続けています。

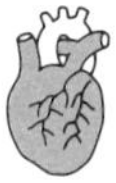

2 血液の赤血球は配送トラックである

血液は、有形成分（固形成分）と液体成分の2つに大きく分けられます。

有形成分が約45％、液体成分が約55％の比率です。

有形成分には、「**赤血球**」「**白血球**」「**血小板**」の3種類があります。

液体成分は「**血漿**《けっしょう》」といい、主成分は水で、他にもグルコースやタンパク質や脂質などの栄養素、ナトリウムなどのミネラルほか、さまざまなものが含まれています。

この中で、酸素を運んでいるのが「赤血球」です。

赤血球は直径7～8㎛（1㎛は0・001㎜）程度の円盤型の細胞で、核を持たないため中心部がへこんだ形態をしています。

赤血球にはヘモグロビンというタンパク質を含んでおり、このヘモグロビンと酸素が結合することによって酸素は全身に運ばれていきます。

前述したように、赤血球が「トラック」だとすると、ヘモグロビンは「荷台」で、酸素は「積み荷」のイメージです。

白血球は、直径8～20㎛の丸い、あるいはアメーバ状の細胞で、「**好中球**《こうちゅうきゅう》」「**好酸球**《こうさんきゅう》」「**リンパ球**」などの種類があります。白血球は、主に免疫の役割を担っています（免疫については第6章で詳しく説明します）。

血小板は、2～3㎛の不定形の細胞片で、大きな細胞が千切れて作られます。ケガをしたときに止血するなど、血液を固める働きがあります。

こういった成分を含んだ血液は、血管に運ばれて全身を巡っていくわけですが、ただ巡っているだけでは各組織に栄養素や酸素などを届けることはできません。

毛細血管という非常に細い血管からは血漿がしみ出しており、各組織を満たしています。この液体を組織液といいます。組織液を介して必要な物質は、各細胞に届けられているのです。組織液は老廃物や二酸化炭素などを回収して再び毛細血管に吸収されます。一部は血管に戻らず、リンパ管という管に入ります。リンパ管を流れる液体はリンパ液といいます。

　このようにして、心臓から出ていった血液は全身を回り、各組織に栄養素や酸素を運搬してから、老廃物や二酸化炭素などを回収し、再び心臓に戻っているのです。

　ところで、赤血球はどのように酸素を必要としている組織を見分けて酸素を配っているのでしょうか？

　実はヘモグロビンは「酸素分圧の高い所では酸素と結合しやすく、酸素分圧が低い所では酸素を離しやすい」性質を持っています。つまり「酸素分圧が低い組織＝酸素を必要としている組織で自然に酸素を離す」ことができるのです。より正確には、「酸素分圧が低い」「二酸化炭素分圧が高い」「pHが低い」「温度が高い」環境下でヘモグロビンは酸素を離しやすくなります。

　余談ですが、胎児のヘモグロビンは母体のヘモグロビンよりも酸素と結合しやすい性質があるため、母体のヘモグロビンが離した酸素と結合することができ、母子間で酸素の受け渡しが可能となるのです。

コラム

血液循環を発見したハーベー

からだの中を血液が循環していることは、現代では誰もが知っていることです。けれどこの事実は17世紀まで知られていませんでした。

当時、血液は肝臓でつくられ全身の各組織で消費されるもの、すなわち動脈を流れる血流と、静脈を流れる血流は別のものであると考えられていました。

この常識を打ち破ったのは、イギリスの医師ウィリアム・ハーベーです。

1620年代から、ハーベーは20年以上にわたり、数十種類の動物の解剖などを通じて、心臓や血管を詳しく調べました。

そして、血管を結紮《けっさつ》した（縛った）とき、動脈では心臓から近い側、静脈では心臓から遠い側と異なる側でうっ血が起こること、一日に心臓から送り出される血液の量が体重の3倍以上に及ぶことなどを示しました。

これらの結果から、血液は使い捨てではなく、「同じ血液が体内を循環している」と推測したのです。しかしハーベーは、動脈と静脈がどうやってつながっているかを解明することはできませんでした。

それから約30年後、イタリアの医師マルチェロ・マルピーギは、顕微鏡を使って毛細血管の存在を発見します。

動脈は無数に枝分かれし、毛細血管を介して酸素と二酸化炭素の受け渡しが行われ、やがて静脈につながっていくことを明らかにしたのでした。

コラム

貧血がマラリアを防ぐ!?

遺伝子の異常によって、生まれつき壊れやすい赤血球をつくりやすい体質の人がいます。

鎌状赤血球症はその1つで、その名のとおり鎌のような形に変形する赤血球をつくる病気です。鎌状に変形した赤血球は、酸素の運搬能力が低く、また破壊されやすい特徴があります。

通常、このような生存に不利となる遺伝子は、相対的に子孫を残す確率が低くなるため、長い年月を通して淘汰されていくことが多いです。

しかし、アフリカの一部の地域では、鎌状赤血球症を引き起こす遺伝子を高い頻度で保っています。なぜだかわかりますか?

実は、鎌状赤血球症の遺伝子をもつ人はマラリアを発症しにくいという特徴があるのです。

マラリアは蚊を媒介する感染症で、マラリア原虫が赤血球に入り込んで増殖することで発症します。しかし、鎌状赤血球はマラリア原虫が侵入すると、すぐに壊れて溶血する性質があります。そのため、マラリアを発症しにくくなるのです。

つまり、「マラリアの流行地では、本来生存に不利なはずの貧血を持っている人が、反対に生存に有利である」という逆転の状況が起こったのです。

ヒトがマラリアに対する防御策として、鎌状赤血球症の遺伝子を残したようにも見えてきますね。

▼貧血

赤血球の数が減ったり、ヘモグロビンの濃度が低くなったりしてしまうと、全身の組織や細胞に十分な酸素を届けられなくなります。内呼吸によって活動に必要なエネルギーをつくれなくなる結果、疲れやすい、めまい、息切れなどの症状が現れます。

この状態が「貧血」です。

貧血が起こる原因は大きく分けて、赤血球の「生産量が減少する」場合と、「破壊量が増加する」場合の2種類があります。

赤血球の寿命は約１２０日と短く、「新しい赤血球をどんどんつくって、古くなった赤血球をどんどん壊す」という自転車操業状態です。

そのため、何らかの原因で、赤血球の「産生と破壊」のバランスが崩れると、すぐに赤血球不足になってしまいます。

赤血球の生産量が減少する原因として最も多いのは、「鉄分不足」です。

「鉄分が不足すると貧血になる」とよく言われますが、これは正しいのです。鉄分はヘモグロビンの材料だからです。鉄分が不足すると、赤血球そのものをつくれなくなってしまったり、ヘモグロビンの薄い弱々しい赤血球となってしまったりするのです。

鉄分不足の原因は、「食事での摂取量が少ない」「成長期や妊娠中で必要な鉄分量が増加している」「月経や消化管の出血によって鉄分が失われている」などが考えられます。

赤血球の破壊量が増える原因としては、自分自身の細胞が間違って赤血球を破壊してしまう自己免疫疾患や、赤血球が生まれつき壊れやすい形をしている場合などがあります。

赤血球が破壊されることを溶血といい、溶血が増えることで起こる貧血は「溶血性貧血」と呼ばれます。

心臓の血管と血液循環の仕組み

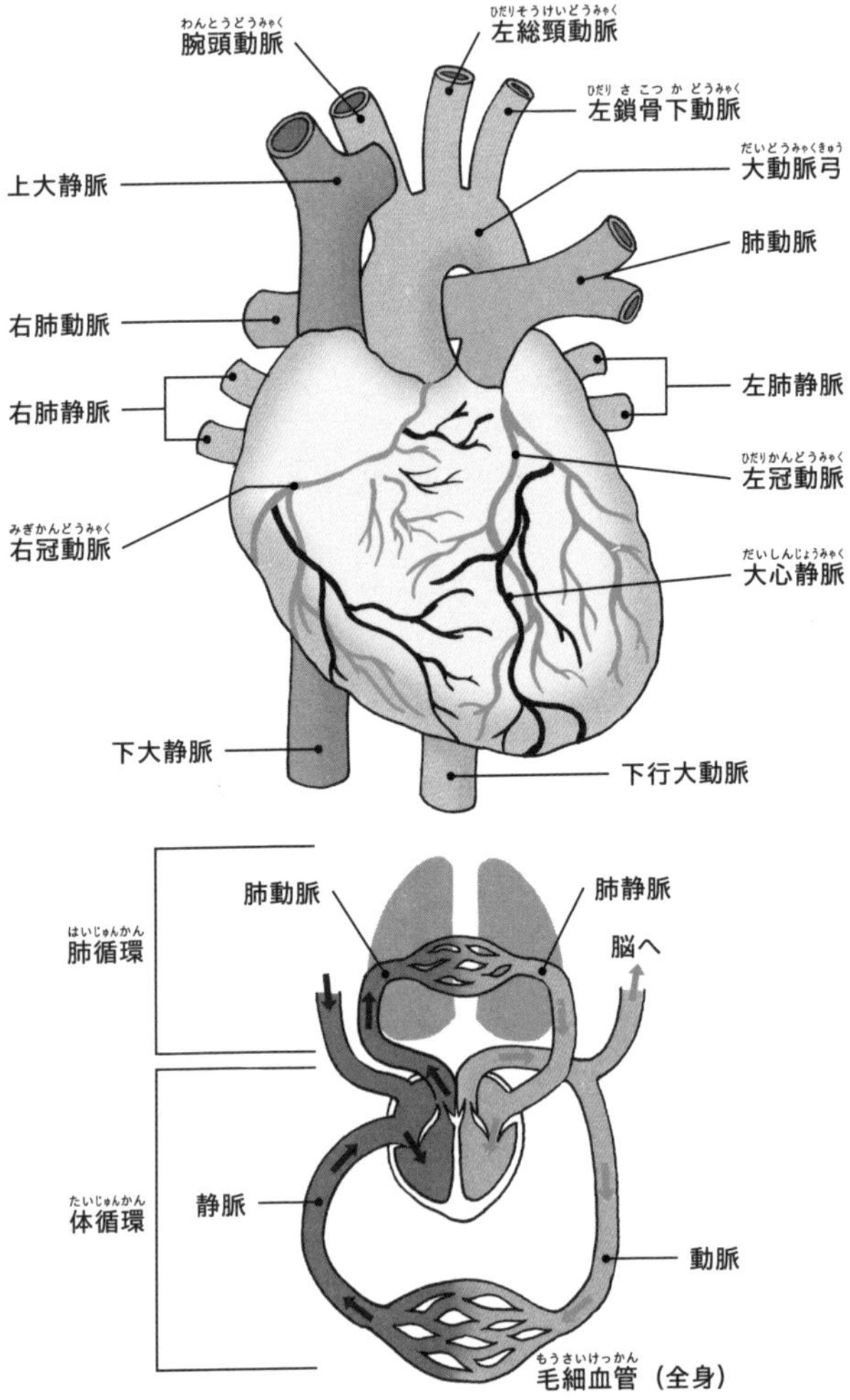

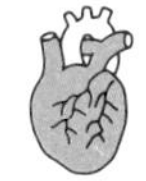

3 血液循環を「牛乳配達」で理解する

血管には、大きく分けて「動脈」「静脈」「毛細血管」の3種類があります。

「動脈」は心臓から全身の各組織に向かう血管、「静脈」は全身の各組織から心臓に戻ってくる血管、「毛細血管」は動脈と静脈をつなぐ非常に細い血管です。

動脈や静脈は、部位によってそれぞれ「〇〇動脈」「□□静脈」のように名前がついています。

たとえば、肝臓に向かう動脈は「肝動脈」、腎臓から戻ってくる静脈は「腎静脈」です。


この項では、血管と血液の流れを「牛乳配達」にたとえて考えてみましょう。

牛乳屋さんの仕事は、新鮮な牛乳（酸素）を全国各地のお客さん（細胞）に急いで届けること。

まずは、新鮮な牛乳を仕入れるところから始めましょう。

牧場（肺）で、とれたての新鮮な牛乳（酸素）を、トラック（赤血球）の荷台（ヘモグロビン）にたくさん積み込みます。

その後、一度集配センター（心臓）に戻ってください。

ここから、全国の配達先（全身の組織）へ向かいます。

心臓と直接つながっていて、全身に向かう最も太い血管を「**大動脈**」といいます。大動脈は、遠くまでスピードを出して行ける高速道路のような血管です。トラックは大動脈を高速で進んでいきます。

大動脈は、どんどん枝分かれして、しだいに細くなっていきます。最終的に、路地のように狭い道（毛細血管）にトラックが入れば、そこは牛乳のお届け先（全身の組織）です。

お客さん（細胞）に、商品の牛乳（酸素）を手渡します。このとき同時に、グルコースなどの栄養素も一緒に渡しましょう。

商品を渡した代わりに、お客さんからは空の牛乳瓶（二酸化炭素）やゴミ（不要物）を回収してください。

配達を終えたトラック（赤血球）は、路地（毛細血管）から帰りの道路（静脈）を通って、集配センター（心臓）を目指します。心臓に戻ってくる間に、枝分かれしていた血管同士が合流して、大きな道路になっていきます。最終的に「**大静脈**」という幹線道路に乗ったら、集配センターはすぐそこです。

無事、集配センター（心臓）に戻ってきたトラック（赤血球）は、次の配達先に向かいます……が、ちょっと待ってください。大切なものを忘れています。

トラック（赤血球）の荷台（ヘモグロビン）には、もう牛乳（酸素）がありません。

その代わりに空の牛乳瓶（二酸化炭素）を積んでいる状況です。

そこで、再び新鮮な牛乳を仕入れるため、牧場（肺）に向かいましょう。

なんと牧場では、新鮮な牛乳（酸素）を仕入れられるだけでなく、空き瓶（二酸化炭素）も引き取ってくれるのです。

心臓から肺に向かう血管は「**肺動脈**」、肺から心臓へ戻ってくる血管は「**肺静脈**」といいます。集配センターから牧場へは大きな道路が整っています。

牧場（肺）で空き瓶（二酸化炭素）を下ろして牛乳（酸素）を積み込んだら、再び集配センター（心臓）へ戻ってきます。

そしてまた、全国各地のお客さんに急いで牛乳を届けに行くのです。

これが、血液循環のざっくりしたイメージです。

まとめると、以下のとおりです。

①心臓を出発し、大動脈が細い動脈に枝分かれしながら、全身の組織にたどりつく
②毛細血管で酸素やグルコースなどを届け、かわりに二酸化炭素や不要物を回収する
③静脈が合流していき、大静脈となり、心臓へ戻ってくる
④心臓から肺へ向かい、二酸化炭素を積み下ろし、酸素を積み込む

⑤肺から心臓へ戻ってくる
⑥再び、心臓から全身の組織へ出発する

まさに「ゆく血液の流れは絶えずして、しかももとの血液にあらず」だといえます。

ちなみに、もう一つの重要なお届け物であるグルコースは、どこかで積み込む必要はなく、常に血液中に適切な量のグルコースを補給する仕組みがあります。

また、全国から集めてきたゴミは、回収してくれる場所がありますのでご安心ください。こちらは次章であらためて紹介します。

4 冠動脈は「まかない料理」を提供する

血管は大きく分けて、動脈、静脈、毛細血管の3種類に分類できますが、その中でも一つ特殊な血管について紹介します。

それが、「**冠動脈**」です。

その名のとおり動脈の一つであることは間違いありませんが、冠動脈は他の動脈とは少し異なる役割を持っています。

基本的に動脈は、心臓から全身の組織に向かいます。

しかし冠動脈は、心臓から出発後、大動脈から枝分かれしてすぐに心臓自身に向かうのです。

心臓の内側の部屋は大量の血液で満たされています。けれど、心臓自身はこの血液をそのまま利用することはできません。

「飲食店の店員さんがお客さん用の料理を食べられない」のと同じです。

しかし、心臓は絶え間なく力強い拍動をくりかえすため、大量のエネルギーが必要です。エネルギーを生み出すには、酸素やグルコースを得つづける必要があります。

そこで、**心臓自身に血液を届ける専用の血管＝冠動脈が必要**なのです。

お客さんの料理とは別に、飲食店の店員さんが食べる「まかない料理」を提供する血管が、冠動脈だといえます。

店員さんもしっかり食事をとらないと、いい仕事はできませんね。

冠動脈は、最も心臓に近くて太い動脈である大動脈から枝分かれし、心臓の表面を走っています。左右に1本ずつあり、それぞれ心臓の左側、右側に血液を供給しています。

▼心不全

心臓は、全身の組織に血液を送り届けるポンプの役割を果たしています。

もし何らかの理由で、ポンプの機能が低下して十分な血液を送り出せなくなってしまったら、どうなるでしょうか。

全身の組織に必要な酸素やグルコースが届けられなくなったり、血液が渋滞を起こしたりしてしまいます。

この状態を「心不全」と呼びます。

心不全にも種類があります。心臓の左側のポンプ機能が低下する「左心不全」では、全身の組織で血液が不足してさまざまな臓器の機能が低下したり、左側の心臓に戻ってくる肺静脈や肺で血液の渋滞が起こる結果、肺に水がたまって呼吸が苦しくなったりします（肺水腫）。

右側の心臓のポンプ機能が低下する「右心不全」では、右側の心臓に戻ってくる大静脈および全身の組織で血液が渋滞し、手足やからだ、各臓器のむくみ（浮腫）が起こります。

心不全の原因は、心筋梗塞や不整脈、高血圧などの別の病気で心臓のポンプ機能が低下する場合のほか、発熱や貧血のためいつも以上に血液を届ける必要があり、その結果心臓ががんばりすぎて起きる場合もあります。

治療は、心臓の負担を軽減するために、尿の量を増やして血液量を減らす利尿薬や、血管を広げる血管拡張薬、心臓の収縮力を上げる強心薬を使用します。

心不全の原因になっている病気があれば、そちらの治療も並行して行います。

慢性期には、塩分制限や禁酒・禁煙、状況に応じた安静や運動など、生活習慣の改善が重要です。

狭心症・心筋梗塞

心臓の心筋細胞は、冠動脈から血液を供給されることでエネルギーを作り出し、生涯にわたってポンプの役割を果たしています。

もし何らかの理由で冠動脈を血液が流れなくなると、エネルギーを作り出せなくなり、いずれ心臓の細胞自体が死んでしまいます。

冠動脈が狭くなっている状態は「狭心症」、その状態がさらに進行して完全に詰まってしまう状態が「心筋梗塞」です。

いずれも強い胸の痛みなどの症状が現れます。

狭心症では、はじめは「運動したとき」など必要な酸素量が増加したときだけ症状が出現します。

冠動脈は、血管の内部にプラーク（コレステロールなどのかたまり）や血液のかたまりが溜まることで、狭くなったり詰まったりします。冠動脈が急に収縮することも原因の1つです。

狭心症や心筋梗塞の治療は、手や足の動脈からカテーテルという細い管を入れ、冠動脈を広げる治療を行ったり、血管が狭くなったり詰まってしまった場所を迂回させるバイパス手術を行ったりします。

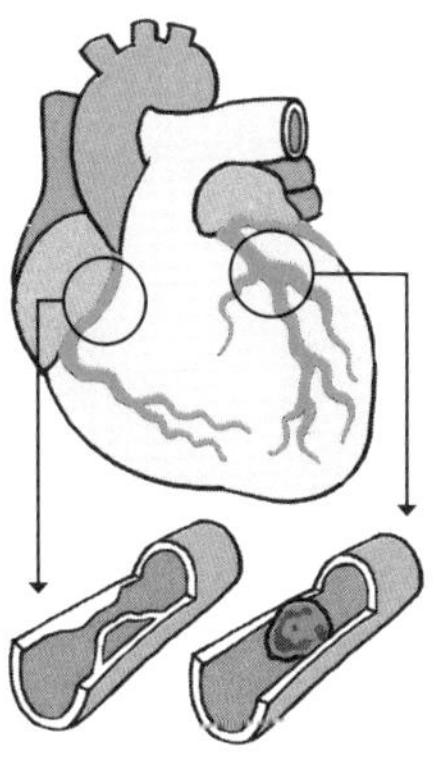

狭心症
血管が狭くなって血流が悪くなり、血液不足になる

心筋梗塞
完全に血管が詰まり、血流が途絶えてしまう

5 心筋細胞は「観客席でウエーブ」をしている

心臓は、たくさんの心筋細胞が集まって構成されています。一つひとつの心筋細胞は小さく、単独では大きな力を出せません。

だから、心臓が拍動して血液を送り出すポンプの役割をするには、たくさんの心筋細胞が力を合わせる必要があります。たくさんの心筋細胞が同時に収縮することによって、心臓全体も小さくなり、拍動することができるのです。

何人かで協力して重たい荷物を持ち上げるとき、「いっせーのせ」などの合図で同時に力を入れないと荷物は持ち上がらないのと一緒です。

たくさんの心筋細胞が同時に収縮するためにも、「いっせーのせ」の合図が必要です。

しかし、そのような合図をからだの中の誰が出してくれるのでしょうか。そんな人がいるのでしょうか?

いるのです。

心臓の上のほう（頭側）には、「洞結節《どうけっせつ》」という部位があります。洞結節は、心筋細胞の収縮の合図となる電気信号を発しているのです。

そして、心臓の内部には電気信号が流れる「配線」があり、ここを通って合図は心臓全体に伝わります。

その結果、心臓全体の心筋細胞が同時に収縮して、拍動が起こるのです。

この仕組みを「**刺激伝導系**」といいます。

たとえば、洞結節が1分間に60回の信号を出せば、60回の拍動が起こり、心拍数は60回となります。

先ほど、「心臓全体の心筋細胞が同時に収縮する」と説明しましたが、厳密には完全な同時ではありません。

電気信号は、心臓の上方にある洞結節から、心臓の下方や先端へと順番に伝わっていくため、部位によって収縮するのに若干の時間差が生じます。

スポーツやライブ会場などで見られる「観客席のウエーブ」のように、**心臓全体は部位によって時間差をつけながら収縮している**のです。

実は、「観客席のウエーブ」的な収縮のおかげで、心臓の拍動はより効果的に機能しています。

そのことを理解するために、心臓の構造を知っておきましょう。

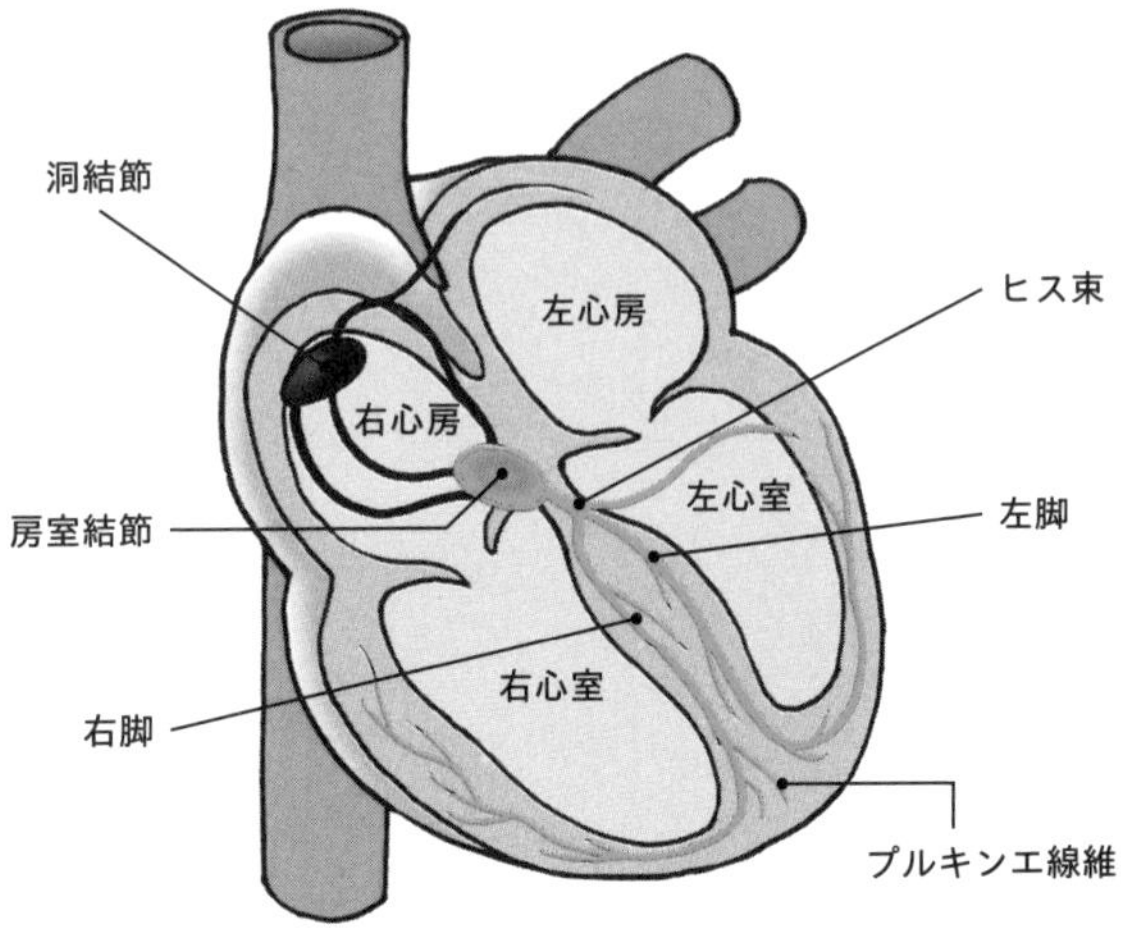

心臓の部屋は、上側に位置する「**心房**」と下側に位置する「**心室**」に分けられます。

心臓へ血液が戻ってくる部屋が「心房」で、心臓から血液を送り出す部屋が「心室」です。

まず、心臓の上側にある心房が、下側にある心室よりも先に収縮することで、「心房が収縮して、心室へ血液を送り出す」動きが生まれます。

その後、少し遅れて心室にも電気信号が届くと、「心室が収縮して、心臓の外に血液が送り出される」ことになります。

つまり、若干の時間差で心房と心室が順番に収縮することで（観客席のウェーブ的な収縮によって）、牛の乳しぼりのような要領となり、効率よく血液を送り出すことができるのです。

実に精密なメカニズムによって、人体の血液循環はなされているといえます。

ポイント

心電図は何を測定しているのか？

心電図は、痛みもなく速やかに行うことができるため、心臓の病気が疑われるときだけでなく健康診断などでも幅広く使われています。

その仕組みは、心臓が収縮するときに発生する電気信号を拾うことで、心臓の形や動きに異常がないか推測しているのです。

検査方法は、胸や手足に電気信号の測定に必要な「電極」を取り付け、計12個の波形を測定することが多いです（12誘導といいます）。一例を紹介します。

図にはP、Q、R、S、Tとアルファベットがふられていますが、これは電気信号のチェックポイントです。電気信号は波形として観測され、波はそれぞれ「P波」、QRSはひとまとめにして「QRS波」、「T波」と呼ばれます。

はじめの小さい波であるP波は、心房の興奮を表しています。

P波につづく大きな波であるQRS波は、心室の興奮を表しています。心臓の最も大きな役割であるポンプ機能の大半を担っているのは心室です。そのため、心房の興奮を示すP波よりも、心室の興奮を示すQRS波のほうが発生する波も大きくなります。

T波は心室が収縮したあと次に収縮するための、準備をするときに発生する波です。

それぞれの波の大きさや形、「規則的にP波が現れ、あとからきちんとQRS波、T波が続いているか？」「QRS波とQRS波の間隔は一定か？」「S地点とT波の間の高さは正常か？」などを確認することで、隠れた心臓の病気の発見につなげています。

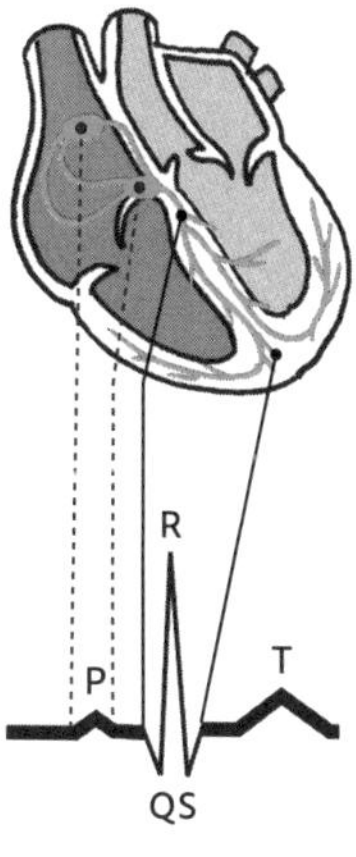

ポイント

心臓は超音波検査向き

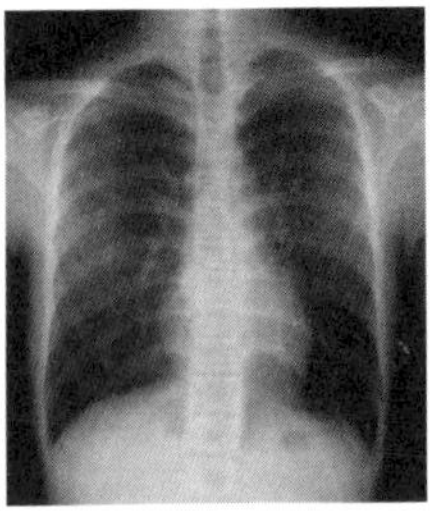

心臓は筋肉のかたまりであり、X線検査（レントゲン）では心臓全体が白く写るのみです。そのため、心臓の大きさやおおまかな形状しか推測できません。

心臓の内部の様子や動きを確認するために有用な検査は、心エコー（心臓超音波検査）です。壁は筋肉で内部が血液という心臓の特徴は、超音波検査と非常に相性がいいのです。

超音波検査の仕組みは、「やまびこ」と同じです。何もない場所で「やっほー」と大きな声を出してもやまびこは返ってきませんが、高い山があれば「やっほー」と返ってきます。近くと遠くに山があれば、近くの山のほうから先に音が反射して返ってきます。

超「音」波検査では、皮膚からからだの内部に超音波を送って、部位による音の反射の違いを映像化しているのです。

液体である血液は超音波が通過するため黒く写り、筋肉は白く写ります。

4つの部屋や血管、心臓の壁、血液の逆流を防ぐ弁もはっきり確認できます（図はおなか側から見上げた画像のため、上下左右が反対になっています）。

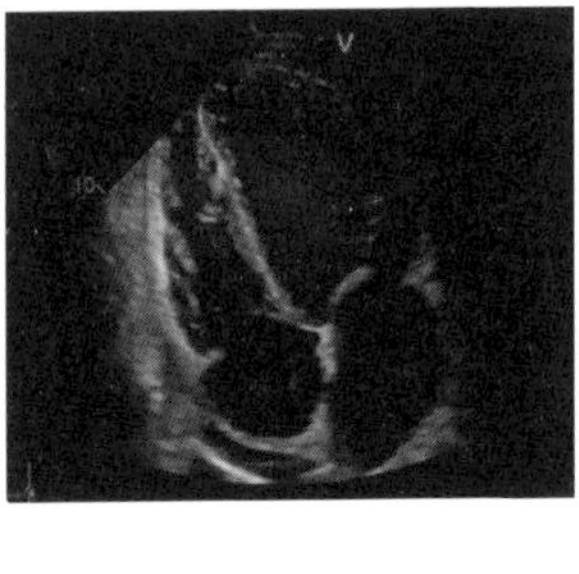

超音波検査は、心臓の動きをリアルタイムで観察でき、また静止画として切りとることもできます。そしてなにより、まったく痛くないのが大きな長所であり、心臓の診察では不可欠な検査機器です。

不整脈

洞結節で発生した「いっせーのせ」の合図をきっかけに、心臓の中を通る配線に電気信号が伝わり、その刺激によって心臓全体が収縮する。このような、ビシッと統率がとられ、整ったリズムのことを「洞調律（サイナスリズム）」と呼びます。

心電図での波形は右のようです。

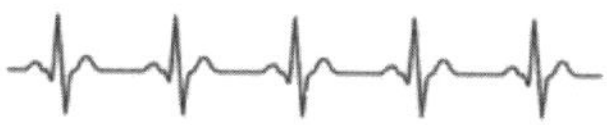

P波、QRS波、T波が、均等な間隔ではっきりと確認できます。一目で規律正しさがわかりますね。

しかし、何らかの原因によって、この仕組みに不具合が起きた状態を「不整脈」といいます。

たとえば、洞結節の「いっせーのせ」の合図が伝わらなくなったり、洞結節が合図を出すのを休んでしまったり、脈が極端に速くなったり遅くなったりなどです。

どこでどのような不具合が起こるかによって、命に関わるものから、まったく症状がなく治療の必要のないものまでさまざまな種類の不整脈が存在します。

そのうちのいくつかを紹介します。

①心室細動

最も重く、緊急で対応が必要な不整脈が「心室細動」です。

心室細動は、心筋細胞がバラバラに収縮してしまい、心臓全体で収縮できていない状態です。心臓はプルプルと震えているだけであり、ポンプの役割を果たせません。命の危険がある状態です。心電図の波形は下のようになります。

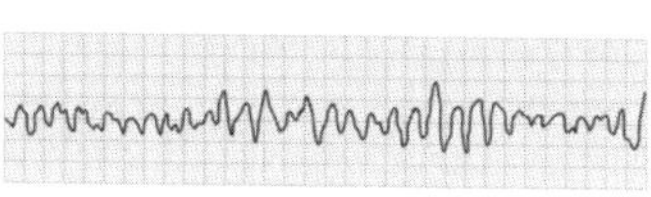

P波、QRS波、T波の区別もつかず、心臓の現場が混乱している様子がうかがえます。すでに1分1秒を争う状況であり、こうなると洞結節ががんばって「いっせーのせ」と合図を送っても効果がありません。大騒ぎして走り回っている園児たちに、囁くような声で合図を送るようなものです。

この状態を解消するためには、1回校長先生なり園長先生なりに、大声でビシッと注意してもらい、園児たちに冷静になってもらう必要があります。

心室細動のときに、その役割を担うのが「除細動」いわゆる「電気ショック」です。

電気による刺激を与えることで、収縮のタイミングが合わなくなってしまった心筋細胞たちに、強力な「いっせーのせ」の合図を送り、リセットするのです。

もともとはいい子で規律正しい心筋細胞たちなので、一度足並みがそろえば、あとはもとどおりの洞結節の合図によって拍動が再開します。

余談ですが、テレビドラマなどで「心臓が止まって心電図がピーと平坦になった状態で、電気ショックをかけたら心拍が再開した」というシーンを見かけますが、心電図がピーと平坦になった状態は「心静止（アレスト）」といい、心筋細胞が収縮せずに心臓が停止している状態です。収縮していない心筋細胞に、いくら「いっせーのせ」と合図を送っても効果はありません。

心静止の場合は、心臓マッサージや心臓を動かす薬を使うなどして、まずは心筋細胞がバラバラに収縮する心室細動の状態にする必要があります。心室細動の状態になって初めて、電気ショック（除細動）の効果が期待できるのです。

心室細動の状態を解除するための除細動を、医師など専門家でなくても速やかに行うことができる機器が「AED」です。駅や病院、学校、さまざまな公共施設などで一度は目にしたことがあると思います。

AEDには、中にパッドが2枚入っていて、パッドを胸に貼ると自動で「心室細動」の状態かどうかを判断してくれます。

そして、除細動の必要があれば、案内に従ってボタンを押すだけで電気刺激が加わります。

心室細動の場合は、秒単位で時間との勝負となるので、速やかに除細動を行う必要があります。ぜひ、ためらわずに使用していただきたいと思います。

②洞不全症候群

洞不全症候群とは、洞結節からの「いっせーのせ」の合図が出にくくなる状態です。

合図が出るペースがゆっくりになって拍数が少なくなる程度の場合もあれば、何秒間も合図が出ずに、その間心臓の拍動が止まってしまう場合もあります。

あまりに長く合図が出ないと、脳に血液がいかずに失神してしまうこともあります。

治療は、心臓を刺激して洞結節からの合図を促す薬を使用したり、失神などの症状が現れている場合は、調子が良くない洞結節にかわって合図を出してもらうペースメーカーの埋め込み手術を行います。

③房室ブロック

洞結節の合図が、上側の心房から下側の心室へと伝わらない、あるいは伝わりにくくなることがあります。この状態を「房室ブロック」といいます。

「伝わるのに少し時間がかかる」程度の軽いものから、「数回に一度伝わらない」「まったく伝わらない」という重いものまでさまざまです。

程度が強い場合は、電気刺激を与えるペースメーカーの埋め込み手術を行います。

ペースメーカーとは、心拍の「ペースをメイクする」すなわち「リズムを整える」機器です。人工的に電気刺激を発生させることによって、洞結節の合図や刺激伝導系をサポートできます。

心臓の近くの皮膚の下に手術で埋め込み、そこから心臓内に導線を伸ばして装着します。定期的に電池交換が必要ですが、洞結節と同じように、電気刺激をくりかえし発生し続けることができます。

大動脈瘤

大動脈は、心臓からお腹まで伸び、さまざまな組織に枝分かれしていく幹となる、最も太い血管です。大動脈の一部が風船のように膨らんで瘤（こぶ）のようになってしまうことがあります。「大動脈瘤」といいます。

多くの場合は無症状ですが、破裂してしまうと大出血し、命に関わる一大事です。

サイズが大きい場合やどんどん膨らんでいく場合は、破裂しないように、血管を補強する手術や人工の血管と取り換える手術を行ったりします。

大動脈解離

「大動脈が内側で裂ける」病気を「大動脈解離」といいます。

大動脈を輪切りにして見ると、血管の壁は3層構造をしています。このうち内側の層の一部が破れると、本来血液が通らない2層目と外側の層の間に血液が入り込んでしまいます。そこからどんどん血液が入ると、やがて血管が避けていってしまうのです。

発症すると、胸や背中に激痛が走ります。血管が裂けていくので痛みの場所が移動していくのが特徴です。

治療は、血管の圧力によって血管が裂けるのを防ぐために血圧を下げる薬を使ったり、裂けてしまった部分を人工血管に置き換える手術を行います。

▼高血圧

血圧とは、流れる血液によって動脈の壁にかかる圧力のことです。

心臓が収縮したときの血圧を「収縮期血圧」、心臓が拡張したときの血圧を「拡張期血圧」といいます。

よく「上が○○、下が○○」といったように表現されますが、上は最も高い「収縮期血圧」を、下は最も低い「拡張期血圧」のことを指します。

そして、それぞれの血圧が一定以上高くなった状態を「高血圧」と呼びます。高血圧は脳出血、脳梗塞、狭心症、心筋梗塞などさまざまな病気のリスクを上げます。

治療としては、適度な運動や減塩食、過剰な脂質やアルコール摂取を控える、ストレスをためない、規則正しい生活をするなどの生活習慣の改善を基本に、程度によっては血圧を下げる薬を使用します。

血圧の分類

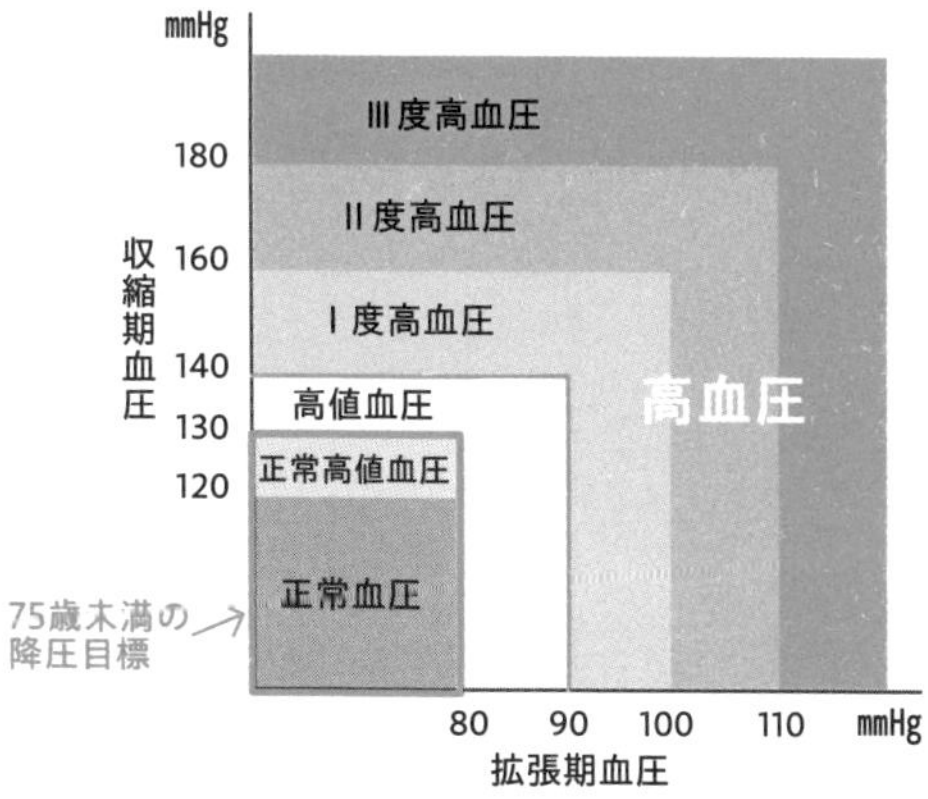

（「高血圧治療ガイドライン2019」日本高血圧学会2019.4.25をもとに作成）

ポイント

血圧を測る仕組み

血圧計はとても身近な医療機器です。「ベルトのようなものを腕に巻いてギュッと締め付けられる」アレですが、どのような仕組みで血圧を測定しているのでしょうか。

家庭用では自動血圧計が主流ですが、医療現場では手動で測定することも多くあります。

たとえば、収縮期血圧が１２０㎜Hg、拡張期血圧が80㎜Hgの人を測定するとします（「㎜Hg」とは圧力の単位で「水銀（Hg）柱の高さ」を基準にしたもの）。

まず、腕に巻いたベルト（マンシェット）を膨らませて１２０㎜Hg以上の圧力をかけます。収縮期血圧よりも外からの圧力が高くなるため、動脈はペシャンコになり、血液はまったく流れなくなります。

その後、少しずつ圧力を下げていき、１２０㎜Hgを切ると、「収縮期血圧よりも低く、拡張期血圧よりも高い」圧力がかかります。このとき、血圧がベルトの圧力より高いときだけ血液が流れるわけです。

ただし、動脈はペシャンコではありませんが、圧力がかかって歪んだ状態です。そのため血液の乱流が起こり、聴診器をあてると「雑音」が聞こえます。すなわち、無音だったときから、雑音が聞こえ始めたときに示す数値が「収縮期血圧」となります。

引き続きベルトの圧力を下げていくと、またある地点で雑音が聞こえなくなります。

聞こえなくなったときが「拡張期血圧」です。

圧力が小さくなり、80㎜Hgを切ると、動脈は歪まなくなります。常に血液がスムーズに流れるため、雑音が聞こえなくなるのです。

まとめると、高いベルトの圧力を下げていき、雑音が聞こえ始めたら「収縮期血圧」、聞こえなくなったら「拡張期血圧」というわけです。

自動血圧計では、直接血液の乱流を検知しており、基本的な仕組みは同じです。

第4章

不要物を排出せよ！

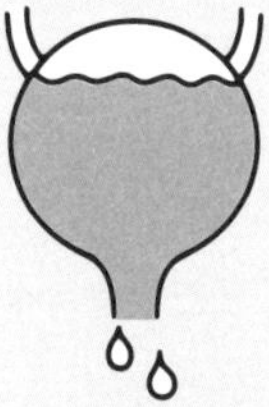

〔腎臓〕

尿の大切な役割は侮れない！

尿は、想像以上にたくさんつくられ、

私たちのからだの中を整理整頓してくれている

腎臓・膀胱の位置と構造

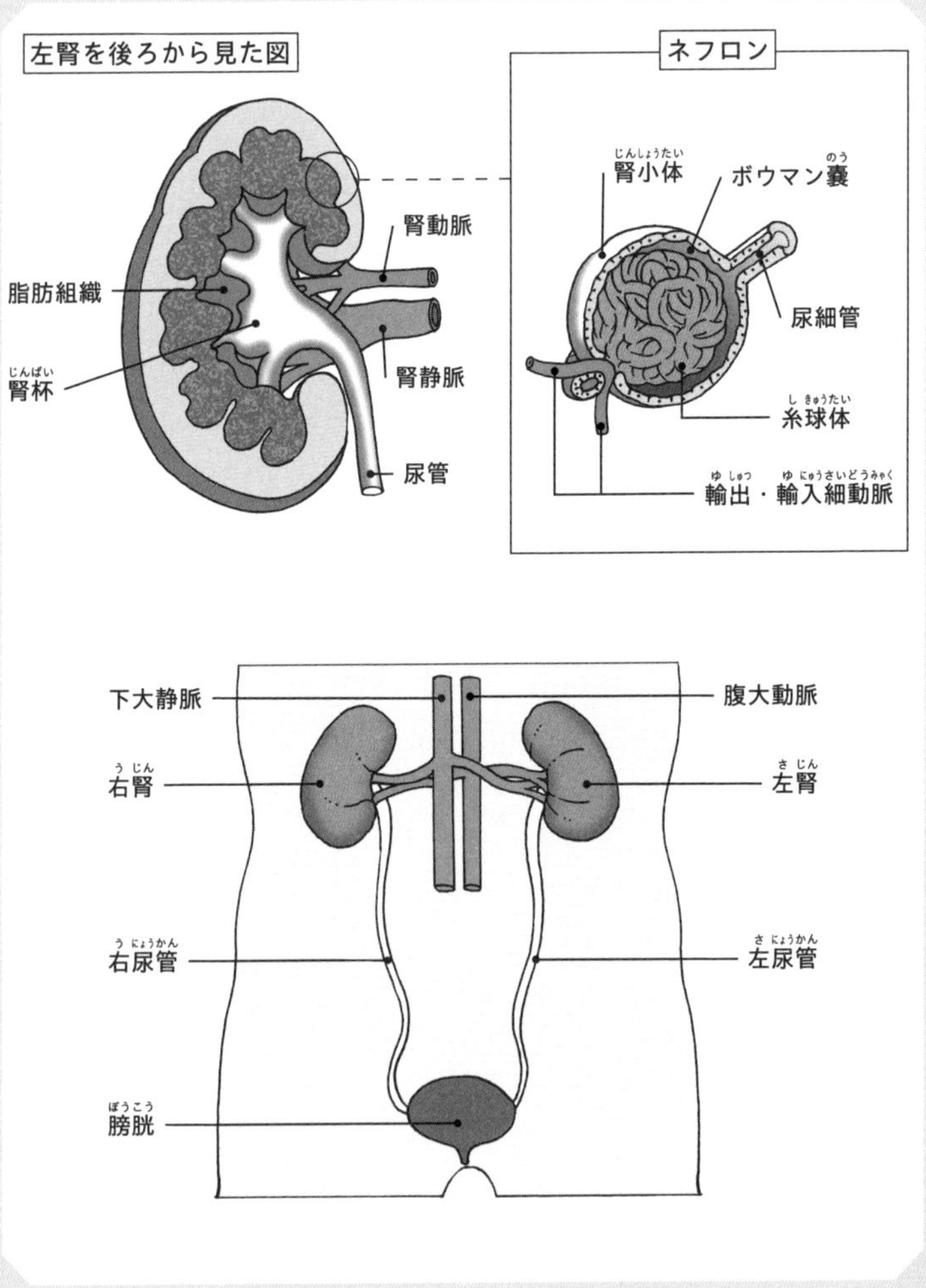
左腎を後ろから見た図
腎動脈
脂肪組織
腎静脈
腎杯《じんぱい》
尿管
ネフロン
腎小体《じんしょうたい》
ボウマン嚢《のう》
尿細管
糸球体《しきゅうたい》
輸《ゆ》出《しゅつ》・輸《ゆ》入細動脈《にゅうさいどうみゃく》
下大静脈
腹大動脈
右《う》腎《じん》
左《さ》腎《じん》
右《う》尿管《にょうかん》
左《さ》尿管《にょうかん》
膀胱《ぼうこう》

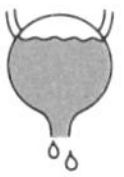

1　侮れない！ 尿の重要な役割

私たちは定期的に「**排尿**」すなわち「おしっこ」をします。

いったい何のために尿をつくり、せっせとからだの外に出しているのでしょうか。

尿の最も重要な役割の1つは、**からだの中の余分な水分や不要物をからだの外に追い出すこと**です。

私たちはのどが乾くと自然と水分をとります。水分は食べ物にも含まれているため、食事としても摂取しています。

私たちのからだの50～60％（子どもでは70％以上）は水でできているため、常に水分を摂取しなければなりません。

血液の主成分も水ですし、からだそのものも大部分が水でできています。また、からだの表面からはどんどん水分が蒸発していくため、水分を補給しないと血液や体液が煮詰まってしまいます。だから、人間がからだの構造と機能を維持するためには、定期的に新鮮な水をからだに取り込む必要があるのです。

一方で、入ってくるばかりではからだの中の水分は増え続け、大洪水になってしまいます。そこで、不要な水分を尿としてからだの外に排出することで、からだの中の水分量を一定に保っているのです。

その際、余分な水分と一緒に、さまざまな有害物質をからだの外に排出することも尿の重要な役割です。タンパク質を分解するときにできる**アンモニア**や、食べものや飲みものに含まれていたからだが利用できない不要物などは、水分と一緒に尿として排出されます。1章で説明したように、毒性の高いアンモニアは、肝臓で毒性が低く水に溶けやすい尿素に変えられてから尿として排出されます。

さらに尿には、「体液のpHをアルカリ性に保つ」「体内の塩分（電解質）濃度を一定に保つ」という役割もあります。内呼吸によってグルコースが分解されることで水と二酸化炭素が発生しますが、発生した二酸化炭素が血液に溶けると酸性を示すため血液のpHが下がってしまうのです。

尿は、摂取した水分が、ただ単にからだの中を通って出てくるのではなく、このような大切な役割を果たしているのです。

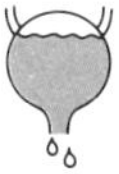

2　尿がつくられる量は想像よりもずっと多い

尿は「腎臓」という器官でつくられ、「膀胱」という器官で溜められてから排泄されます。

腎臓は空豆のような形をした臓器で、両側の背中側に1つずつ存在しています。

ここで問題です。1日につくられる尿の量は何リットルでしょうか？　最も近いものを以下から選んでみてください。

①約1・4ℓ　②約14ℓ　③約140ℓ

成人では1日平均1～1・5ℓの尿を排泄します。

つまり答えは①の1・4ℓ……と言いたいところですが、実はひっかけ問題です。

最終的に「尿」として排泄されるのは1～1・5ℓですが、実は腎臓では1日に約140ℓもつくられているのです。

もちろん、1日140ℓもおしっこをしていたら、どんなに水を飲んでも追いつきませんし、1日中トイレを離れることができませんね。

１日約１４０ℓつくられるのは、血液を原料としてつくられる「**原尿**」という尿です。原尿の99％以上はからだの外に出されず、再びからだに吸収されています。

原尿のうち、最終的に１～１・５ℓが「尿」としてからだの外に排泄されているわけです。

3 尿が大量生産される「おもちゃ箱理論」

ここで疑問なのは、なぜ１日１～１・５ℓの尿をつくるために、約１４０ℓもの原尿がつくられるのかという点です。結局、原尿のほとんどが再びからだに吸収されるなら、どうしてそんな非効率なことをしているのでしょうか。

一見非効率に見えるこの仕組みですが、実は人間のからだを守るうえでとても合理的なのです。

そのことを理解するために、「おもちゃ箱」を例に説明してみましょう。

おもちゃ箱の中には、たくさんのおもちゃが入れられています。この中から、いらないおもちゃを捨てて、お気に入りの必要なおもちゃだけを残したいとします。

その方法としては、

①不要なものを選んで取り出す
②いったんすべて外に出して、必要なものだけ戻す

という２つの方法が考えられます。

①を採用した場合、不要なものをすべて選びきれず、見逃してしまう可能性があるかもしれません。

一方、②ならば、必要なものだけをおもちゃ箱に戻すので、不要なものが紛れ込む心配がなくなります。

尿をつくる仕組みもこれと同じです。必要なものも不要なものも「いったんすべて血管の外に出して原尿にしてから、必要なものだけを再吸収する」ほうが、有害物質が体内に残ってしまうリスクが少なくなり、効率的かつ安全性が高いのです。

この方式なら、よくわからない物質は再吸収しなければいいだけなので、「未知の有害物質にも対応できる」というメリットもあるのです。

では、１日１４０ℓもの原尿が、腎臓でどのようにつくられるか解説します。

腎臓には、**腎動脈**という血管が流れ込んでいます。

腎動脈は、腎臓内で細かく枝分かれしていき、細い動脈になります。

1つの腎臓は**ネフロン**（138ページ図）と呼ばれる小体が約100万個集まってできているのですが、動脈を流れてきた血液は、各ネフロンの「**糸球体**」という部位で、ろ過されるのです。

この糸球体で強い圧力がかかり、血液中の血球やタンパク質など大きな物質を除き、血液は一度血管の外に押し出されます。これが「原尿」です。

その後、原尿が尿細管や集合管という細い管を通っている間に、必要な物質は再吸収されていきます。これを経て残ったものが、私たちがいつも目にする「尿」なのです。

このとき、ナトリウムイオンやリンなどの電解質、アルカリ性を示す重炭酸イオンの再吸収量を調節することで血液中の電解質濃度やpHを一定に保っているのです。

また腎臓は、血圧を維持するホルモンの1つであるレニンや、赤血球の産生を促すホルモンであるエリスロポエチン、小腸でカルシウムイオンやリンの吸収を促進する活性型ビタミンDをつくる役割もあります。

つくられた尿は、尿管という細い管を通り膀胱という袋状の器官に溜められたのちに、尿道という別の管を通ってからだの外へ排泄されます。

膀胱炎・腎盂腎炎

膀胱は、腎臓でつくられた尿が溜められる袋状の器官です。通常は非常に清潔な環境であり、細菌やウイルスは存在しません。

しかし、尿道を逆走して細菌やウイルスが膀胱へ侵入する場合があります。その結果、細菌やウイルスが膀胱内で増殖することで発症する感染症が「膀胱炎」です。

膀胱が炎症を起こすと、頻尿や排尿時の痛みなどの症状が現れます。

また、細菌を排除するために白血球が集合した結果、尿が濁って見えます。顕微鏡で見ると、白血球や細菌を確認することができます。

膀胱の壁が傷ついて出血し、血尿を来す場合もあります。

膀胱炎は、男性よりも女性で多く起こります。これは、からだの構造上女性のほうが尿道が短いため、細菌やウイルスが膀胱まで這い上がってきやすいからです。

ただし、子どもは尿道の長さの男女差が小さいため、1~2歳ころまではかかりやすさに差はありません。むしろ、男の子のほうが頻度がやや高いといわれています。

ちなみに、膀胱からさらに上の腎盂や腎臓まで細菌やウイルスが増殖して発症するのが「腎盂腎炎」です。発熱や背中の痛みなど、膀胱炎より強い症状を来します。

尿管結石

尿管に石ができてはまり込んでしまう病気が「尿管結石」です。

尿管は、腎臓でできた尿を膀胱へ送る細い管です。確かに、石ができたらはまり込んでしまってもおかしくない細い構造をしています。

ところで、「石」の正体はいったい何でしょうか？

石は、尿の中に含まれる成分が結晶化したもので、いくつかの種類があります。

たとえば、シュウ酸カルシウム、リン酸カルシウムなどのカルシウム化合物、痛風の原因にもなる「尿酸」、アミノ酸の「シスチン」、プリン体の仲間である「キサンチン」などです。

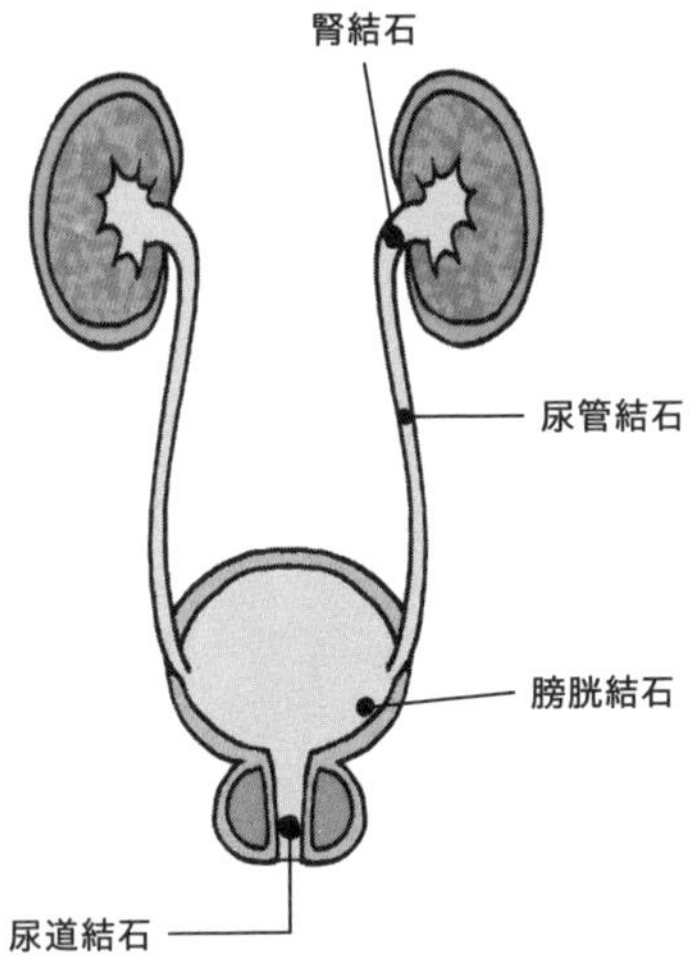

これらが結晶化することで石となります。

結晶化する原因は、原因物質が増加したり、尿の量が減少して濃度が高くなったり、尿のpHが変化することが挙げられます。

汗によって水分が失われやすい夏に尿管結石が増えるのも、濃度が高くなるためです。

尿管だけでなく、腎臓や腎盂、膀胱や尿道など、尿が通る場所であれば、石ができる可能性があります。石ができる場所によって、「腎結石」「尿管結石」「膀胱結石」「尿道結石」などと名前が変わります。

症状は結石のできる場所によって異なりますが、下腹部やお尻周辺の強い痛みで発症することが多いです。

治療は、たくさんの水分をとり尿量を増やして石の排出を待ったり、原因物質を減少させる薬を使用したりします。石のサイズが大きい場合は、手術が必要となることもあります。

▼腎不全

腎臓の最も重要な役割は、不要な水分や物質をからだの外に排出することです。

もし、何らかの理由で腎臓の機能が著しく低下したらどうなるでしょうか？

不要な水分や物質がどんどんからだに溜まってしまいます。このような状態を「腎不全」といいます。腎不全には、突然発症する「急性腎不全」と、徐々に進行する「慢性腎不全（慢性腎臓病［CKD］）」の2種類があります。

ここまで説明した腎臓の役割を考えれば、腎不全の状態になると、どのようなことが起こるか推測できます。

まず、不要な水分を排出できなくなり、からだの中に溜まってしまいます。その結果、むくみが出たり、肺に水が溜まったり、心不全や高血圧が起こったりします。

また、有毒物質が蓄積され、脳や心臓、消化器官などを傷害します。

さらに、ナトリウムやカリウムなど血液中の電解質の調節ができなくなることも大問題です。カリウムの血中濃度が高くなると、心臓が停止する場合もあります。

また、腎臓は赤血球の産生を促すホルモンであるエリスロポエチンや、小腸でカルシウムイオンやリンの吸収を促進する活性型ビタミンDをつくっているため、腎機能が低下すると貧血や骨がもろくなる骨粗鬆症を引き起こします。

急性腎不全は、重度の出血ややけど、脱水などによって腎臓を流れる血液量が急激に減少したり、事故や薬によって腎臓自体が傷ついたり、尿管や尿道が詰まって尿が渋滞を起こしたりする場合に起きます。

慢性腎不全は、数か月から数年かけて腎臓の機能が低下してしまった状態です。腎臓の病気であればいずれも原因となり得ます。特に、糖尿病の合併症である糖尿病性腎症や、持続的に糸球体に炎症が起こる慢性糸球体腎炎が多いです。

急性腎不全の治療は、原因となっている病気の治療を行うほか、カリウムなど電解質の異常を補正したり、人工透析を行います。

慢性腎不全の治療は、進行を遅らせるための治療が中心となります。腎臓の負担を軽減するため水分や塩分、タンパク質の摂取を制限したり、血圧を下げる薬を使用します。腎機能低下が著しい場合は、人工透析や腎移植が必要となります。

人工透析は、腎不全に対する治療です。腎不全で腎機能が大きく低下している状態では、本来の腎臓の役割である「不要な水分や物質を排出する」ことが困難になります。

そこで、腎臓の代わりにこの役割を担うのが人工透析です。人工透析には、血液透析と腹膜透析の2種類があります。

血液透析では、一度血液をからだの外に出し、「ダイアライザー」という人工的な膜に通すことで不要物を除去し、きれいになった血液を再びからだに戻します。

もう1つの腹膜透析は、自分自身のお腹の膜である「腹膜」をダイアライザーの代わりとして使用する方法です。

透析治療を受けている9割以上の人が血液透析を行っています。血液透析は、1回4時間、週3回ペースが一般的です。

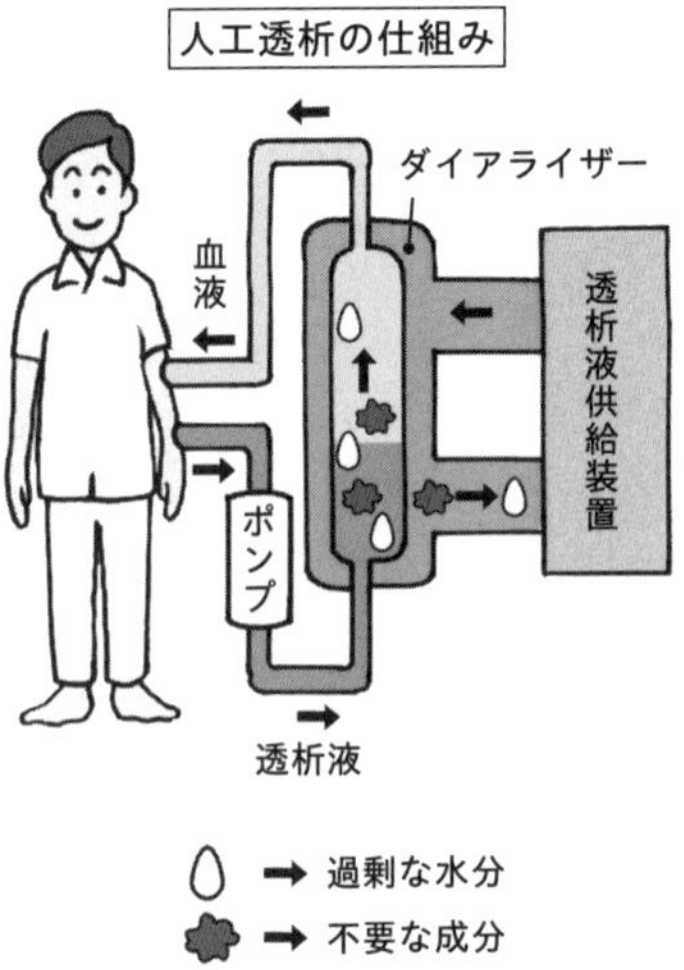

第5章

からだの環境を一定に保て！

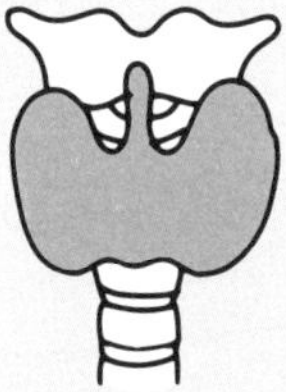

〔代謝、内分泌〕

神経は「電話」、ホルモンは「郵便」、
そして自律神経は「闘争か逃走か」で
考えると本質を理解できる。

主な内分泌腺とホルモン

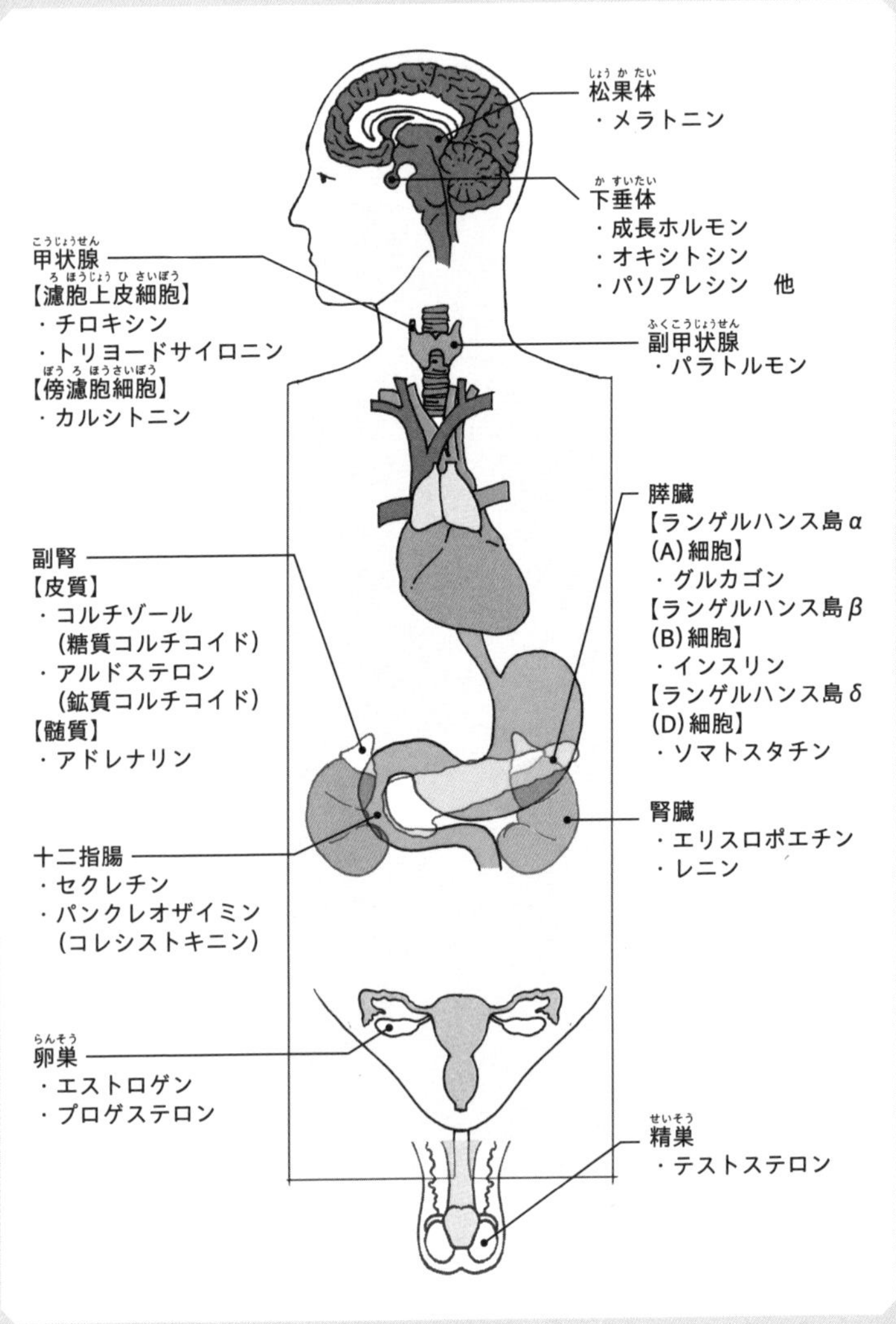

1 人体は「フィードバックシステム」を持っている

人間のからだは、ある程度の範囲内で、おおむね一定の状態に保たれています。

この働きを「恒常性《こうじょうせい》」といいます。

たとえば、体温は普段36～37℃程度で保たれており、かぜなどで発熱しても40℃程度、低くなっても35℃程度です。気温がどんなに高くても低くても、体温が0℃になったり、50℃になったりすることはありません。

体温以外にも、心拍数や呼吸数、血圧、血液量、血液中の糖や電解質の濃度など、多くの項目において、ある程度の幅を持たせながら一定に保たれています。

このような人体の「恒常性」のおかげで、私たちは外部の環境に簡単に左右されずに、生命活動を続けることができているのです。

恒常性を保つために、からだはそれぞれの項目を常に監視し、変化が起こればそれを元に戻すように働きます。具体例としては、血液中のグルコースの濃度である血糖値が高くなったときは、自然と血糖値を下げる方向に働きます。

恒常性は、さまざまな器官がお互いに連携をとって協力をすることで保たれます。さまざまな器官はチームを組んで、からだが「通常モード」から逸脱しないように働いているのです。

からだが恒常性を保つ上での基本的な仕組みに、「**フィードバック**」があります。シンプルな仕組みですが、極めて重要です。

たとえば、自動車を運転していて速度を60㎞／hに保って走行したいとしましょう。

しかし、ふとスピードメーターを見ると、80㎞／hでした。

そこで、ブレーキを踏んで60㎞／hに減速していきます。

少したって再びメーターを見ると、今度は40㎞／hでした。

そこで、アクセルを踏んで60㎞／hへ加速しました。

この働きがフィードバックです。一定に保ちたい項目を監視しながら、上手にアクセルとブレーキを使い分けて恒常性を保ちます。

ちなみに、フィードバックには「正」と「負」の2種類があり、このように恒常性を保つためのフィードバックを「**負のフィードバック**」と呼びます。

2 神経は「電話」、ホルモンは「郵便」

恒常性を維持するためには、チームメイトの器官同士が速やかに情報伝達をする必要があります。たとえば、冬の寒い日に体温を維持するためには、気温が低いことを皮膚が感知し、それを司令塔である脳へ伝えます。

ポイント

正のフィードバックとは？

正のフィードバックは、恒常性を保つこととはベクトルの向きが反対になる調節のことです。先の自動車を例にすると、時速80㎞／hのときに、さらにアクセルを踏み込むような調節です。

では、なぜこのような調節が人体に必要なのでしょうか。実際、正のフィードバックが登場する機会は多くありません。しかし、特定の場面では重要な役割を担います。

たとえば、授乳の時期には、オキシトシンというホルモンの分泌が増えます。

赤ちゃんが母乳を飲むために乳首を吸うと、それが刺激となってオキシトシンの分泌が増え、ますます母乳がつくられるようになります。母乳が出なくなる方向ではなく、さらに母乳が出るように調節されるのです。これが、正のフィードバックです。

また、出産の際も、赤ちゃんの頭が子宮の出口を圧迫すると、オキシトシンが分泌され、さらに子宮が収縮するという正のフィードバックが起こります。その結果、子宮から赤ちゃんが押し出されて分娩が進むのです。

そして、脳は各器官に指令を出して熱を発生させたり、熱の放出を抑えたりします。

このように各器官が連携プレーをするには、器官から器官へと情報が伝達されなければなりません。

その情報伝達の手段には、大きく分けて**神経**と**ホルモン**の2つがあります。

たとえるなら、神経は「電話」、ホルモンは「郵便」に似ています。

神経はからだ中を走っている配線のようなもので、ある器官からある器官へと、配線を通して直接情報を伝えることができます。電話線を使って通話するのと同じです。

一方ホルモンの場合は、器官同士は直接つながっているわけではなく、血液の流れに乗って情報が伝わります。手紙をポストに投函して、郵便屋さんに届けてもらうのと同じです。

器官と器官はすべて神経でつながっているわけではないので、恒常性を維持するにはホルモンの分泌が必要です。

ホルモンとは、「**からだの機能を調節する物質**」です。

多くの種類があり、さまざまな器官でつくられ、血液中などに放出（分泌）されます。

分泌されたホルモンは、血液の流れにのって標的となる器官へ届きます。

標的となる器官には、ホルモンと結合できる**受容体**があり、ホルモンを受け取ることで作用します。受容体は、お届け先の郵便受けのようなものです。

ホルモンが体液中に分泌されることを「**内分泌**」といい、ホルモンを分泌する器官はまとめて「**内分泌腺**」といいます。

内分泌腺には、**下垂体**、**甲状腺**、**副腎**、**膵臓**、**卵巣**、**精巣**などがあります。

神経と比べて伝わる速度は遅いのですが、微量で効果を発揮し、効果が長く持続するという特徴があります。

恒常性に関わる器官は、それぞれが自由気ままに働いているわけではありません。

複数の器官がチームを組み、それぞれがお互いに連携をとりながら自身の任務を果たします。

こうして恒常性は維持されています。

また、チームは1つだけではありません。血糖値の調節チーム、体温の調節チーム、塩分（電解質）の調節チームなど、それぞれの項目についてチームがあります。

さらに、脳の視床下部や下垂体のように、さまざまな恒常性を統括する「総監督」、「監督」のようなポジションもあります。視床下部が恒常性に関する「執行役員」、下垂体が「統括部長」のような関係性であるともいえます。

チームメイトだけでなく、管理職や中間管理職もいるホルモンの世界も意外と複雑なのです。

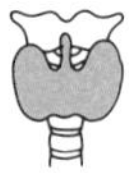

3 自律神経の働き「闘争か逃走か」

自律神経は神経系の1つで、恒常性に大きく関わっています。

簡単にいうと、からだの「自動運転」の役割を担っているのが自律神経です。

たとえば、公園を散歩しているときに、足元のニョロニョロした物体が目に入ったとしましょう。このとき多くの人は、ヘビを連想して恐怖を感じ、心臓がドキドキして数秒後には逃げ出します。この一連の反応のうち、「心臓がドキドキする」のが、自律神経の1つである「**交感神経**」の働きなのです。

ヘビを連想してからのからだの状態をより詳しく見てみると、心臓がドキドキし（心拍数の増加）、血圧が上がり（血圧の上昇）、呼吸が速くなり（呼吸数の増加）、瞳孔は開き（瞳孔の拡大）、身の毛がよだちます（立毛筋の収縮）。

反対に、腸の動きや排尿は抑制されます。

これら一連の反応は、その特性から「**闘争か逃走か**」あるいは「**fight or flight**」と呼ばれます。激怒している人や恐怖でおびえている人を想像するとわかりやすいでしょう。

つまり、「闘う」あるいは「逃げる」ために必要な準備をからだはしているのです。

闘うときや逃げるときは、短時間に莫大なエネルギーを必要とするため、呼吸数を増やして酸素を多く取り込み、全身に速やかに届けるために心拍数や血圧を上げます。敵をよく見るために瞳孔を開きます。相手を威嚇するために毛を逆立てます（ネコを想像してみてください）。のんきに食事をしたり排泄したりしている場合ではないので、消化管や膀胱の活動は逆に抑制されます。これら一連の調節を、交感神経は自動的に行っているのです。

一方、交感神経の反対の調節を行っているのが、「**副交感神経**」です。

ヘビかなと思ったら、よく見るとゴムホースの切れ端が落ちています。「なんだ、ただのホースか」とホッとし、見間違えたことがおかしくて笑いがこみ上げてきます。このときからだは、「闘争か逃走か」の交感神経から、「リラックス」の副交感神経が優位になります。

心拍はゆっくりになり（心拍数の減少）、血圧が下がって（血圧の低下）、呼吸も落ち着き（呼吸数の減少）、瞳孔は小さくなります（瞳孔の縮小）。そして腸の動きや排尿の機能が活発になって食欲が湧いてきて、トイレにも行きたくなるでしょう。

自律神経はよく自動車の「アクセル」と「ブレーキ」にたとえられます。交感神経がアクセルで、副交感神経がブレーキの役割をしているのです。自動車の運転では、アクセルとブレーキを踏み分けるように、交感神経と副交感神経をうまく切り替えることで、それぞれの場面に適したからだの状態に調節したり、恒常性を保っているのです。

ただし、実際の自動車とは異なり、アクセル（交感神経）とブレーキ（副交感神経）のどちらか一方しか踏んでいないわけではありません。

交感神経と副交感神経は常に両方とも働いており、「どちらのほうが強く働くか」によってからだの状態を調節しています。

たとえば、活動の多い日中はおおむね交感神経が強く働いており、リラックスして眠りにつく夜間は副交感神経が強く働いています。

そのため、自律神経の状態を表すときには、交感神経「優位」あるいは副交感神経「優位」というふうに表現することが多いのです。

そう考えると、一般に知られているアクセルやブレーキのたとえより、お湯が出る赤い蛇口と、水が出る青い蛇口をイメージするほうがより正確だといえます。

交感神経が優位のときは、お湯の量が多く、水の量が少ない。だから熱い。

副交感神経が優位のときは、お湯の量が少なく、水の量が多い。だから冷たい。

両者の水量を上手に調節することによって、適温かつ十分な水量を得ることができます。

このようにイメージすると、自律神経についてより理解しやすくなります。

起立性調節障害

私たちのからだは、1日の中で交感神経優位になったり、副交感神経優位になったりと、自動的に切り替わっています。しかしこの切り替えがうまくいかなくなると、さまざまな器官で症状が現れます。その1つが、「起立性調節障害」です。起立性調節障害は、いってみればアクセルをかけるべきときにかからない、あるいはブレーキがかかったままアクセルを踏んでいるような状態です。特に朝起きたときや、立ち上がったときなどに起こりやすく、頭痛やめまい、だるさ、吐き気、腹痛などのさまざまな症状が現れます。自律神経はさまざまな器官に分布しているため、全身に不調を来します。

極端なたとえですが、「朝起きた瞬間に100mを全力疾走するつらさ」と聞けば、イメージしやすいかもしれません。

起立性調節障害は、からだが大きく変化し、また夜型生活などで体内時計がずれやすい、思春期に特に症状が現れやすい疾患です。

また、生活環境が大きく変化する時期にも起こりやすくなります。長期休暇明けや入学やクラス替えがある新学期、気温や気候が不安定になる季節の変わり目は特に注意が必要です。持続的にストレスがかかることも一因です。

特別な治療法はありませんが、「毎日同じ時間に起床就寝して十分な睡眠をとる」「日中に適度な有酸素運動を行う」「朝、起きたら日光を浴びる」「夜、ブルーライトを長時間見ない」など生活習慣を改善することで、体内時計が整い、症状の軽快が期待できます。

自律神経の不調は、過敏性腸症候群や、夏バテ、五月病、自律神経失調症、うつ病などにも関与しているといわれています。からだを安定させてくれている自律神経に不調があると、全身の健康状態に悪影響を与えてしまうのです。

自律神経
（交感神経と副交感神経）

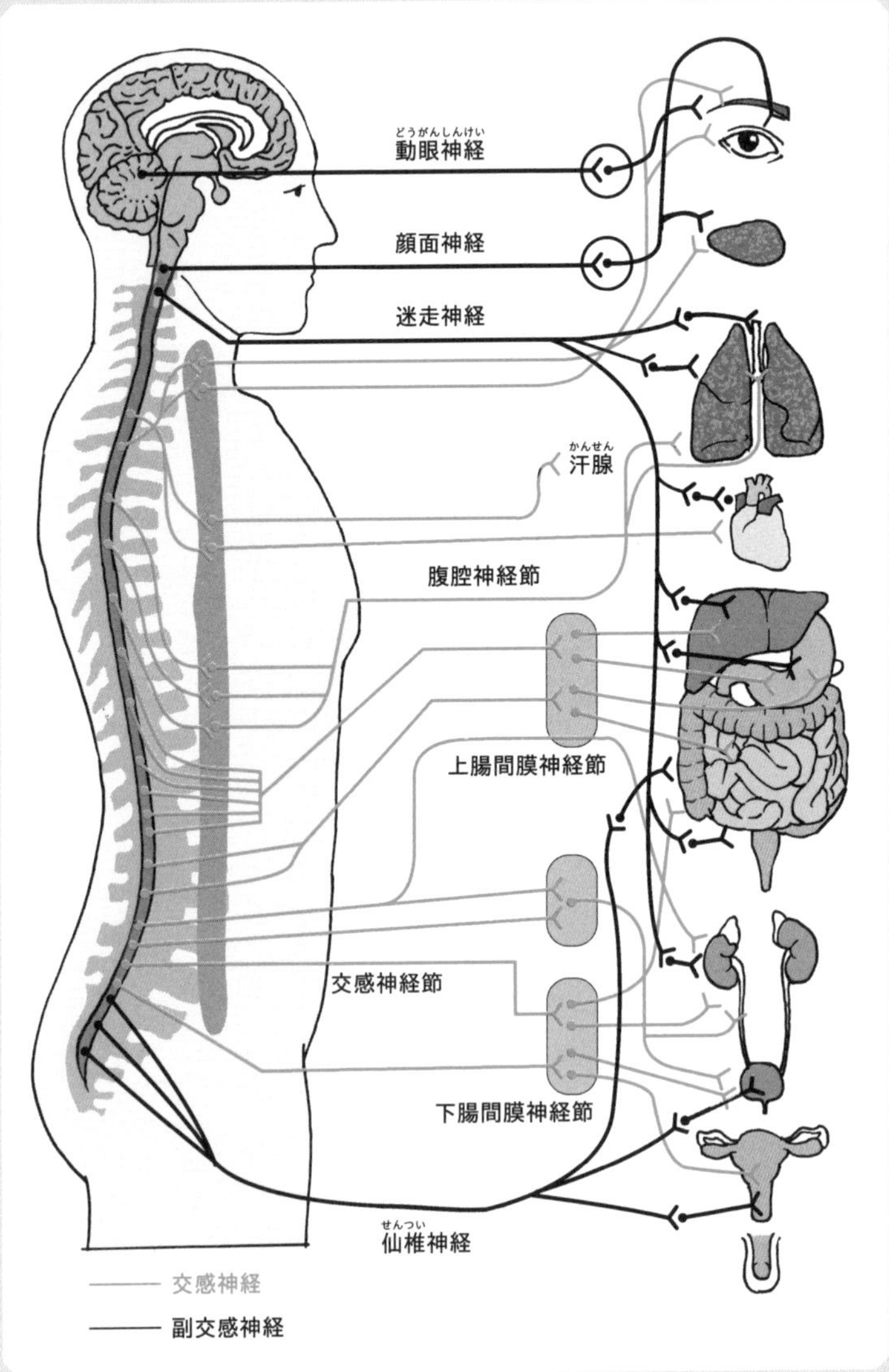

4 血糖値は低いほうが危険？

ここからは、複数の器官がどのようにチームを組んで、恒常性を維持しているか見ていきましょう。

まずは「血糖値調節」の仕組みを紹介します。**血糖値**とは、「血液中に含まれるグルコース（ブドウ糖）の濃度」のことです、血糖値はおおむね１００mg／dℓ前後に保たれています。前述したように、グルコースは全身の組織や器官が活動するために欠かせないエネルギー源です。

この血糖値の恒常性を保っている「血糖値チーム」のメンバーを紹介します。

総監督は脳の「**視床下部**」、キャプテンは「**下垂体**」、メンバーは「**膵臓**」「**副腎**（腎臓の上にある器官）」「**肝臓**」です。

血糖値を調節するホルモンにはいくつか種類があり、副腎の髄質（中心部）から分泌されるアドレナリンや皮質（周辺部）から分泌される糖質コルチコイド（コルチゾール）、膵臓のランゲルハンス島A細胞から分泌されるグルカゴンやB細胞から分泌されるインスリン、下垂体から分泌される副腎皮質刺激ホルモンなどです。

血糖値チームの仕事によって血糖値は一定の幅で保たれていますが、その幅は比較的大きく

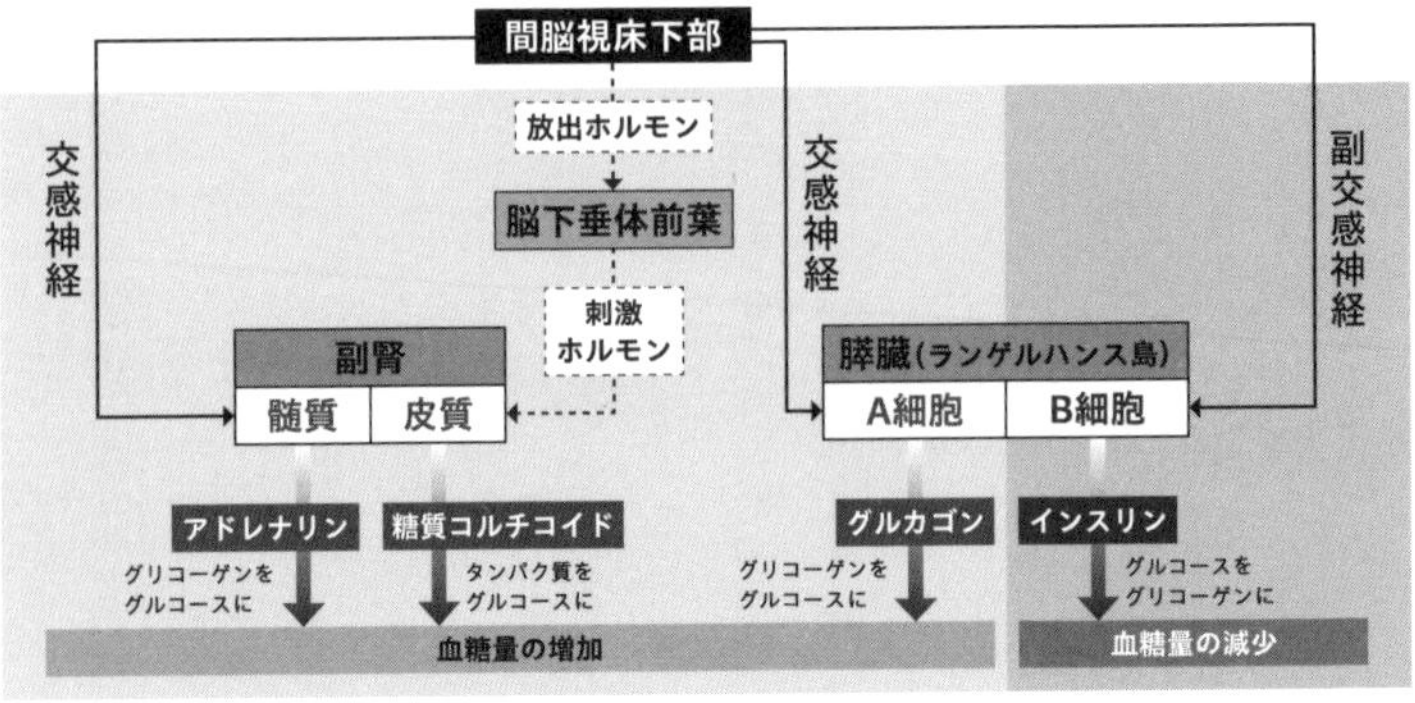

なっています。
　なぜなら、血糖値は食事によって大きく変動するからです。食後、糖質が消化・吸収されると、血糖値は大きく上昇します。反対に、長時間食事がとれなかったり、グルコースがたくさん消費されたりすると血糖値は下がります。

①血糖値が上がったとき

血糖値が上昇すると、まずは総監督の視床下部が感知します。そして、副交感神経を通じて、膵臓のランゲルハンス島B細胞にインスリンを分泌するように指令を出します。

　インスリンは、血液中のグルコースを細胞内に取り込んだり、グルコースを消費したり、肝臓のグルコースをグリコーゲンへと合成したりすることで、血糖値を下げます。

　血糖値を下げるホルモンはインスリン1種類しかありません。ちなみに、血糖値を十分に下げられなくなり、血糖値が高い状態が続いてしまう病気が「**糖尿病**」です。

② 血糖値が下がったとき

血糖値が下がったときは、まず視床下部が感知します。今度は交感神経を通じて、副腎の髄質や、膵臓のランゲルハンス島A細胞に、それぞれアドレナリン、グルカゴンを分泌するように指令を出します。

アドレナリンとグルカゴンは、肝臓でグリコーゲンをグルコースに分解します。いざというときのために溜めておいた保存食を利用するのです。

また、対応の早い自律神経による指令だけでなく、ホルモンによる指令も行われます。

総監督の視床下部は、キャプテンの下垂体に手紙（副腎皮質刺激ホルモン放出ホルモン）を送り、下垂体は副腎皮質に手紙（副腎皮質刺激ホルモン）を送り、副腎皮質からは血糖を上げるホルモン（糖質コルチコイド）が分泌されるのです。見事な連携プレーです。

糖質コルチコイドは、タンパク質からグルコースを合成することによって血糖値を上げます。

ここで疑問なのは、血糖値を上げるホルモンはたくさんあるのに、血糖値を下げるホルモンはインスリンしかないのでしょうか？

生活習慣病として有名な糖尿病は、インスリンが出にくくなったり効きにくくなったりして血糖値が高くなってしまう病気です。糖尿病を回避するために、血糖値を下げるホルモンがもっとあったほうが、生命を維持するのに理がかなっているようにも思えます。

その答えには諸説ありますが、「血糖値は低いほうが高いよりも危険である」こと、人体は「食べ過ぎよりも食糧不足を想定していた」ことが大きな理由であると考えられています。

糖尿病があまりに有名で、「血糖値が高い」ことのリスクが取り上げられやすいのですが、実は「血糖値が低い」ことは「血糖値が高い」ことと同等に、あるいはそれ以上に危険な場合があるのです。低血糖は基本的に「緊急疾患」なのです。

繰り返しになりますが、グルコースは全身のあらゆる細胞のエネルギー源であり、器官が正常に働くために不可欠な栄養素です。脳細胞に至っては、グルコース以外の糖質はエネルギー源として使うことができません。だから、**「低血糖＝血糖値の下がりすぎ」は、生命の危機に関わる緊急性の高い一大事**なのです。

実際、少しのあいだ血糖値が下がりすぎるだけで気分や体調が悪くなり、50㎎／dℓ以下になるほど低下すると、意識を失い命の危険もあります。

現代社会では極めてまれですが、野生動物や植物を食べて生活し、保存技術も発達していなかった時代では、何日も食料を得られないことも珍しくなかったはずです。

そのようなときの「保険」として、人体は血糖値を上げる仕組みをいくつも用意した、と考えると実に理にかなっているといえます。

糖尿病

糖尿病はその名のとおり、尿の中に糖（グルコース）が現れる病気です。グルコースは尿がつくられる過程で血液中に100％再吸収されるため、尿の中には通常排出されません。しかし、血液中のグルコース濃度が一定以上になると、100％吸収できなくなってしまい、その結果、尿中にグルコースが排出されるのです。

ただ、尿に糖が現れること自体が問題なのではありません。糖尿病は、「尿に糖が現れるほど、血液中のグルコース濃度（血糖値）が高い」ことが問題だといえます。

血糖値が高い状態は「高血糖」といい、高血糖が続く病気を「糖尿病」と呼んでいます。

糖尿病を発症する要因は大きく分けて2つあります。

1つは「十分な量のインスリンが分泌されなくなる」こと、もう1つは「インスリンが効きにくくなる」ことです。

このいずれか、あるいは両方の影響によって血糖値は上昇します。

糖尿病には「1型糖尿病」と「2型糖尿病」の2種類があり、1型糖尿病は何らかの原因によって膵臓のB細胞が破壊されてインスリンが分泌できなくなることで起こります。自分自身の免疫細胞が膵臓のB細胞を攻撃してしまう自己免疫が原因となっていることが多く、2型糖尿病に比べて若い人に多いタイプです。

2型糖尿病は、インスリンは十分に分泌されているものの、からだがインスリンに反応しにくくなることによって起こります。インスリンに反応しにくくなることを「インスリン抵抗性」といい、過食や肥満によって高まるといわれています。2型糖尿病は中年以降に多く、いわゆる生活習慣病の1つです。

2型糖尿病の初期は、インスリンは正常に分泌されているか、むしろ高血糖を改善するため

1型糖尿病と2型糖尿病

	1型糖尿病	2型糖尿病
主な発症年齢	25歳以下に多く、ピークは10～15歳	40歳以上の中高年に多いが、若年層も増加中
体型	やせ型が多い（肥満は関係しない）	肥満型または過去に肥満型
原因	ウイルス感染などで産生された自己抗体が膵臓のB細胞を破壊し、インスリンがつくれなくなる	遺伝的要因に加え、食べ過ぎ、運動不足、肥満、ストレス、加齢など
生活習慣との関係	なし	あり
症状や出方	のどの渇き、多飲・多尿などが突然起こることが多い	無症状の期間が長い
治療法	インスリン療法が必須	食事療法、運動療法が基本。薬物療法を行うこともある

に過剰に分泌されています。しかし、この状態が長く続くと、膵臓のB細胞の機能は徐々に低下し、やがてインスリンの分泌量も低下してしまうのです。

　診断は血糖値が高いことを確認します。具体的には、血糖値が下がったあとの血糖値である「空腹時血糖値」と、グルコースを摂取したあとの反応性をみる「ぶどう糖負荷試験2時間値」、さらに過去2か月間の血糖値の平均値を反映する「ヘモグロビンA1c」という値をチェックします。

　1型糖尿病の治療は、インスリンが絶対的に不足しているため、原則注射薬でインスリンを補う必要があります。

　2型糖尿病の治療は、インスリンが十分に分泌されている場合は、食生活の改善、運動、減量によって再びインスリンが効きやすくする、すなわち「インスリン抵抗性を改善する」ことを試みます。程度によっては、血糖値を下げる薬を内服します。

2型糖尿病でも、インスリンが十分分泌されていない場合は、1型と同様にインスリンを注射で補う必要があります。

ここまで糖尿病の治療について説明しましたが、ところでなぜ、高血糖の状態を改善する必要があるのでしょうか？

まず1型糖尿病に関していうと、「糖尿病性ケトアシドーシス」という重篤な状態に陥る危険性があるからです。

糖尿病性ケトアシドーシスは次のようにして起こります。

まず、インスリンが高度に不足していると、グルコースが大量にあってもエネルギー源として利用できません。

するとからだは、生きるために必要なエネルギーを得るために脂肪をどんどん分解します。その結果、脂肪を分解するときに発生する「ケトン体」という物質が増加します。

ケトン体が増加すると、血液が正常よりも酸性に傾いてしまいます。この状態を「アシドーシス」と呼びます。

つまり、「糖尿病性ケトアシドーシス」とは、糖尿病による高血糖に加え、ケトン体が増加し、血液が酸性に傾く「アシドーシス」を来した状態です。

症状としては、意識障害や多飲多尿といった高血糖の症状に加えて、ケトン体による吐き気や嘔吐、腹痛などの消化器症状、さらにアシドーシスを放置すると命にも関わる状態になってしまいます。

また、2型糖尿病も含めて、高血糖の状態が年単位で長く続くと、血管は大量の糖によって傷つけられてしまいます。血管が傷つくと、さまざまな合併症を引き起こします。

糖尿病の三大合併症は、神経に現れる「糖尿病性神経障害」、眼に現れる「糖尿病性網膜症」、腎臓に現れる「糖尿病性腎症」です。進行すると、失明や足の壊死、腎不全など重篤な状態に至ることもあります。

したがって、糖尿病治療の長期的な目標は、これらの合併症の予防であるといえます。

▼ペットボトル症候群〔清涼飲料水（ソフトドリンク）ケトーシス〕

糖尿病と関係が深い病気に「ペットボトル症候群」があります。正式には「清涼飲料水ケトーシス」あるいは「ソフトドリンクケトーシス」といいます。なんとなくどのような状態か想像できるのではないでしょうか。

前述のとおり「糖尿病性ケトアシドーシス」は1型糖尿尿で起こりやすい状態ですが、2型糖尿病においても急激に血糖値が上昇すると、近い状態に陥ってしまうのです。それが、ペットボトル症候群です。ペットボトル症候群は、糖尿病の自覚がない人がなることもあります。

具体的には、糖質が多い清涼飲料水を大量に摂取することで、一時的に著しい高血糖の状態になり、糖尿病性ケトアシドーシスと同様にケトン体が増加します。一時的なら血液が酸性に傾くアシドーシスには至りませんが、高血糖が長く続けばアシドーシスに至って、重症化する場合もあります。

糖尿病の典型的な症状に「のどの渇き」があります。「のどが渇く」→「甘い清涼飲料水を飲む」→「高血糖」→「逆にのどが渇く」→「甘い清涼飲料水を飲む」→……という悪循環をくりかえすことで発症しやすくなります。

コラム

メタボと肥満、厳密には違う!?

メタボリックシンドロームは、しばしば「メタボ」と略され、「肥満」と同じような意味で使われています。両者は近い関係にあり、実際「メタボリックシンドローム」であり「肥満」である場合は多いのですが、厳密には異なる状態を意味します。そもそも「メタボリック」とは、「肥満」ではなく「代謝」という意味です。

メタボリックシンドロームは、ひと言でいうと「内臓脂肪が蓄積している状態」です。それに加えて、「血液中の脂質が多い」「血圧が高い」「血糖値が高い」ことによって、脳梗塞や心筋梗塞など動脈が狭くなることで起こる病気のリスクが高くなっている状態を指します。

つまり、メタボリックシンドロームは厳密には病気ではなく、あくまで病気発症のリスクが高い状態を指しているのです。

診断は、内臓脂肪の多さを反映する腹囲を軸に、血液中の中性脂肪やコレステロール値（脂質代謝異常）、血圧、血糖値からなされます。

ちなみに肥満は「身長に対して体重が重すぎる状態」で、体重（kg）÷身長（m）÷身長（m）で求められるBMIが25以上の場合を指します。

メタボリックシンドロームの条件

ウエスト周囲径	男性：85cm以上 女性：90cm以上 ※ウエスト周囲径はおへその高さで計測します。

＋

血圧	収縮地血圧：130mmHg以上 かつ（または） 拡張期血圧：85mmHg以上
血清脂質	中性脂肪値：150mg/dℓ以上 かつ（または） HDLコレステロール値： 40mg/dℓ未満
血糖値	空腹時血糖値：110mg/dℓ以上

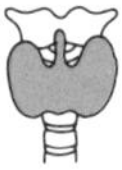

5 体温はエアコンの設定温度のごとく守られる

ヒトを含む哺乳類は、外気温によらず**体温**を一定に保つことができる**恒温動物**です。魚類や爬虫類などの**変温動物**は、外気温が下がると体温も下がってしまうため、気温が上がるまで活動することができません。

一方、ヒトは体温を約36～37℃程度の一定の範囲に保つことで、気温が低い中でも各器官が正常に機能し、活動することができます。

また、かぜなどで細菌やウイルスがからだに侵入してきたときには、**通常より体温を高く保つことで、侵入者をより効率的に排除する**ことができます。いわゆる「**発熱**」です。

しかし、このように体温を維持することは想像よりも容易ではありません。

極寒の中でホットコーヒーがあっという間に冷めてしまうことを考えると、温度を保ち続けるためには相応の熱を発生させる必要があると推測できます。

体温調節にも自律神経とホルモンが関わっています。

体温調節チームのメンバーは、おなじみの総監督「視床下部」、キャプテンの「下垂体」ほか、「甲状腺」「副腎」「肝臓」「皮膚」というラインナップです。

このメンバーがどのように体温調節をしているか見ていきましょう。

①体温、気温が低いとき

体温が低下したとき、外気温が低いときは、からだの中でより多くの熱を発生させる必要があります。熱は内呼吸によるグルコースの分解などの「代謝」によって発生するため、代謝が促進すると熱の発生量が増えます。

熱の発生と同時に、からだから逃げていく熱を最小限にすることも必要です。

この2つの方針が柱です。

まず、総監督の視床下部が体温の低下を感知します。体温の低下は、視床下部を流れる血液の温度が低くなることでも感知されますが、その前にからだの外が寒いことを伝えてくれるメンバーがいます。

「皮膚」です。皮膚に存在する「**冷点**」が寒さや冷たさを刺激として感知すると、その刺激は感覚神経というケーブルによって視床下部に伝わるのです。

すると、視床下部は、交感神経を通じて、副腎、皮膚に直接指令を出します。

副腎では、中心部の髄質からアドレナリンというホルモンが分泌され、アドレナリンが肝臓での代謝や心臓の拍動を促進させ、熱の産生を促します。

皮膚では、表面の血管や**立毛筋**《りつもうきん》を収縮させることで、皮膚からの熱の放出を減少させます。立毛筋とは「毛を立てる筋肉」であり、立毛筋が収縮した状態がいわゆる「トリハダ」です。

また、視床下部はホルモンによる指令も出しています。視床下部から下垂体前葉へ、下垂体前葉から甲状腺と副腎へと、ホルモンによる指令が出されます。

甲状腺からはチロキシン、副腎皮質からは糖質コルチコイドというホルモンが分泌され、それぞれ肝臓での代謝を促進することで熱の産生を促しているのです。

②体温、気温が高いとき

外気温が高い真夏などは、発生する熱を減少させ、放出する熱を増やさなければなりません。視床下部からスタートしましょう。

視床下部は温度が高くなった血液から体温上昇を感知できますが、寒さと同様に、暑さの刺激も皮膚から伝えられます。皮膚に存在する「**温点**《おんてん》」が気温の高さを刺激として感知し、その刺激は感覚神経によって視床下部へ伝わります。すると、視床下部は、副交感神経および交感神経を通じて心臓と皮膚、肝臓に直接指令を出します。

心臓には副交感神経を通じて指令を出し、拍動を抑制することで熱の産生を抑制します。肝臓には副交感神経を通じて指令を出し、代謝を抑制することで熱の産生を抑えます。

皮膚には交感神経を通じて指令を出し、発汗を促進させ、汗が蒸発するとき必要なエネルギーを利用して体温を下げます。また、表面の血管や立毛筋を弛緩させることで皮膚からの熱の放出を増加させます。

ホルモンによる調整では、甲状腺や副腎皮質を刺激する下垂体からのホルモンを減少させることで、チロキシンや糖質コルチコイドの分泌を抑制します。その結果、心臓の拍動や肝臓における代謝が抑えられて、熱の産生が低下します。

「体温調節チーム」はこのように連携して、外気温が変化しても、体温を一定の幅に保つことができているのです。

ちなみに、かぜなどを引いたとき体温が上がる「発熱」は、「病原体を排除する上で有利」だから起こります。細菌やウイルスは、高温の環境下では増殖しにくい特性があります。

また、体温が高くなると病原体を排除する免疫機能も高まります。

つまり、**病原体を効率よく排除するための仕組みが「発熱」の正体**なのです。

そして、発熱の指示をするのも、我らが総監督の視床下部です。

視床下部が「39℃に発熱！」と決めると、病原体の排除が完了して、発熱の必要がなくなるまで39℃を維持します。視床下部の指示は絶対です。

発熱したとき解熱剤で熱を下げても、数時間で再び熱が上がってしまうのはこのためです。

熱中症

体温は視床下部が設定した温度を維持するように調節されていますが、ときに調節機能がうまく働かなくなったり、調節能力の限界を超えると設定温度まで戻せなくなったりする場合があります。

たとえば、暑い環境下で起きる「熱中症」がその1つです。

汗の蒸発による熱の放出が十分できなくなったり、放出する熱を超える暑さによって熱がこもったりすることで、体温が上昇してしまうのが熱中症です。

熱中症での体温の上昇は、視床下部のコントロール下にあるかぜなどのときの発熱とはまったく状況は異なり、危険な状態です。

体温上昇に至らなくとも、汗によって塩分（ナトリウム）が失われると、からだの中の塩水が薄くなり、痙攣や意識障害などを来します。

以前は、原因や仕組みによって熱痙攣、熱疲労、熱射病などの呼び方をしていましたが、現在は重症度によってⅠ度、Ⅱ度、Ⅲ度の3つに分類されており、重症度に応じた治療を行います。

Ⅰ度では、気分の悪さ、めまい、立ちくらみ、手足のしびれなどの症状が現れます。涼しい場所に移動し、水分や塩分の補給をすることで回復することが多いです。

Ⅱ度では、頭痛、吐き気、嘔吐、倦怠感などの症状が現れます。

基本的な対応はⅠ度と同じですが、回復しない場合や症状が重い場合、口から水分を取れない場合は点滴や入院が必要となる場合もあります。

Ⅲ度は最も重症であり、より速やかな対応が

熱中症の重症度分類と初療

新分類	従来分類	原因	症状／所見	治療
I度	熱痙攣	大量発汗に伴う塩分喪失	筋肉の有痛性痙攣 いわゆる「こむら返り」	安静、環境改善、塩分＋水分補給、経口補水液など、必要に応じて点滴
	熱失神	体表血流の増加に伴う血圧低下	一過性の意識消失	安静、環境改善、輸液
II度	熱疲労	暑熱への曝露 水分、塩分喪失	頭痛、悪心、嘔吐、倦怠感など 深部体温40℃未満	安静、環境改善、輸液、場合によっては入院
III度	熱射病	暑熱への曝露 水分、塩分喪失	意識障害 臓器障害	気道・呼吸・循環確保、急速冷却 輸液、その多臓器障害に対する治療

（日本救急医学会熱中症に関する委員会、熱中症の実態調査・日本救急医学会Heatstroke STUDY 2012 最終報告・日本救急医学会.2014;25:846-862.より引用改変）

必要となります。体温が上昇したり、痙攣したり意識がなくなったりします。

体温管理、水分・電解質管理を含めた総合的な治療を行います。

熱中症の予防には、暑い環境に長時間いることを避け、こまめな水分・塩分補給をすることが大切です。熱中症は屋内でも起こります。特に高齢者は体温調節のための汗をかきにくく、暑さやのどの渇きを感じにくいです。そのため、水分不足になりがちで、気づかないうちに熱中症を起こしてしまう場合があるのです。

6 塩分濃度、水分量の調節は少数精鋭

血液などの体液の塩分濃度や水分量は、一定に保たれています。

私たちのからだは、常に同じ濃さ、同じ量の塩水でできているということです。

まず、塩分調節チームのメンバーは、ここでも総監督の視床下部とキャプテンの下垂体、あとは腎臓だけです。このチームは少数精鋭なのです。

腎臓において、血液中の水分はいちど原尿の中に排出されます。そして**尿細管**や**集合管**（複数の尿細管からの原尿を集める管）において、からだに必要な水分は再び吸収されます。

このシンプルな仕組みを利用することで、ナトリウム（塩分）濃度を調整することができます。

コップの中に入った食塩水をイメージしてみてください。

本当は塩分濃度０・９％の食塩水をつくろうとしたのに、誤って１・０％の食塩水になってしまったとしましょう。この食塩水の濃度を下げるためにはどうすればいいでしょうか？

正解は、「水を入れて薄める」です。

食塩水の濃度は、「食塩の量」÷「食塩水全体の量」で求めることができます。

食塩の量が変わらなくても、水を増やせば分母が大きくなり濃度が下がるわけです。

つまり、腎臓の尿細管においても、再吸収する水の量を増やせば、血液の塩分濃度を下げることができます。

反対に塩分濃度を上げたい場合は、「食塩の量はそのままに、水の量を減らす」ことが求められます。コップの中の食塩水ならば、加熱するか長時間放置して水分だけ蒸発させれば濃度は上がります。

腎臓の場合は、わざわざ加熱などしなくても「水の量だけ減らす」ことが可能です。

その方法とは「再吸収する水分量を減らす」ことです。

つまり、**「塩分は再吸収するが、水分は再吸収しない」ことで、相対的に塩分の割合を上げることができる**のです。

このような塩分濃度調節を可能にしているのは、下垂体の後ろ側（後葉）から分泌される**バソプレシン**（ADH、抗利尿ホルモン）というホルモンです。バソプレシンは腎臓の集合管に作用して、水の再吸収を促進します。

塩分濃度の上昇を視床下部が感知すると、水で薄めて塩分濃度を下げるように指令を出します。すると下垂体の後葉からバソプレシンの分泌量が増加し、バソプレシンの働きで腎臓の集合管からの水分の再吸収が促進されます。

逆に、塩分濃度の低下を視床下部が感知すると、水の量を減らして塩分濃度を上げるように指令を出します。すると下垂体の後葉からバソプレシンの分泌量が減少し、腎臓の集合管からの水分の再吸収が抑制されます。

このような仕組みによって、からだの塩分濃度は一定に保たれています。ただし、からだは水分量も一定に保たなければ不都合が起こってしまいます。

そこで登場するのが「**レニン－アンジオテンシン－アルドステロン系**」という仕組みです。この仕組みは体液量を一定に保ち、さらに血圧を一定に保つ役割もあります。

水分量（体液量）の低下や血圧の低下を腎臓の近くにある「**傍《ぼう》糸《し》球《きゅう》体《たい》装置**」という部位が感知すると、**レニン**というホルモンが分泌されます。レニンは、肝臓で合成されるアンジオテンシノーゲンというタンパク質をアンジオテンシンⅠという物質に変換します。さらにアンジオテンシンⅠは、主に肺の血管から放出されるアンジオテンシン変換酵素（ACE）のはたらきで、アンジオテンシンⅡへ変換されます。

アンジオテンシンⅡは、血管を収縮させることで血圧を上げるとともに、腎臓の上方に位置する副腎に作用してアルドステロン（鉱質コルチコイド）の分泌を促進します。アルドステロンは集合管でのナトリウムイオンの再吸収を促進することで間接的に体液量を増加させます。

コラム

生理的食塩水は血液と同じ塩分濃度

ヒトの血液の塩分（塩化ナトリウム）濃度は0・9%に保たれています。医療現場で点滴などさまざまな用途に使用されている生理的食塩水も、塩分濃度は同じく0・9%です。

生理的食塩水のような、体液と同じ塩分濃度の溶液を「等張液」といいます。なお、正確には「浸透圧が血液と等しい溶液」を等張液と呼ぶため、塩分を含まない5%ブドウ糖液なども等張液となります。

ちなみに、血液よりも浸透圧が高い溶液を「高張液」、浸透圧が低い溶液を「低張液」といいます。生理的食塩水なら点滴や注射で血管中に注入しても、血液や体液の塩分濃度は変わりません。

仮に、何らかの理由で血液中の塩分濃度が0・9%よりも高くなっていたり、低くなっていたりする場合でも、生理的食塩水を点滴すれば、ゆるやかに0・9%に近づけることができます。

ただし、治療上意図的に血液中の塩分濃度を変えたいときもあります。その場合は、目的に応じた溶液を点滴や注射します。

なお、カエルの生理的食塩水は0・65%です。生き物の種類によって、塩分濃度は異なっています。

余談ですが、プールや海水の中でゴーグルを付けずに目を開くと痛くなるのは、涙の塩分濃度と差があるからです。海水の塩分濃度は約3・4%もあります。

目薬やアイウォッシュで目が痛くなりにくいのは、塩分濃度がからだに合うように調整されているからです。

鼻から水や海水が入ると「つん」と痛くなるのに対して、市販の鼻うがい液では痛くなりにくいのも塩分濃度が調整されているからなのです。

水中毒

水の飲みすぎによって、めまいや頭痛、吐き気などの中毒症状が現れることがあります。この状態は「水中毒」と呼ばれます。

通常、水をたくさん飲んでも不要な水分は尿として排泄されます。

しかし、「1時間に5ℓ」など、排泄能力の限界を超えた大量の水を一気に飲むと、一時的に血液は薄まってしまいます。すると、血液中のナトリウム濃度が著しく低下し、「低ナトリウム血症」の症状が現れるのです。

塩分を補給し、尿によって余分な水分を抜けば回復しますが、重度の場合は死に至ることもあります。

また、ナトリウムが著しく低い状態から点滴などで急速にナトリウム濃度を上げると、「橋中心性髄鞘崩壊症」という、脳が溶けてしまう病気を発症することがあるので注意が必要です。

第6章

侵入者を排除せよ！

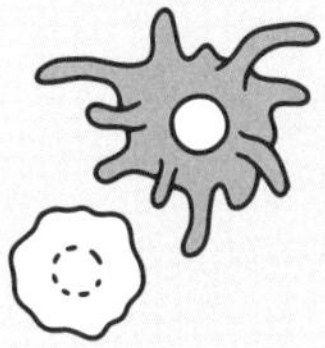

〔免疫、アレルギー〕

からだへの「侵入者」と「お客さま」を
見分けるのが「免疫システム」。
その働きはさながら、戦国時代の武将たちのよう！

ウイルス・細菌・真菌の大きさと構造

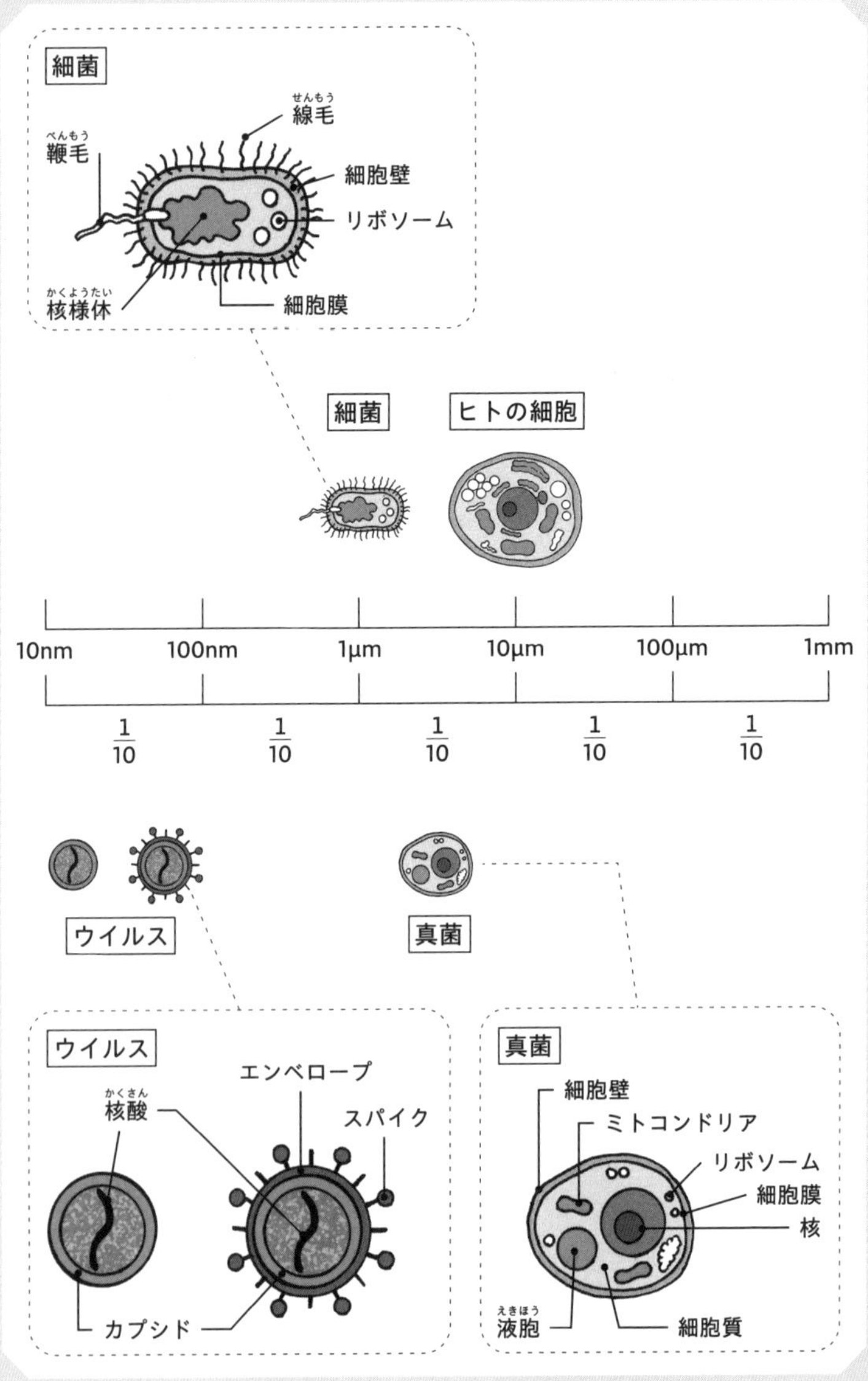

1　免疫とは？　侵入者とお客さんはどう見分ける？

私たちが生きる社会にはさまざまな人間が存在します。

おそらく大多数の人間はあなたにとって無害な人間ですが、中には嫌がらせをしたり危害を加えたりする有害な人間もいます。

できれば、有害な人間とはなるべく関わらずに生きたいものですがまったく他人と関わらずに生活することは、多くの人にとって現実的ではありません。

だから、安心安全な生活を送るためには、自分にとって有害な人間を見極め、そのような人間から身を守る必要があります。怪しい人物を自宅に入れないようにしたり、万一侵入されてしまったら追い出したり撃退しなければなりません。

からだの中にも、世の中に数多存在する危険因子から身を守ってくれる仕組みが備わっています。

この仕組みを「**免疫**《めんえき》」といいます。

その名のとおり、「疫（感染症）」を「免」れるという意味で、主に細菌やウイルスなどの病原体が原因となる感染症から、からだを守ってくれるのが免疫です。

もともとは「一度病気（感染症）にかかると、同じ病気には再びかからない」現象に由来しますが、現在は「有害な因子からからだを守る仕組み全体」を指す場合が多いです。

免疫の本質は、「自己と非自己を区別するシステム」であるといえます。危険因子から身を守るために最も確実な方法は、「自分自身の組織や細胞以外は、すべて『異物』として排除する」ことです。

しかし、このルールを厳格に守ると、家族と一緒に住むことも、友人を家に招くこともできません。宅配便やデリバリーサービスも受け取れないし、生活に必要な業者の人を家に呼ぶこともできないでしょう。

からだの免疫システムでも、ルールに厳しすぎると同じような問題が起こってしまいます。

たとえば、私たちが生きるために食べている食べ物は、明らかに「非自己」の「異物」です。

しかし、食事をするたびに食べ物を攻撃して排除していたら、必要な栄養を得ることができなくなってしまいます。

つまり、免疫システムは「自己と非自己を区別して、非自己を排除する」ことが大原則ですが、「非自己であっても有益なものや無害なものは排除しない」という例外をつくることでうまく運用されているのです。

ちなみに、この仕組みは「**免疫寛容《かんよう》**」といいます。

免疫システムに不具合が起こると、からだにさまざまな問題が発生します。本来排除すべき細菌やウイルスを攻撃できなくなる「**免疫不全**」や、本来攻撃してはならない自己の組織を攻撃してしまう「**自己免疫疾患**」、本来排除しなくてもいい無害な物質を排除しようとしてしまう「**アレルギー**」などです。

2 感染症を引き起こす「異物」たち

私たちは、日常的にさまざまな「異物」と接しており、その一部はからだの中へも侵入してきます。その中には、私たちの健康に害を及ぼすもの、すなわち病気を引き起こすものも含まれています。

たとえば、大腸菌や溶連菌といった「**細菌**」、インフルエンザウイルスやコロナウイルスといった「**ウイルス**」、白癬菌（水虫菌）やカンジダといった「**真菌**（かび）」、アニサキスやサナダムシといった「**寄生虫**」です。

これらの微生物が体内に入ることで、病気として発症するのが「**感染症**」です。

身近な感染症としては、ウイルスの感染によってのどが痛くなったり、せきや鼻水、熱がでたりする「**かぜ**」や、細菌の感染によって顔に赤いぶつぶつができる「ニキビ」、真菌の感染によって手や足がかゆくなって皮が剥がれる「水虫」などがあります。

また、血液の中で細菌が増殖する「**敗血症**」や、細菌やウイルス感染によって呼吸困難を引き起こす「**肺炎**」など、重篤な感染症もあります。

ただし、異物である微生物がからだに侵入するだけでは「感染症」とは呼びません。

私たちは今この瞬間も、さまざまな微生物の侵入を許していますが、免疫の力で病気として発症せずにすんでいます。つまり、微生物が体内に侵入して、病気として発症することで初めて「感染症」と呼ばれるわけです。

また、微生物は必ずしも「有害なもの」ばかりではありません。

たとえば、大腸の中に常在して腸内フローラを形成する乳酸菌や酪酸菌のほか、皮膚や口の中にはたくさんの細菌が生息しています。

これらは**常在菌**と呼ばれ、害を与えないどころか、病気や感染症から私たちを守ってくれている場合もあるのです。

3 ウイルスは生物ではない!?

感染症を引き起こす2大病原体は、「細菌」と「ウイルス」です。
どちらの病原体に感染しても、発熱や各器官にさまざまな症状を引き起こしますが、両者の特徴は大きく異なっています。

まず、大きさがまったく異なります。細菌はヒトの細胞の1／10ほどの大きさですが、ウイルスはヒトの細胞の1／100から1／1000しかありません。

また、両者はつくりも異なります。細菌は「生物の3条件」の1つである**生体膜**（細胞膜）をもち、**核**の中に**DNA**の形で遺伝情報を保有しています。

一方のウイルスは、細胞膜や核をもっていませんが、遺伝情報を保有するDNAはもっています（DNAではなく、**RNA**の形で存在している場合もあります）。

つまり、ウイルスはむき出しのDNAやRNAが、タンパク質でできたカプセルに入っているだけのシンプルな構造をしているのです。

機能的にも大きな違いがあります。

細菌は、動物や植物と同様に、生きるためのエネルギーを自分でつくり出すことができます。

一方のウイルスは、エネルギーをつくり出すことができないため、別の生物の体内でしか生きることができません。

生物の3条件は、「**生体膜（細胞膜）をもっている**」「**代謝を行うことができる**」「**子孫（遺伝子）を残すことができる**」です。ウイルスはこのうち、「子孫（遺伝子）を残すことができる」をかろうじて満たしているのみです。

DNAやRNAという「タンパク質の設計図」しかもっていないにもかかわらず、侵入した生物の細胞内でからだをつくる成分を現地調達して増殖する、という特殊な存在です。

生物の3条件からみると、「ウイルスは生物ではない」と言わざるを得ません。しかし現実問題として、ヒトや動物のからだへ侵入して、増殖することで感染症を引き起こすことを考えると、「生物ではない」というのにも違和感があります。

そのため、ウイルスは「**生物と無生物の中間的存在**」とされています。

「種の保存のために遺伝子を残す」という目的を、必要最小限のつくりで達成できていることを考えると、ウイルスは「最も原始的」な存在でありながら「最も進化している」とも捉えられます。

細胞の構造と
タンパク質合成の仕組み

細胞の構造

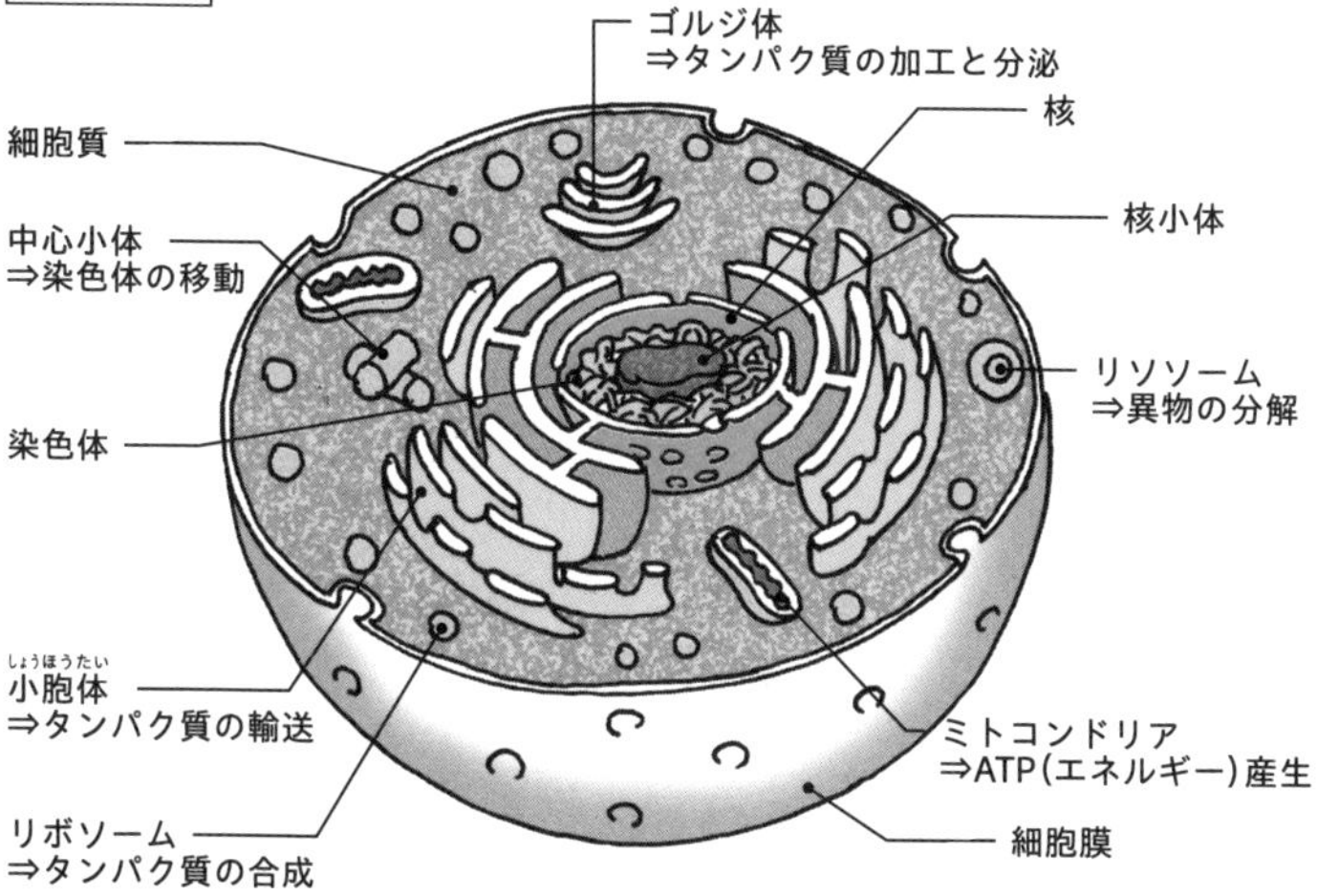

転写と翻訳(→P191～192)

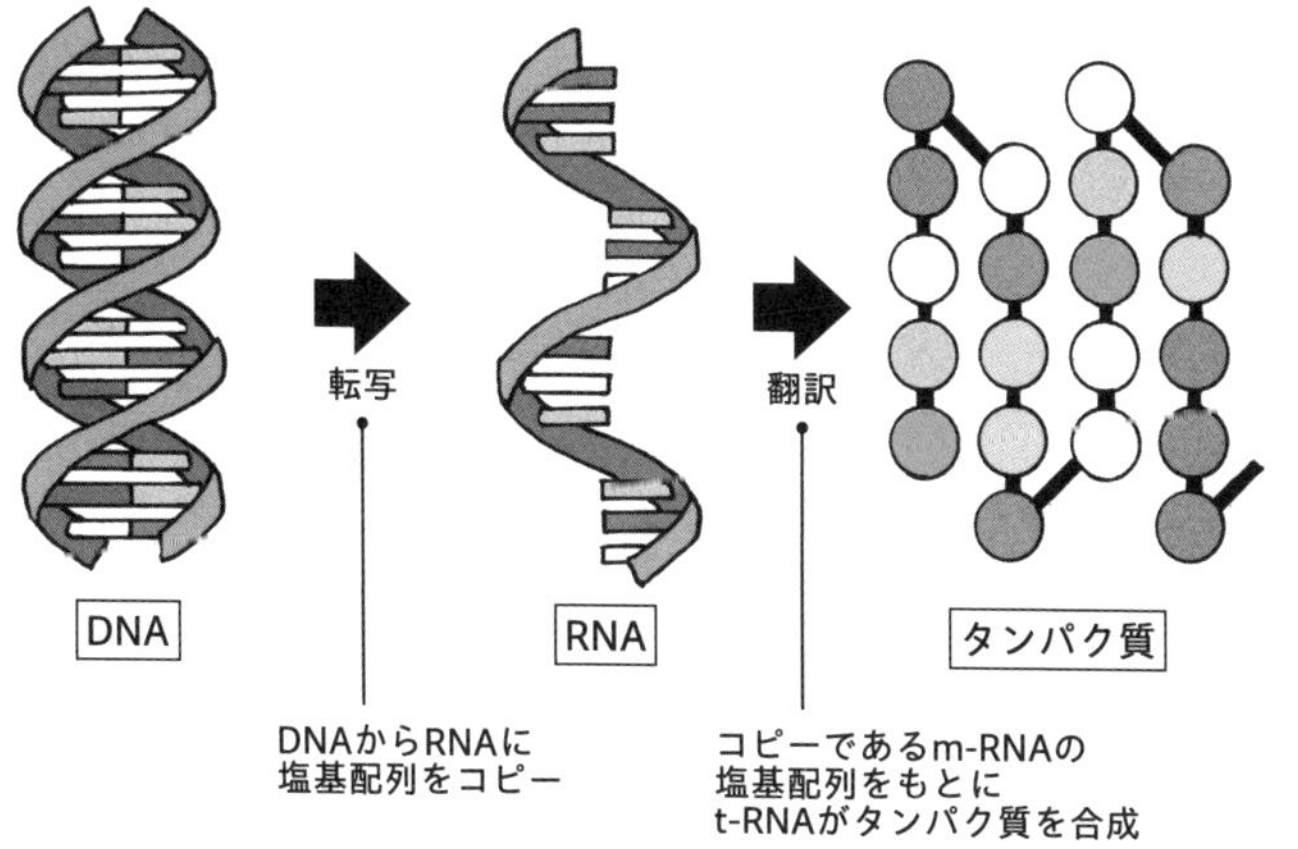

4 DNAとRNAって何？

免疫についてのお話を続けるにあたり、ここで私たちの細胞や遺伝の仕組みについて簡単に説明しておきましょう。

私たちは、声や顔、目の色など、1人ひとりが異なる特徴をもっています。

これは、1人ひとりのもっている**遺伝情報**が異なるためです。

遺伝情報とは、端的にいうと「タンパク質を合成するための設計図」です。

筋肉や骨、皮膚や臓器など、からだを構成するあらゆるものは、タンパク質（とその他さまざまな成分）でできています。

このタンパク質は20種類あるアミノ酸をつなぎ合わせ合成されますが、**「どのアミノ酸をどの順番でつなぎ合わせるか」を記した設計図が遺伝情報**なのです。

すなわち、ヒトを含む生物が存在しているのは、「遺伝情報をもとにアミノ酸からタンパク質を合成し、からだを構成する成分や生きるために必要なものをつくっているから」といえます。

からだを構成するありとあらゆる成分をつくるためには、「膨大」という言葉では言い表せないほどたくさんの設計図が必要です。

そして、この遺伝情報すべてを保有しているのが「**DNA**（デオキシリボ核酸）」なのです。

DNAは、私たちの細胞1つひとつの中心部にある「**核**」に保存されています。

同じく細胞内に存在する「**リボソーム**」という細胞小器官でタンパク質は合成されます。

DNAをからだの「設計図」とするならば、膨大な量の設計図は、核という「図書館」に保管されているようなものです。

そして、その設計図をもとに、図書館の周辺にあるリボソームという「工場」でタンパク質が合成されていると考えるとわかりやすいでしょう。

このとき、1つ問題があります。

DNAに含まれる情報量は膨大すぎて、設計図すべてを図書館から持ち出すことができないのです。

そこで必要な過程が「DNAの必要な部分だけコピーを取って持ち出す」ことです。

このコピーは、「**m-RNA**（メッセンジャー[伝令]RNA）」と呼ばれます。

DNAの一部の塩基配列（遺伝情報）は、m-RNAに写し取られます。

この過程を「**転写**」といいます。

そして、設計図のコピーであるm-RNAは、核を出てタンパク質の工場であるリボソームに移動します。リボソームでは、m-RNAの塩基配列をもとに、**t-RNA**（トランスファー[転移］ＲＮＡ）という別のＲＮＡが、アミノ酸を組み立ててタンパク質を合成するのです。

設計図どおりの材料を組み立てる職人さんの役割をしているのが、ｔ－ＲＮＡであるといえるでしょう。

この過程を「**翻訳**」といいます。

まとめると、ＤＮＡの遺伝情報をもとに、

ＤＮＡ↓（転写）↓ｍ－ＲＮＡ↓（翻訳）↓タンパク質

という過程でタンパク質が合成されます。

この一連の遺伝情報の流れは「**セントラルドグマ**」と呼ばれます。セントラルとは「中心」、ドグマは宗教における「教義」の意味で、セントラルドグマは「**分子生物学の中心原理**」とされています。


ちなみに、新型コロナウイルスのＲＮＡワクチンは、ウイルスの一部と同じ塩基配列のｍ－ＲＮＡを注射することで、ヒトの細胞が翻訳によってタンパク質を合成し、そのタンパク質に対する抗体をつくるという仕組みです。

自然免疫と獲得免疫

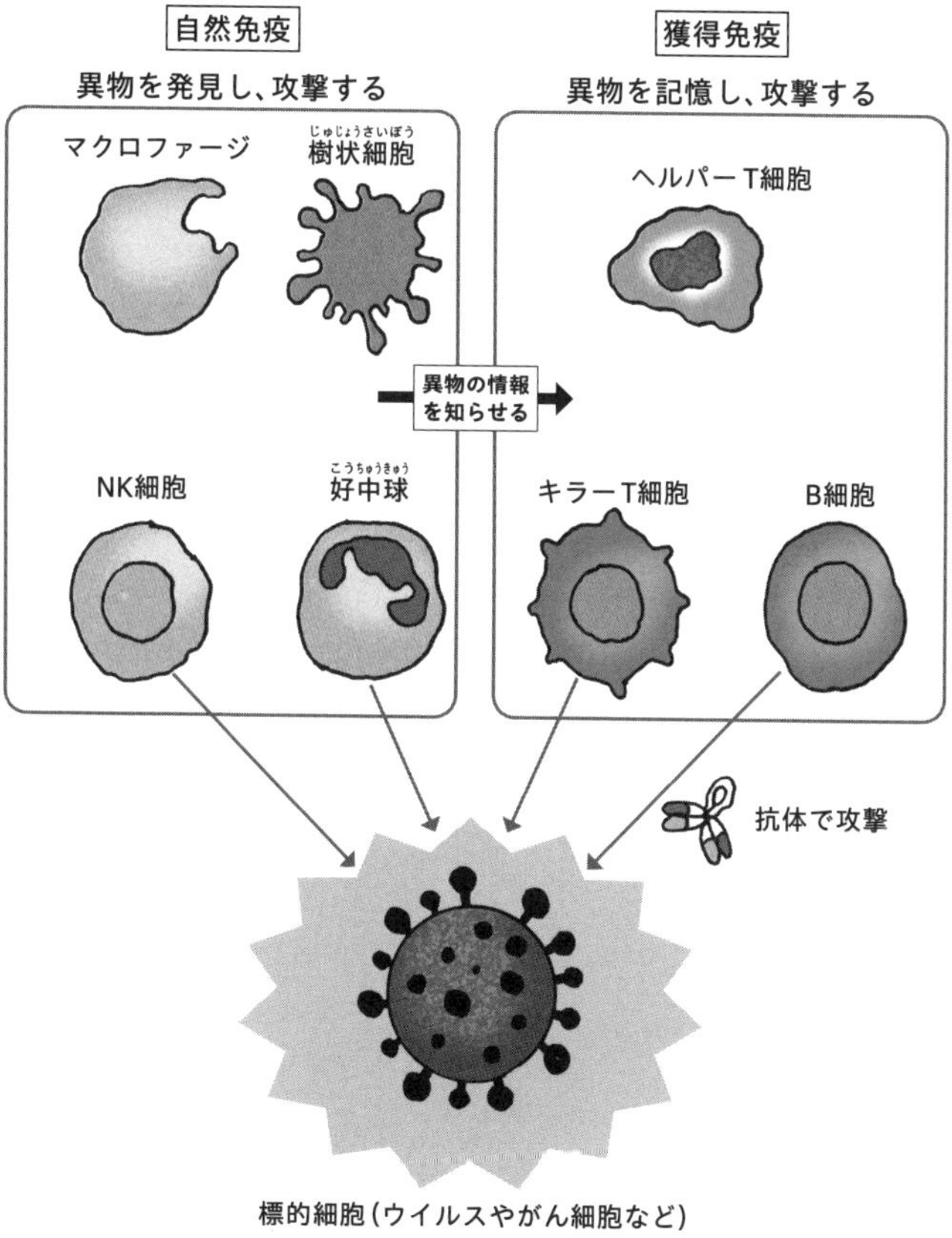
自然免疫
異物を発見し、攻撃する
マクロファージ
樹状細胞《じゅじょうさいぼう》
NK細胞
好中球《こうちゅうきゅう》
異物の情報
を知らせる
獲得免疫
異物を記憶し、攻撃する
ヘルパーT細胞
キラーT細胞
B細胞
抗体で攻撃
標的細胞(ウイルスやがん細胞など)

5 免疫システムを「戦国時代」で理解しよう

免疫の大原則は、「体内に異物を侵入させない」ことと「侵入してきた異物を攻撃、排除する」ことの２つです。

そして、感染症の原因となる病原体は主に細菌とウイルスでした。

そこでここからは、どのようにして細菌やウイルスからからだを守っているか紹介していきます。

まず免疫は、大きく分けて**自然免疫**と**獲得免疫**という２つの段階に分けられることを覚えておいてください。

１９３ページの図のように免疫は、たくさんの細胞が関わり、組織的に行われます。

登場人物が多く、それぞれの役割も異なるため、正確に紹介しようとするほど話は複雑になりがちです。

そこでこの本では、思い切って「戦国時代」にタイムスリップして解説してみたいと思います。状況をイメージしながら読んでみてください。

時は戦国時代。ある国の城主が警備責任者（実際の役職名は違うと思いますが……）である部下を呼んで命令を下しました。

その命令とは「侵入者から城を守れ」です。

極めてシンプルな命令ですが、実はとても難しい問題をいくつも含んでいます。

その1つが、「侵入者が何者かがわからない」ことです。

侵入者自身が「我こそは侵入者なり！　これから城に侵入する！」と丁寧に自己紹介してくれるわけがありません。こっそり侵入してくるかもしれませんし、善良な町人のふりをしてもぐり込んでくるかもしれません。人とも限らず、野生動物や宇宙人である可能性もあります。侵入者かと思いきや、城に必要な食糧や物資を届けてくれる商人さんや、新しく城に勤め始めた同僚武士の可能性だってあります。

このような、「何者かもわからない侵入者から城を守る」ためには2つの方法があります。

1つは「何者であっても可能な限り侵入を防ぐ」こと。

もう1つは「侵入者が排除すべき対象であるかどうか、おおまかに判断して攻撃する」ことです。

これが、自然免疫の役割です。

自然免疫とは、**「侵入者が何者かわからない状態で、不特定多数の相手から城を守る」**ための仕組みであり、さらに「侵入自体を防ぐ」段階と、「何者かわからない侵入者をおおまかに判断して攻撃する」段階に分けられます。

ちなみに、「侵入者がからだの中に入ってきてからの反応」のみを自然免疫とよぶ場合もありますが、本書では「可能な限り侵入を防ぐ」段階からを自然免疫として説明します。

一方の獲得免疫とは、「侵入者の正体が判明した状態で、ターゲットを絞って攻撃、排除する」仕組みなのです。

それでは順を追って説明していきましょう。

①侵入を防ぐ（自然免疫Ⅰ）

まず免疫の第一段階としてすべきことは、「可能なかぎり城に侵入させない」ことです。

城の周りに石垣や堀、城門をつくり、城の壁もすきまのない頑丈なものを築きます。東西南北、どこにも弱点がない城にバージョンアップさせてください。

それにより、侵入を防ぐ効果が期待できます。万一侵入を許した場合も、一気に城の内部まで入り込んでくることを防ぐことができます。

私たちのからだにも、可能なかぎり侵入させない仕組みが備わっています。

その代表が「**皮膚**」と「**粘膜**」です。

皮膚がもつ重要な役割の1つは、外敵の侵入を防ぐことです。皮膚というバリアのおかげで、からだの中に異物は自由に出入りできないのです。特に皮膚の最も表層に位置する「**角質層**《かくしつそう》」は強力なバリアの役割を果たしています。

鼻や口、消化管、気管の表面を覆っている粘膜も、皮膚と同じようにバリアの役割をします。しかし、皮膚と比べるとバリア機能は弱めです。というのも、たとえば消化管は栄養素を消化吸収するという重大な任務があるため、バリアの仕事に全力投球しているわけにはいかないからです。

その代わりに、鼻は鼻水、のどは痰、目は涙、胃は胃液を出すことで、追加の防御策を講じています。

一方の皮膚も盤石の守りかと思いきや、バリア機能の弱い場所があると、一気に病原体が侵入してくるので注意が必要です。

たとえば、ケガややけど、湿疹などがある場所はバリア機能が低下しており、病原体が侵入しやすくなります。

②正体不明の侵入者を排除する（自然免疫Ⅱ）

さまざまな防御策を講じても、残念ながら異物の侵入を完璧に防ぐことはできません。

万全の対策も虚しく、何者かの侵入を許してしまいました。

城を守るための次の一手は、「番犬をたくさん放つ」です。

「侵入者がいれば、とにかく全部番犬に食べさせてしまえばいい」という過激な発想です。

侵入者を発見すると、番犬たちはいっせいに集まり、「むさぼり食べ」ます。

しかし番犬たちは、「何でもかんでも無差別に食べてしまえばいい」というほど野蛮な猛獣ではありません。

番犬は手触り（舌触り？）によって、侵入者が何者なのか、「おおまかに」判断できるのです。ただし、あくまで「おおまか」なので、間違っている場合もあります。侵入者を見過ごすことのほうが一大事なので、怪しければとりあえず食べてしまいます。

からだの免疫では、いくつか種類のある白血球のうち、**好中球**《こうちゅうきゅう》や**マクロファージ**、**樹状**《じゅじょう》**細胞**など「**食細胞**」と呼ばれる細胞が番犬の役割を担っています。これらの細胞は、異物を確認すると、細胞の表面にある**TLR**（Toll-like receptor, トル様受容体）で確認し、侵入者と認識するとむさぼり食べる「**貪食**《どんしょく》」を行います。

番犬が侵入者と判断すると、「侵入者がいるぞ！」と激しく吠えて仲間を呼びます。

同じようにマクロファージや樹状細胞などの細胞は、ＴＬＲによって侵入者であることを認識すると、炎症サイトカインやケモカインといった物質を放出し、その働きによって仲間の好中球を呼び寄せるのです。

マクロファージと好中球らが、侵入者をむさぼり食べる「貪食」を行っていると、そこにさらなる助っ人・**NK細胞**（ナチュラルキラー細胞）というリンパ球も参戦します。ナチュラルキラー細胞は、病原体に感染した細胞ごと攻撃します。「暗殺部隊」あるいは「忍者」のような存在です。

番犬と忍者の活躍で侵入者をすべて排除できれば、任務は無事完了です。

しかし、毎回問題なく解決するわけではありません。相手が多すぎて排除しきれない場合もあります。

そのような場合は、次の段階に進みます。

③正体が判明した侵入者を排除する（獲得免疫）

自然免疫によって侵入者を排除し切れなかった場合、番犬は飼い主である警備本部へ行き、「侵入者がいましたが、食べ切れませんでした」と報告します。

ただ謝りに行くのではなく、このとき番犬には重要な役割があります。

それは、「侵入者の情報を伝える」ことです。

侵入者の断片を口にくわえて持ち帰り、「食べ切れませんでしたが、こんなヤツでした」と報告するのです。

からだの中では、細菌（ウイルス）を貪食したマクロファージや樹状細胞が、貪食した細菌の一部である「**抗原**《こうげん》」を、リンパ管を通って警備本部である**リンパ節**へと持ち帰ります。リンパ節には、免疫の司令官であるリンパ球のT細胞がたくさんいます。マクロファージらはT細胞に対して「**抗原提示**」を行います。

その際、自分自身が侵入者だと見なされないように**MHC**という「身分証明書」のようなものも提示します。自分が侵入者だと勘違いされたら、自分が排除されてしまうからです。番犬でいえば、首輪やタグのようなものです。

抗原提示された情報をもとに、警備計画は次の段階に進みます。獲得免疫の出番です。

獲得免疫の主役は、白血球の中でもリンパ球に分類される「**T細胞**」や「**B細胞**」と呼ばれる細胞たちです。

T細胞やB細胞は、食細胞から提示された抗原の正体を見破るのですが、実はそれぞれ1種類の抗原しか認識できません。

その代わりに、どのような抗原にも対応できるように、T細胞やB細胞には無数の種類が用意されています。

たとえるなら、容疑者の顔を1人しか覚えられない警察官であっても、そのような警察官が1万人いれば1万人の容疑者を逮捕できるようなものです。

T細胞の中には、マクロファージや樹状細胞が持ち帰った抗原とピッタリ合うものがあります。そのT細胞は抗原と結合し、「相手がこいつなら、今回は私の出番だ」と言わんばかりに活性化して、大量に増殖します。

こうしてターゲットを定めたT細胞は、たくさんの抗原の排除に繰り出すのです。

厳密には、T細胞には**キラーT細胞**（細胞傷害性T細胞）と**ヘルパーT細胞**の2種類があり、別のリンパ球であるB細胞とも協力して異なるアプローチで侵入者を排除します。

大きく分けると、ヘルパーT細胞とキラーT細胞が中心となる「**細胞性免疫**」と、ヘルパーT細胞とB細胞が中心となる「**体液性免疫**」の2つの仕組みが存在します。

これらについては、次の項で解説しましょう。

6 細胞性免疫には「悲しみのドラマ」がある

免疫において、侵入者を見つけたときに、「侵入者かどうかおおまかに判断して食べる」「本部に戻って侵入者の情報を伝える」までの流れは、基本的にどの侵入者に対しても共通です。

しかしその後は、侵入者のタイプ、つまり細菌かウイルスかによって対応が異なってきます。

なぜなら、細菌とウイルスとでは、侵入後の振る舞いが異なるからです。

細菌は、からだが大きく、侵入後も城の中を堂々とうろついています。

つまり、すぐに見つけることができ、手段さえあれば直接攻撃することができます。

一方のウイルスは非常に小さく、侵入後は細胞の中に入り込んでしまいます。

イメージとしては、人のポケットに潜り込んで隠れてしまっているようなものです。

そのため、排除しようにも、ウイルスだけをターゲットに攻撃することは困難です。だからウイルスを排除するには、ウイルスが隠れている細胞もろとも攻撃しなければなりません。

この違いがあるため、ウイルスと細菌をやっつける仕組みは異なります。

シンプルに分けるとウイルスをやっつける仕組みを「**細胞性免疫**」、細菌をやっつける仕組みは「**体液性免疫**」といいます。

●細胞性免疫

まず、ウイルスをターゲットにした細胞性免疫についてです。マクロファージや樹状細胞から抗原提示を受けたキラーT細胞とヘルパーT細胞は、活性化して増殖します。増殖したキラーT細胞は、感染が起こった組織へ駆けつけ、ウイルスに感染した細胞を直接攻撃します。

ところで、なぜキラーT細胞は感染している細胞を特定できるのでしょう？

それは、感染した細胞自身が教えてくれるからです。

病原体に感染した細胞は、病原体の断片を細胞の表面に提示することで、「ウイルスに感染してしまったから、自分もろとも攻撃してくれ」とメッセージを出しています。

そのメッセージに応える形で、**キラーT細胞は、仲間の細胞もろとも病原体を攻撃する**のです。その瞬間を想像してみると、まるで映画のワンシーンのようです。

感染した細胞の自己犠牲、仲間を殺めなければならないキラーT細胞の心情を推測すると、心が痛みます。

細胞性免疫の舞台裏にはこれほどまでに悲しいドラマがあったのです。

そういえば、もう1つのヘルパーT細胞は何をしているのでしょうか。

抗原提示を受けて増殖したヘルパーT細胞は、キラーT細胞と同じように、感染した組織へと移動します。そして、キラーT細胞を活性化させるとともに、マクロファージを活性化させ、貪食を促進します。仲間の同士討ちを焚きつけるか、番犬に命令して、「もっといっぱいウイルスを食べろ」と指示するのがヘルパーT細胞の役割です。一転して、こちらはまったく悲しくないドラマですね……。

体液性免疫

次は細菌をターゲットにした体液性免疫です。抗原提示を受けて活性化、増殖したヘルパーT細胞は、同じくぴったりと合う抗原を提示しているB細胞を活性化させます。

活性化したB細胞は増殖し、**形質細胞**（抗体産生細胞）へと変わります。

そして、形質細胞は抗体を産生して、体液中に放出します。

抗体とは「**免疫グロブリン**」というタンパク質のことであり、抗原とぴったりと結合することによって抗原を排除することができるものです。

抗体には主に「**中和**」「**オプソニン化**」「**補体の活性化**」の3つのはたらきがあります。

中和は、抗原に結合することで、病原体が細胞内に侵入しにくくするはたらきのことです。抗原につるつるとした手袋をつけることで細菌が細胞をつかめなくするようなイメージです。

オプソニン化はマクロファージの貪食能を高めるはたらきです。つくられた抗体が抗原（細菌）

に結合すると、細菌は食べやすい状態に変化します。すると、マクロファージや好中球が食べ尽くしてくれるのです。細菌にふりかけをかけて、好中球やマクロファージの食欲をかきたてているようなものです。

補体は「抗体のはたらきを補佐する」タンパク質です。抗体が抗原に結合すると、オプソニン作用が強化され、また補体自身も直接病原体を破壊します。抗体が抗原に結合することによって補体が活性化されます。

コラム

ワクチンは防災訓練

新型コロナウイルス感染症への対策として、何度となく話題になったワクチン。

歴史を振り返ると、人間はワクチンを接種することで、さまざまな感染症と戦ってきました。天然痘のように、絶滅まで追い込み、人間が完全勝利をおさめた例もあります。

その一方で、インフルエンザワクチンのように、接種しても感染してしまったり、毎年繰り返し接種しなければならないワクチンもあります。

なぜワクチンは、このように効果に差が生じてしまうのでしょうか。

ワクチンの目的は、いわば「防災訓練」のようなものです。からだに侵入者が入ってきたときに備えて、からだを侵入者と戦える状態に訓練しておくのがワクチンの狙いです。

からだには、細菌やウイルスが侵入してきたときに免疫反応を起こして排除しますが、一部の免疫細胞はこのときの戦いを記憶として残します。そのため、次に同じ細菌やウイルスが侵入してきたときには、1回目の感染よりも速やかに対応することができます。

このからだの特性を生かし、1回目の感染を擬似的に行うのがワクチンです。

ただし、防災訓練で本当に火事を起こしたら笑い話でもすみません。ワクチンも同じで、実際に感染症は起こさない、あるいは非常に起こしにくいものを接種します。

ワクチンには生ワクチンと不活化ワクチンなどの種類があります。

生ワクチンは、実際の細菌やウイルスの毒性を弱めたものを接種します。弱めてはいますが本物なので、実際の感染に近い反応が起こります。だから、ワクチンの効果も長く続きます。

たとえば、麻疹風疹（MR）、おたふくかぜ、水ぼうそう、結核（BCG）などのワクチンは、生ワクチンです。

一方の不活化ワクチンは、病原体を一度完全に殺菌（不活化）したものを接種します。不活化させていると、からだの中で増殖せず、実際の感染と同じような反応は起こりません。そのため、生ワクチンほど効果は高くなく、また効果が持続しないため、免疫を維持するためには複数回の接種が必要です。

不活化ワクチンの例としては、乳幼児の髄膜炎や敗血症を引き起こすインフルエンザ菌（ヒブ）、肺炎球菌、百日咳菌、B型肝炎、季節性インフルエンザなどがあります。

7 「炎症」は免疫細胞たちの戦いの軌跡

からだの組織が損傷を受けると、「**炎症**」という反応が起こります。指にトゲが刺さったり膝を擦り剥いたりして赤くなるのも炎症ですし、捻挫した足首が腫れて熱をもつのも炎症です。

細菌やウイルスが感染することで起こる咽頭「炎」や膀胱「炎」も炎症です。特に細菌感染などによって膿が出る炎症のことを「**化膿性炎症**」といいます。

炎症とは、**損傷の原因となっている因子を排除し、傷ついた組織を修復する反応のこと**です。その名が示すとおり、炎症は「燃えさかる炎」のように、局所的にからだに火事が起こっているようなものです。その徴候は、「赤くなる（**発赤**《ほっせき》）」「熱をもつ（**熱感**《ねっかん》）」「腫れる（**腫脹**《しゅちょう》）」「痛くなる（**疼痛**《とうつう》）」の4つです。炎症が起こる過程を追ってみましょう。

損傷を受けた組織では、毛細血管が拡張したり、血管透過性が高まったりします。これにより血流が活発となり、また血液（**血漿**）中の成分が血管から周囲に漏れ出ます。これで、病原体の排除や治癒に必要な物質の供給を効率よく行うことができるのです。

このとき、血流の増加によって「発赤」や「熱感」が起こります。

血漿成分が漏れると「腫脹」が、その成分の圧迫によって「疼痛」が起こります。

そして、炎症を起こした組織には、漏れ出た血漿に乗って好中球やマクロファージなどが動員されます。彼らが、細菌や傷ついた細胞を除去してくれるのです。

たとえば、細菌の感染が起こると、血液中の好中球や単球《たんきゅう》（マクロファージに分化する）が組織に集まり、貪食を行います。好中球は細菌を貪食したのち細菌とともに死滅します。

その結果、発生するのが「膿《うみ》」です。膿とは、好中球の捨身の攻撃の残骸だったわけです。

単球はマクロファージに分化してから、同じく貪食を行うとともに、血液中にＴＮＦ－αやインターロイキン1、インターロイキン6などのサイトカインという物質を放出します。

これらのサイトカインは、体温の中枢である視床下部に働きかけ、体温を上げます。

この現象がいわゆる「発熱」です。

発熱によって、貪食や組織の修復はさらに促進されます。

発熱は苦しいものですが、病原体をやっつけるための「非常シフト」が取られているのだと考えると、自分も安静にして白血球たちを応援しなければと思えるかもしれません。

ちなみに、4徴候の1つである「疼痛」も、一見良いことなどないように見えますが、痛みや不快感によって活動を抑制することで安静を促す役割があります。

▼かぜ（感冒）

かぜ（感冒）は感染症であることは間違いありませんが、特定の病原体による感染症を指すわけではなく、シンプルに説明することが意外と難しい病気です。

感冒は「咽頭炎」などの上気道炎を指していることが多く、ウイルスの感染によって鼻水、鼻づまり、のどの痛み、せき、発熱などを伴います。

上気道とは鼻からのど（咽頭）までのことを指し、それに対して下気道とはより奥の部位である気管支や肺のことを指します。気管支や肺に症状が出ると、それはかぜとは言わず、それぞれ「気管支炎」「肺炎」と呼ばれます。

かぜの原因の多くはウイルス性であり、特に原因として多いのがライノウイルスというウイルスです。他にも、パラインフルエンザウイルス（インフルエンザウイルスとは別のウイルスです）、アデノウイルス、RSウイルス、エンテロウイルスなどさまざまな種類があります。

多くのウイルスには特効薬が存在しないため、治療は症状を和らげる対症療法が中心となります。

なお、抗菌薬、いわゆる抗生物質は細菌をやっつける薬なので、ほとんどのかぜには効果がありません。

感冒で注意が必要なのは、「かぜ」という呼び名が社会に浸透しすぎている点です。

「ただのかぜ」と表現されることも多いように、「かぜ」と聞くとどうしても「軽症」「特別な対応が必要ではない病気」という印象を受けてしまいます。でも実際は、そうとも限りません。

かぜから気管支炎や肺炎に進むこともありますし、上気道炎であっても溶連菌のような細菌性である場合もあります。溶連菌感染症の治療が不十分だと、急性中耳炎、頚部リンパ節炎、肺炎、敗血症などを引き起こす可能性もあります。

また、新型コロナウイルスが高齢者や基礎疾患をもつ方で重症化しやすいことは周知の事実ですね。

ＲＳウイルスのように年齢が低いほど重症化しやすいウイルスもあります。同じウイルスでも条件によっては重症化したりするのです。

症状が重い場合は「ただのかぜ」と侮らず、適切な対応が必要です。

▼ＡＩＤＳ（エイズ・後天性免疫不全症候群）

ＡＩＤＳ（エイズ）は、ＨＩＶウイルスの感染によって起こる感染症です。感染から発症まで約10年間の期間があるという特徴があります。

ＨＩＶウイルスはＴ細胞、特にヘルパーＴ細胞に感染して、破壊します。

ヘルパーＴ細胞は、細胞性免疫と体液性免疫の両方で中心的な役割を担う白血球です。

エイズが発症すると、両方の免疫システムが正常に機能せず、免疫力が著しく低下します。

その結果、通常であれば問題にならないような病原性の低い細菌やウイルスでも重症化してしまう「日和見感染」を起こしてしまうのです。

ＨＩＶウイルスの感染後、10年かけて徐々にヘルパーＴ細胞の数は減少し、その代わりにＨＩＶウイルスが増加して発症に至ります。

ＨＩＶウイルスは体液中に多く存在するため、性交渉や輸血、出産や授乳、医療者の針刺し事故などが感染経路となります。

コラム

HIVウイルスは「逆転写」で増殖する

なぜHIVウイルスは、感染から発症まで10年の期間がかかるのでしょうか。それはHIVウイルスが増殖する仕組みと大きく関わっています。

通常、細胞が増殖するときはDNAがコピー（複製）されることによって、新たな細胞が生まれますが、HIVウイルスはRNAだけがヒトや動物の細胞内に侵入して、RNAからDNAを合成しているのです（このようなウイルスを「レトロウイルス」といいます）。

RNAからDNAを合成するときは「逆転写酵素」という酵素が働きます（DNAから遺伝情報をRNAに写し取る過程は「転写」といいます。その逆の反応が「逆転写」です）。

これらの情報を踏まえて、発症の仕組みをまとめてみましょう。

①HIVウイルスがヘルパーT細胞に侵入（感染）する

②逆転写酵素の働きでRNAからDNAが合成される

③合成されたDNAが、もとのヘルパーT細胞のDNAに組み込まれる

④組み込まれたHIVのDNAの遺伝情報をもとに新たなHIVのRNAやタンパク質が合成される

⑤合成されたRNAやタンパク質を材料として、新たなHIVウイルスが誕生する

⑥宿主のヘルパーT細胞の細胞膜を突き破り、新たなHIVウイルスが飛び出す

⑦ヘルパーT細胞は死滅する

これを繰り返して、ヘルパーT細胞は次々と死滅し、新たなHIVウイルスが増殖していくのです。HIVウイルスは他人の家で子どもを産んでは、家を破壊し回っているようなものです。

HIVウイルスは「逆転写」という特徴を持っているため、じわじわとからだを乗っ取るのです。

8 その血液型同士は、混ぜるな危険！

ケガや病気で手術や輸血が必要になったとき、必ず血液検査で血液型を確認します。

その理由は、異なる血液型の血液を輸血してしまうと、重篤な反応が起きてしまうことがあるからです。

血液型の存在は、オーストリアの**ラントシュタイナー**という病理学者が１９００年に発見しました。ラントシュタイナーは、ある人の血漿に他人の赤血球を混ぜると、凝集（集まって固まる）する場合と、そうならない場合があることに気づき、そこから「Ａ型」「Ｂ型」「Ｃ型」の３つの型があると発表しました。その後の研究で「ＡＢ型」が発見され、Ｃは「Ｏ型」と呼ばれるようになり、今の「**ＡＢＯ式**」に至っています。

血液型とは、ひと言でいうと、「赤血球の抗原の種類」です。抗原とは、免疫反応を引き起こす物質のことです。細胞表面に「トゲ」のようについています。

そもそも自分以外の血液は「非自己の異物」なので、本来は他人の血液を輸血すると免疫反応によって排除されるはずです。

しかし、赤血球の抗原は共通であるものが多く、血液型の組み合わせによっては排除されない場合もあります。だから、輸血が可能なのです。

赤血球の表面には「**A抗原**」と「**B抗原**」という2種類の抗原があります。

このうち、

「A抗原」を持っている人が「A型」です。

「B抗原」を持っている人が「B型」です。

「A抗原」と「B抗原」の両方を持っている人が「AB型」です。

両方とも持っていない人が「O型」です。

ここでは、抗原は「剣」だと捉えてみましょう。

抗原が剣だとすれば、抗原を排除する「盾」の役割を担うのが抗体です。

抗体には、「A抗原」を排除する「抗A抗体」と、「B抗原」を排除する「抗B抗体」が存在します。

「抗A抗体」は「A抗原」と出会うと、排除するために結合して、凝集して（すなわち血の塊に

ABO式血液型と輸血

		受血者の血液型			
		A	B	AB	O
血液型（輸血者）	A	○	×	○	×
	B	×	○	○	×
	AB	×	×	○	×
	O	○	○	○	○

抗原・抗体対照表

	A型	B型	AB型	O型
赤血球型	A	B	AB	O
抗原（赤血球）	A抗原	B抗原	A・B抗原	抗原なし
抗体（血漿）	抗B抗体	抗A抗体	抗体なし	抗A・抗B抗体

（日本赤十字社，献血まるわかり辞典より引用改変）

なって）しまいます。もちろん輸血することはできません。

「抗B抗体」と「B抗原」が出会っても同じです。

ややこしくなってきましたが、私たちは「自分の抗原に反応しない抗体だけを持っている」と押さえておいてください。

これらを踏まえて、各血液型について見てみます。

A型の人は、「抗B抗体」を持っています。つまり、「B抗原」を持つ血液が入ってくると、血液は凝集します。だから、「A型には、B型とAB型の輸血はできない」のです。

A型の人は片手に「A抗原」という剣を持ち、もう一方の手に「抗B抗体」という盾を持っているイメージです。

このように考えると、B型の人はどうでしょうか。

B型の人は片手に「B抗原」という剣を持ち、もう一方の手に「抗A抗体」という盾を持っています。そのため「A抗原」を有するA型やAB型の血液は輸血できません。

AB型の人は、両手にそれぞれ「A抗原」「B抗原」という剣を持っています。二刀流です。両手が塞がっているため、抗体という盾は持っていません。ということは、理論上はどの血液型の血液を輸血しても凝集はしません。

O型の人はどちらの剣も持っておらず、その代わりに「抗A抗体」「抗B抗休」の2つの盾を持っています。すると、「A抗原」や「B抗原」を持っているA型・B型・AB型のいずれの血液でも凝集してしまいます。

一方で、抗原という剣を持たない**O型の人の血液は、理論上どの血液型の人にも輸血できる**ことになります。

実際、血液検査もできないほどの緊急時、やむを得ず選ばれるのはO型の血液製剤です。

もう1つ有名な血液型の分類が「**Rh式**」です。

Rh式血液型は、「D抗原」という抗原の有無によって、ある場合は**Rhプラス**、ない場合は**Rhマイナス**とします。

血液検査で調べたことがある方は「A型Rh（+）」、あるいは単に「A型（+）」のように書かれていたはずです。

Ｒｈ式は「＋」「－」の2種類しかなく、日本人の99・5％は「＋」です。

Ｒｈ（＋）の人の血液をＲｈ（－）の人へ輸血すると、凝集が起こるため、ＡＢＯ式と同様に輸血の前には確実にチェックしなければなりません。

実際に輸血を行うときには、輸血する血液と輸血を受ける人の血液を混ぜ合わせる検査である**交差適合試験**（クロスマッチ）が行われます。

血液は遠心分離することによって、赤血球を含む「**血球成分**」と抗体を含む「**血清**」に分かれます。交差適合試験では、輸血する血球成分と輸血を受ける側の血清を混ぜ合わせ、また念のため輸血を受ける側の血球成分と輸血する血清を混ぜ合わせて血液が塊をつくらないかを確認します。前者を「主試験」あるいは「オモテ検査」、後者を「副試験」あるいは「ウラ検査」といいます。

また、Ｒｈ式は妊娠の際に問題となります。

具体的にはＲｈ（－）の女性が、Ｒｈ（＋）の胎児を妊娠した場合です。

母体の血液と胎児の血液は混ざり合わないため、第一子の妊娠では問題となりませんが、第一子の出産時に胎児の「Ｄ抗原」に反応し、母体では「抗Ｄ抗体」がつくられます。

この状態で再びRh（+）の胎児を妊娠すると、母体の「抗D抗体」が胎児へ移行して、胎児の血液が凝集してしまうのです。

そのため、第一子出産後に「抗D抗体」を取り除く治療が必要となります。

ちなみに「Rh」とは、「D抗原」をもつアカゲザルの英名Rhesus macaqueに由来します。

日本人の多くは自分の血液型を知っていますが、海外では珍しいことのようです。日本では、以前は入園入学の際に提出を求められる場合が多かったことに加え、血液型が性格占いに使われることが多いことも影響しているかもしれません。

しかし、輸血前には必ず血液検査をするため、現在は血液型を知らなくても治療上支障はありません。また、性格に関連があるという科学的根拠も、「あるとはいえない」のが実際のところです。

そもそも南米の一部の国のように圧倒的に特定の血液型の割合が多い場合は占いにもなりません。たまたま日本人の血液型がA型40％、O型30％、B型20％、AB型10％のようにきれいに分布していることも、血液型占いが一般的となった一因かもしれません。

ちなみにRh式には「D抗原」以外にも、40種類を超える抗原があります。これらの抗原の有無のパターンを計算すれば、血液型のパターンは膨大なものになります。

自己免疫疾患

侵入者など有害な異物を排除するための免疫システムですが、システムにエラーが発生して、排除すべき対象ではない自分自身の組織へ攻撃するようになってしまうことがあります。

そのような病気を総称して「自己免疫疾患」といいます。

自己免疫疾患では、自己の組織を攻撃、排除しようとする「自己抗体」がからだの中でつくられます。

そして、自己抗体が自分自身の細胞や組織を攻撃してしまうことで、さまざまな症状が現れます。

たとえば、関節リウマチという病気は、手や足の関節を攻撃、破壊してしまうことによって起こります。

アレルギー

自分自身の組織ではない非自己の「異物」であっても、害がないものはたくさんあります。

たとえば、食べものは異物ですが、害はありません。むしろ栄養素を含む有益なものであり、積極的にからだに取り込む必要があります。

害のない有益な異物に対しては攻撃をしないようにと、免疫システムにあらかじめ設定されているのです。「免疫寛容」（P184参照）という仕組みです。

しかし、免疫寛容に不具合があり、排除する必要がないものまで排除しようとしてしまう場合があります。

このような現象を「アレルギー」といいます。

鶏卵や牛乳などの食べものに反応して攻撃してしまう場合が食物アレルギー、花粉に反応して攻撃してしまう場合が花粉症です。

＊ 疾患カタログ ＊

花粉症には、くしゃみや鼻水など鼻症状を来すアレルギー性鼻炎や、目のかゆみや充血など眼症状が現れるアレルギー性結膜炎が含まれます。

アレルギー性鼻炎、アレルギー性結膜炎は花粉のほか、ハウスダストや動物の毛、フケなども原因となります。

ちなみにアレルギーには仕組みによって、Ｉ型からⅣ型の４種類があります。

花粉症や食物アレルギーには「ＩｇＥ抗体」が関わっており、「ＩｇＥ抗体」が関わるアレルギーをまとめてＩ型アレルギーと呼びます。

Ｉ型アレルギーには、花粉症（アレルギー性鼻炎、アレルギー性結膜炎）のほか、食物アレルギー、じんましん、アトピー性皮膚炎、気管支喘息など身近なアレルギーが含まれます。

がん

がんは最も身近で、最も恐れられている病気の1つではないでしょうか。

統計上、日本人の死因の第1位で全体の3割を占めており、死に直結するイメージが強いかもしれません。

種類も「胃がん」「大腸がん」「肺がん」「肝臓がん」「膵臓がん」などさまざまな器官に発生します。

そもそも、がんとはいったい何者なのでしょうか？

がんをひと言で表すと、「無秩序、無制限に増殖しながら、広がったり別の場所に移っていく腫瘍」となりますが、全然わかりやすくありませんね。

苦しい言い訳をさせていただくと「良性腫瘍と区別する必要がある」ことと『がん』には

2つの意味がある」ことが話を複雑にしています。

まず、腫瘍には「悪性腫瘍」と「良性腫瘍」の2種類があります。このうち「がん」を意味するのは「悪性腫瘍」です。

そもそも腫瘍とは「細胞のかたまり」のことで、良性にしろ悪性にしろ、細胞が増殖して大きくなっていきます。ただし、良性腫瘍は大きくなり周囲を圧迫することはあっても、その場、その組織にとどまります。

一方の悪性腫瘍は、その場にとどまらず、周囲に浸み出したり（浸潤）、血液やリンパ液の流れにのって別の器官へ移っていったりします（転移）。この点が決定的な違いとなります。

しかし、「悪性腫瘍」＝「がん」という訳ではありません。

がんとは、厳密には「上皮性の悪性腫瘍」のことを意味します。

上皮性とは簡単にいうと皮膚や粘膜などのことであり、皮膚がんや胃がん、大腸がん、肺がんなどは正真正銘のがんといえます。

この狭い意味での「がん」は、「癌」と漢字で表すこともできます。

一方で広い意味のがんは、上皮性に限らず「がんのような性質をもつ病気」の総称として使われます。

たとえば、非上皮性の骨や筋肉の悪性腫瘍は「肉腫」といい、「骨肉腫」や「横紋筋肉腫」などが正式な病名であり、「骨がん」や「横紋筋がん」などとは呼びません。

しかし、がんの仲間として、「骨のがん」や「筋肉のがん」という呼ばれ方もしばしばされます。

あるいは、脳にできる腫瘍は悪性であっても良性であっても「脳腫瘍」と呼びます。

また、定義上「腫瘍」ですらない場合もあります。

＊ 疾患カタログ ＊

たとえば、「白血病」は異常な白血球が無秩序、無制限に増殖して正常に機能しないため「血液のがん」と呼ばれますが、からだの中でかたまりをつくることはありません。

　これらの事情もあり、あえて「癌」ではなく「がん」という用語を、「がん」ではなく「悪性腫瘍」、「悪性腫瘍」ではなく「悪性新生物」という用語を使用する場合があるのです。

　実際の国の死亡統計では、癌や肉腫、白血病など「がんの仲間の病気」を「悪性新生物」とまとめて分類しています。

　本書では、「がん」ということばを「広い意味のがん」として使用しています。

　ところで、なぜがんが発生してしまうのでしょうか？

　細胞分裂による増殖自体は、正常な組織でも行われています。細胞増殖が行われなければ、髪や爪も伸びませんし、傷も治りません。

　しかし、がん細胞の増殖は「無秩序、無制限」である点で異なります。

　たとえば、膝をすりむいたときは、傷を治すために急速に細胞の増殖が起こりますが、もとの状態になれば落ち着きます。

　つまり、「秩序があり、制限のある増殖」なのです。

　このように、私たちのからだの細胞分裂はしっかりとコントロールされています。

　しかし、中にはＤＮＡが傷つくことなどによって、そのコントロールから外れてしまう細胞が現れます。

　これがいわゆる「がん細胞」です。

　がん化した細胞はＮＫ細胞によって攻撃、排除されますが、それもうまくいかず、がん細胞が増殖していってしまうことで「がん」として発症してしまうのです。

コラム

臓器移植の拒絶反応は なぜ起こる？

他人の臓器を移植すると、免疫システムによってその臓器を排除しようとする「拒絶反応」が起こります。他人の臓器は「非自己の異物」であるからです。

拒絶反応の主な原因となるのが移植した臓器のＭＨＣ抗原（主要組織適合抗原）です。ヒトのＭＨＣ抗原は特にＨＬＡ（ヒト白血球型抗原）と呼ばれます。最初に白血球で発見されたことに由来しますが、もちろん白血球以外の細胞にも存在しています。

ＨＬＡ遺伝子は複数の遺伝子で構成されており、その組み合わせ（ＨＬＡ型）は膨大であり、他人と一致することは極めてまれです。その一方で、両親からは2セットある遺伝子群のうち1セットずつがそのまま受け継がれるため、きょうだい間では１／４の確率で一致します。

ＨＬＡが一致していない臓器を移植すると、ヘルパーT細胞が異物と認識して排除しようとします。他人同士ではＨＬＡ型が完全一致することは極めてまれですが、なるべく一致している提供者（ドナー）から、免疫抑制剤で拒絶反応を抑えながら移植する必要があるのです。

第7章

周囲の異変を感知せよ！

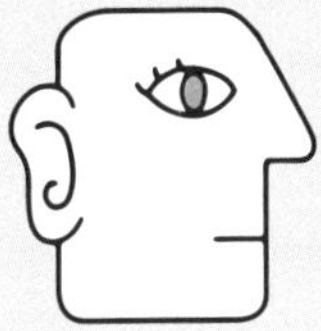

〔感覚器〕

感覚器官は「実況中継」するのが仕事。

見て、聴いて、嗅いで、味わって、皮膚で感じる

その情報伝達は「バケツリレー方式」で。

神経伝達の仕組み

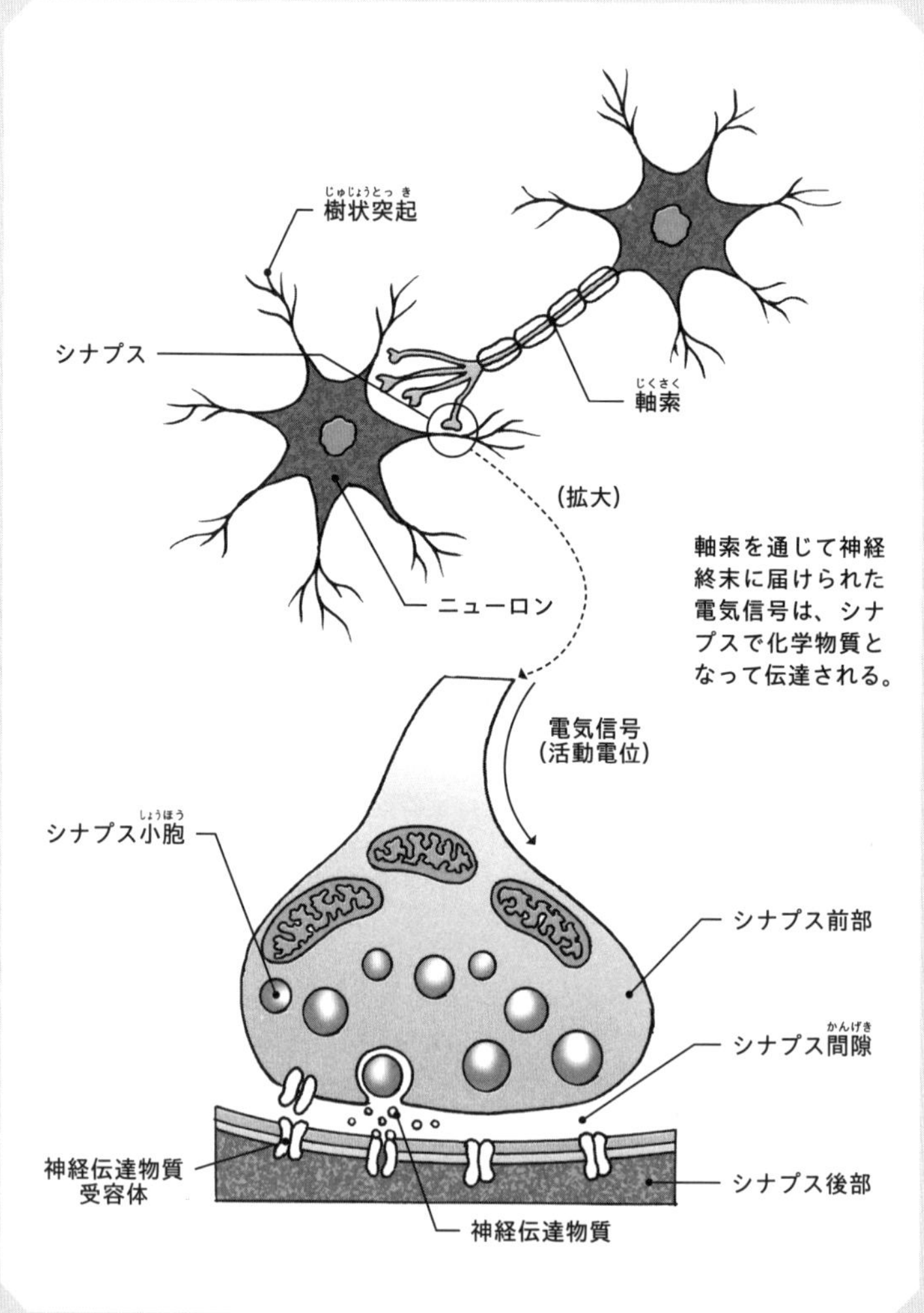
樹状突起《じゅじょうとっき》
シナプス
軸索《じくさく》
(拡大)
ニューロン
軸索を通じて神経終末に届けられた電気信号は、シナプスで化学物質となって伝達される。
電気信号
(活動電位)
シナプス小胞《しょうほう》
シナプス前部
シナプス間隙《かんげき》
神経伝達物質
受容体
シナプス後部
神経伝達物質

1 感覚器官は「実況中継」するのが仕事

あなたは今、ある部屋に閉じ込められています。その部屋は四方が厚い壁で塞がれており、光も音も届きません。

ただし、幸いなことに電話だけはつながります。

この状況で、外の様子を知るためにはどうすればいいでしょうか？

外にいる友人に、電話で教えてもらえばいいですね。

たとえば、「明るいか、暗いか」「暑いか、寒いか」「騒がしいか、静かか」といった情報は、部屋の外に出られなくても、友人に聞けば知ることができます。

からだの中で同じ状況に置かれているのが「**脳**」です。

脳は、からだの内外のあらゆる情報を集め、常に状況を把握し、判断し、必要に応じて全身のさまざまな器官に指令を出しています。

しかし、当の本人は、**頭蓋骨**という狭い部屋の中に閉じ込められています（正確には「護《まも》られている」わけですが）。

そこで、脳が常に最新の状況を把握して正しい判断をするためには、情報を提供してくれる人が必要です。

それを担っているのが、目や耳や皮膚などの「**感覚器官**」です。

感覚器官はからだの表面でさまざまな刺激を受け取り、その情報をほぼリアルタイムで脳へ伝えています。

常に「実況中継」をしてくれているようなイメージです。

感覚器官は、私たちが安全安心に生きるために欠かせません。

もし視覚の情報が得られなければ、壁があることに気づかないかもしれません。

もし聴覚の情報が得られなければ、背後から近づく自動車に気づかないかもしれません。

もし熱さの情報が得られなければ、知らない間にやけどしてしまうかもしれません。

もし痛みの情報が得られなければ、出血に気づかず大量出血してしまうかもしれません。

もし苦みの情報が得られなければ、毒と気づかず飲み込んでしまうかもしれません。

このような危険回避のため以外にも、生きるために必要な水や食料を得たり、コミュニケーションに利用されたりなどさまざまな役割があります。

なお、感覚器官が受容する「**視覚**」「**聴覚**」「**嗅覚**」「**味覚**」「**触覚**（皮膚感覚）」を合わせて、**五感**と呼びます。

コラム

第六感は存在する⁉

「第六感」ということばを耳にしたことがあると思います。五感で説明がつかない第六の感覚という意味で、何となく「オカルト」的なイメージがあるかもしれません。私個人の意見ですが、第六感は存在すると考えています。

たとえば、ある人が「頭が痛いから、この後雨が降りそうだ」と言ったとして、本当に雨が降ったら第六感による「予知」と言えなくもありません。

しかし、気圧の変化が頭痛の原因となることは珍しいことではないのです。科学的に解明されていなくとも、人間には直接感知できないはずの刺激を感じとれる可能性は十分あるというわけです。

あるいは、ある場所を訪れたとき、突然「これから良くないことが起こる気がする」と感じたとします。まさに「第六感」的なエピソードですが、これも過去に似たような場所で良くないことがあったことを無意識に思い出しているのかもしれません。

いわゆる「勘の鋭い人」の中には、「無意識に過去の経験や知識を統計分析し、現在の状況から未来を予測するのが得意な人」が、一定数含まれているのではないかと私は考えています。

もしそれが真実なら、「勘」や「第六感」が、一見対極に位置しているように思われる「論理的思考」に裏付けられているということになります。

また、ヒト以外では、確認されている五感以外の感覚はすでにあります。

たとえば、マダニは二酸化炭素を感じることができ、ヘビは熱の方向を感じとることができるといわれています。大地震の前に動物たちが興奮したり逃げ出したりという話も聞いたことがあると思います。

ヒトにもまだ、「感覚」として認知されていないだけで、実は感じている刺激がほかにもあるのかもしれません。

2 「運動神経がない」なんてあり得ない！

感覚器官から外部の情報を受け取った脳は、その情報に対して適切に対応します。

たとえば、「背後で大きな音がした」という情報を受け取ったら、「後ろを振り返って状況を確認せよ」などの指令を出します。

あるいは、「気温が低い」という情報を受け取ったら、「もう1枚上着を着よ」や「エアコンのリモコンを手に取って設定温度を上げよ」などの指令を出します。


この一連の流れには、主に「**感覚神経**」と「**運動神経**」という2種類の神経が関わっています。２つの神経を合わせて「**体性**《たいせい》**神経**」といいます。


感覚器官で感知された刺激は、「感覚神経」という送信ケーブルを通って脳に伝えられます。脳は情報処理を行い、必要な指令を「運動神経」という送信ケーブルを通して運動器官や内分泌器官へ伝えます。

まさに、電話線やＬＡＮケーブルを使って情報伝達するイメージです。

ちなみに、刺激を受け取る器官は「**受容器**」、その後、指令を受けて働く器官を「**効果器**」と呼びます。

また、通常は指令を出す大脳への報告や指示なしで、脊髄などが刺激の情報を受け取り、独断で指令を出す「**反射**」という経路も存在します。

日常会話において、運動が苦手なことを「運動神経がない」と表現することがありますが、もちろん運動神経は本来「スポーツの才能やセンス」を意味することばではありません。

3 情報伝達は「バケツリレー」である

眼や耳、皮膚などの受容器で受容した刺激は、感覚神経を通って脳に伝えられ、脳からの指令が今度は運動神経を通って筋肉や内分泌腺などの運動器（効果器）へ伝えられます。

感覚神経や運動神経を含めた神経は、電話線やLANケーブルにたとえることができますが、詳しくみると実は1本のケーブルではありません。

あらゆる神経は「**ニューロン**」という最小単位が集まってできており、ニューロン同士は厳密には直接つながっていないのです。

ニューロン同士は、「**シナプス**」という構造を使って情報を伝えています。

ニューロンは、本体である「**細胞体**」からケーブルである「**軸索**《じくさく》」が伸びた構造になっており、軸索の先端にはシナプスがあり、次のニューロンへ情報を伝達しているのです。

シナプス（ニューロンとニューロンのつなぎ目）には、わずかな隙間が空いています。非常に近い距離で、「**神経伝達物質**」という物質を受け渡すことで情報が伝達されます。

たとえるなら、軸索という腕をのばして、バケツリレーによって次々と別のニューロンへ情報を伝えるようなものです。

実際には、「シナプス小胞」という小さな袋に入った「神経伝達物質」を放出することで、情報伝達が行われます。

眼の構造

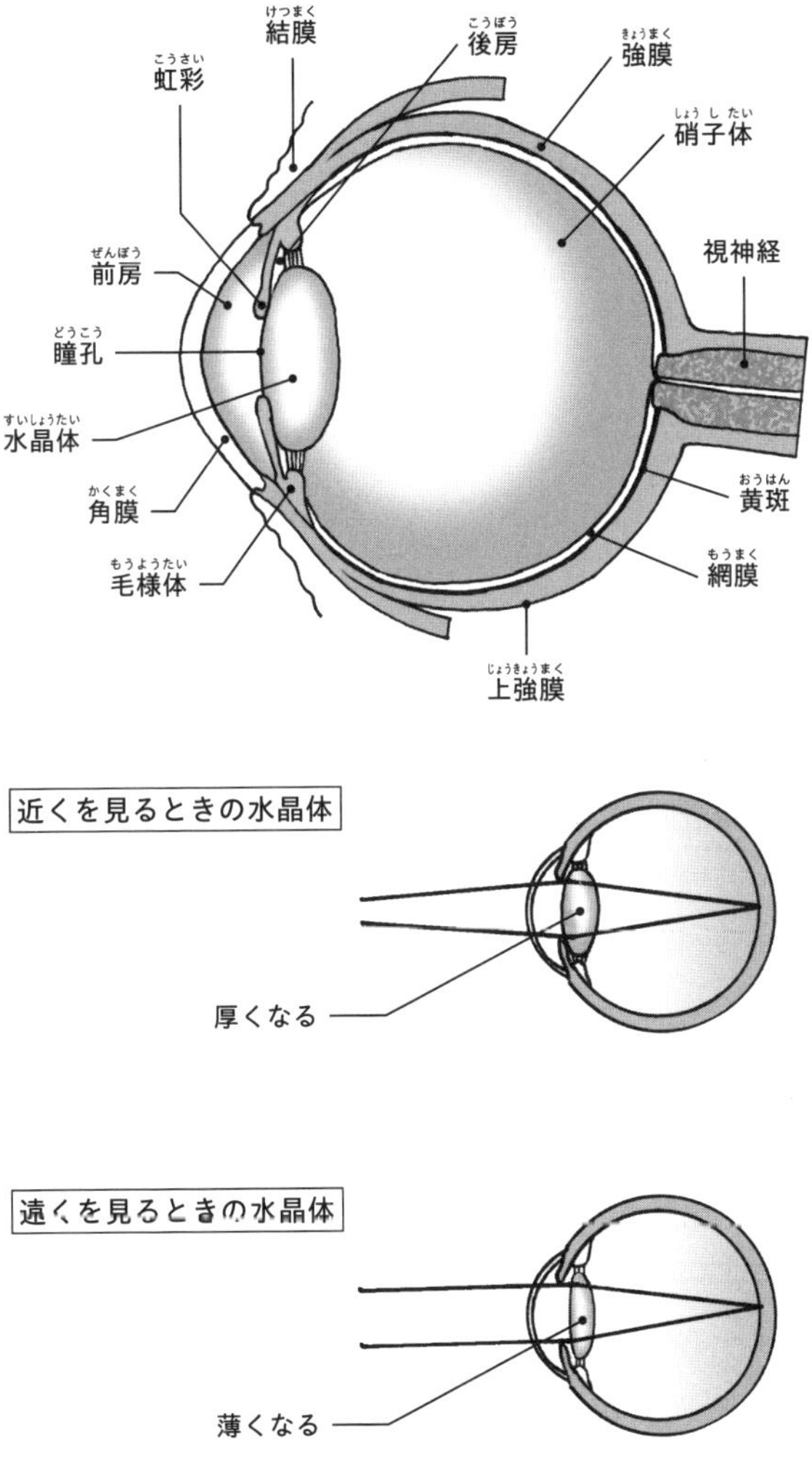

結膜《けつまく》
後房《こうぼう》
強膜《きょうまく》
虹彩《こうさい》
硝子体《しょうしたい》
視神経
前房《ぜんぼう》
瞳孔《どうこう》
水晶体《すいしょうたい》
黄斑《おうはん》
角膜《かくまく》
網膜《もうまく》
毛様体《もうようたい》
上強膜《じょうきょうまく》
近くを見るときの水晶体
厚くなる
遠くを見るときの水晶体
薄くなる

4 眼はカメラと同じである ▼視覚①

ここからは、五感それぞれについて見ていきましょう。

1つ目は「**視覚**」です。

視覚では、外部の様子を映像の情報として脳へ伝えます。

正確には外部の「光」の刺激を感知します。光の強さによって明るさや暗さを感じたり、反射した光によって物体の形や大きさ、色を認識したりすることができます。

視覚を担当している感覚器官はもちろん眼ですが、より鮮明な映像を得るためには細かい調節が必要となります。

たとえば、よりはっきりと視るためには対象にフォーカス（焦点）を合わせる必要がありますし、眼に入ってくる光の量を調節する必要があります。

カメラ好きでなければ近年では意識することもほとんどなくなりましたが、きれいな写真を撮るためにも、同じように光の量とフォーカスをちょうど良く合わせる必要があります。実は、眼とカメラは非常に仕組みが似ているのです。

２３１ページの図は眼を横からみたものです。

複雑にみえますが、「**水晶体**《すいしょうたい》」と「**網膜**《もうまく》」に着目すると理解しやすくなります。

水晶体はレンズとも呼ばれ、虫めがねとおなじ凸《トツ》レンズです。

レンズに光が入ると、光が折れ曲がって進む「**屈折**」が起こり、光が1点に集まります。

この光が集まる点を**焦点**といいます。

光が焦点に集まった後は再び拡散しますが、スクリーンが存在するとその場所で像を結びます。

このスクリーンの役割をしているのが網膜です。

カメラでは「フィルム」に相当します。

これが基本的な仕組みです。

また、光が眼に入ってくるときはじめに通る「**角膜**《かくまく》」は眼を保護するとともに、水晶体と同じように光を屈折させる役割もあります。

水晶体の次に光が通る「**硝子体**《しょうしたい》」は内部が透明な液体で満たされており、そのまま光を通します。

像を結ぶ網膜には、光刺激を受容する「**視細胞**《しさいぼう》」が存在しています。

そして、視細胞によって受容された光刺激は、視神経というケーブルを通って脳へ伝えられます。

視細胞には、先端がとがった形をしている「**錐体《すいたい》細胞**」と棒のような形をしている「**桿体《かんたい》細胞**」という2種類の細胞があります。「錐」は円錐の「錐」と同じ意味で、「桿」は棒という意味です。桿体細胞は主に暗い場所ではたらき、「明るさ」すなわち「光の強さ」を感知します。一方の錐体細胞は、主に明るい場所ではたらき、「明るさ」だけでなく「色彩」を感知します。たしかに、暗い場所では色はよくわかりませんね。

錐体細胞にはさらに「**赤錐体細胞**」「**緑錐体細胞**」「**青錐体細胞**」の3種類があり、それぞれ感知できる光の波長が異なります。このおかげで、「**光の三原色**」そしてその他のさまざまな色彩を区別できるのです。

このプロセスを経て、私たちは「視る」ことができているのです。

まとめると、以下の通りです。

①光が角膜を通り屈折する↓②光が水晶体を通り屈折する↓③光が硝子体を通る↓④網膜に像を結び光刺激として受容される↓⑤視神経を通って刺激が脳へと伝えられ光として認識する。

コラム

星をよく見ようとすると見えにくくなる理由

天体観測で暗い星をよく見ようとして、かえって見えにくくなったことはありませんか？　この現象は桿体細胞と錐体細胞の違いによって説明できます。

錐体細胞は網膜の中心部（黄斑）に集中して存在しています。一方の桿体細胞は中心部の周辺に多く分布しています。そして、1点を凝視するときには、黄斑に像を結びます。

さて、主に暗い場所ではたらき、「明るさ」すなわち「光の強さ」を感知するのはどちらの細胞だったでしょうか？　桿体細胞ですね。錐体細胞も明るさを感知できますが、明るさを感知する能力では桿体細胞に分があります。つまり、弱い光の星を凝視しようとすると黄斑に像を結びますが、黄斑には桿体細胞が存在しないため光を感知する能力が下がった結果、かえってその星が見えにくくなったのです。

コラム

頭をぶつけると星が飛ぶのか問題

マンガやアニメなどの登場人物が頭を強くぶつけたとき、目から火花が出たり、頭の周りに星が飛ぶような描写を見たことがあると思います。

衝撃の大きさをわかりやすく伝える画期的な表現ですが、実は似たような現象は実際に起こります。光の刺激を脳へ伝える視神経は、物理的な刺激であっても光の刺激と認識してしまうのです。

たとえば、頭や眼を強くぶつけて網膜や視神経に物理的な刺激が加わると、その刺激は脳に伝えられます。すると、星とはいいませんが、実際には存在しない光が見えることがあるのです。

この現象は、真っ暗な場所で目を強くこすったり押さえたりしても起こります。

ただし目はデリケートな器官なので、くれぐれも実際に試さないようにしてください。

コラム

「盲点は存在する」事実こそ盲点

「盲点」ということばは、「うっかりして気づかずに見落とす」という意味ですが、これは、眼や視覚に由来することばです。

スクリーンである網膜には、「盲斑」という部分があります。網膜には、光刺激をもれなく受け取るために視細胞がまんべんなく存在しますが、盲斑にだけは存在しません。なぜなら、盲斑は脳へ刺激を伝える視神経が集まり束になっている部分であるため、視細胞が存在するスペースがないからです。

この盲斑の部分に投影された映像は光刺激として受容されず、脳も認識しません。つまり、見ているのに「見えない」状態です。この認識されない視野の部分を「盲点」といいます。

私たちは日常生活で盲点を意識することはまずありません。なぜなら、通常私たちは両眼で対象を見るからです。仮に左眼の盲点に対象が入っていて見えなくても、右眼では見えているため、脳が映像を補うように情報処理をしてくれています。

盲点は確かに存在していますが、それに気づかないこと自体がまさに盲点だといえそうです。

ちなみに、上の図を使って、盲点を確認できます。
①まず、＋印が右眼の正面にくるようにします。
②次に左眼を閉じます。
③左眼を閉じたまま、右眼で＋印を見ながら眼を近づけたり遠ざけたりしてみてください。
●印が見えなくなる場所があると思います。この点が盲点です。

5 眼が近くにも遠くにもフォーカスが合う理由 ▼視覚②

見たいものをはっきり見るためには、フォーカス（焦点）を合わせる必要があります。

フォーカスが合っていないとボヤけて見えます。写真でも、近くにいる人ははっきり写っているけれど、背後にいる人の顔がボヤけていることがありますが、それと同じです。

近くにあるものを見るときは焦点距離を短く、遠くにあるものを見るときは焦点距離を長くする必要があります。

眼はそれを「**水晶体の厚さを変える**」ことで実現しています。

水晶体のような凸レンズは、レンズが厚いほど焦点距離が短くなり、薄いほど焦点距離が長くなります。

すなわち、近くを見たいときは水晶体を厚くし、遠くを見たいときは水晶体を薄くすればいいのです。

しかし、どのようにして水晶体の厚さを変えればいいのでしょうか？

その仕組みは実にシンプルで、水晶体は弾力があるため、両側からぎゅーっと引っ張れば薄くなります。

正確には、両側から引っ張られて薄くなっている状態が通常で、近くを見るときは、毛様筋という眼の筋肉が収縮することで、両側から引っ張る力が弱まり、水晶体は厚くなっているのです。

つまり、**眼の通常モードは「遠くを見る」こと**なのです。近くのものばかり見ていると眼の筋肉に負担がかかることになります。

コラム

レーシック手術の仕組み

近視の比較的新しい治療法であるレーシック手術は、めがねやコンタクトレンズとはまったく異なるアプローチで視力を改善します。

前述のとおり、光は水晶体だけでなく角膜でも屈折します。

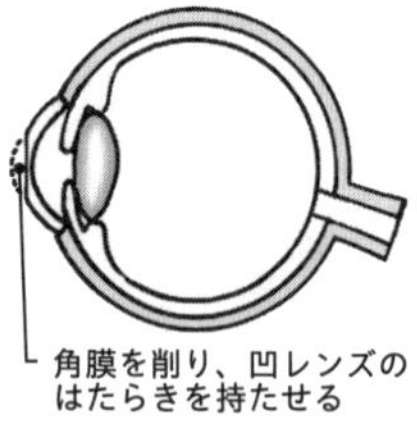

そこでレーシック手術は、角膜の一部をレーザーで切り取って薄くすることで、屈折を小さくして近視を治療するのです。

レーシック手術以外にも、眼の中に直接レンズを入れて屈折の大きさを調整する治療法もあります。

▼白内障

眼に入ってきた光が角膜や水晶体で屈折し、網膜に像を結ぶことが視覚の主要な仕組みです。そのために絶対必要なことは、「光を遮らない」ことです。

当たり前のことのようですが、角膜にしても水晶体にしても硝子体にしても、光が遮られずに網膜へ到達することができなければ、きれいな映像を得ることはできません。

いくらきれいな夜景でも、窓ガラスが汚れていたり曇っていたりしては、はっきり見えないのと同じです。

そして、そのような事態は実際の眼でも起こり得ます。加齢などさまざまな原因によって、水晶体が濁ってしまう状態が白内障です。

白内障になると、視力が低下したり、光がまぶしく見えたりします。

治療は、濁った水晶体を取り出したり吸い取ったりして、代わりに人工レンズを入れます。

▼近視・遠視

近視や遠視は、いわゆる「目が悪い」と呼ばれる状態で、遠近調節を適切に行うことができないことによって起こります。

近視は、正常と比べて焦点距離が短くなっている状態であり、遠くの物体を見ようとしてもフォーカスが合わない状態です。

反対に遠視は、正常と比べて焦点距離が長くなっている状態であり、遠くの物体と近くの物体のどちらを見ようとしてもフォーカスが合わない状態です。

これらの状態を改善するための器具が「めがね」ですが、当然、近視用めがねと遠視用めがねではつくりが異なります。

近視用めがねは、短くなってしまっている焦点距離を長くするために、凹レンズが使われます。

コンタクトレンズでも同様の仕組みです。

ちなみに、コンタクトレンズの包装に記載されている「－2・5」といった数値は、「どの程度焦点距離を長くするか」すなわち「屈折を小さくするか」を表しており、近視の程度が強くなるほど数値が大きくなります。

一方の遠視用めがねは、正常よりも長くなってしまっている焦点距離を短くするために、凸レンズが使われます。

遠視用のコンタクトレンズでは、反対に「＋3・0」のようにプラスの数値となっています。

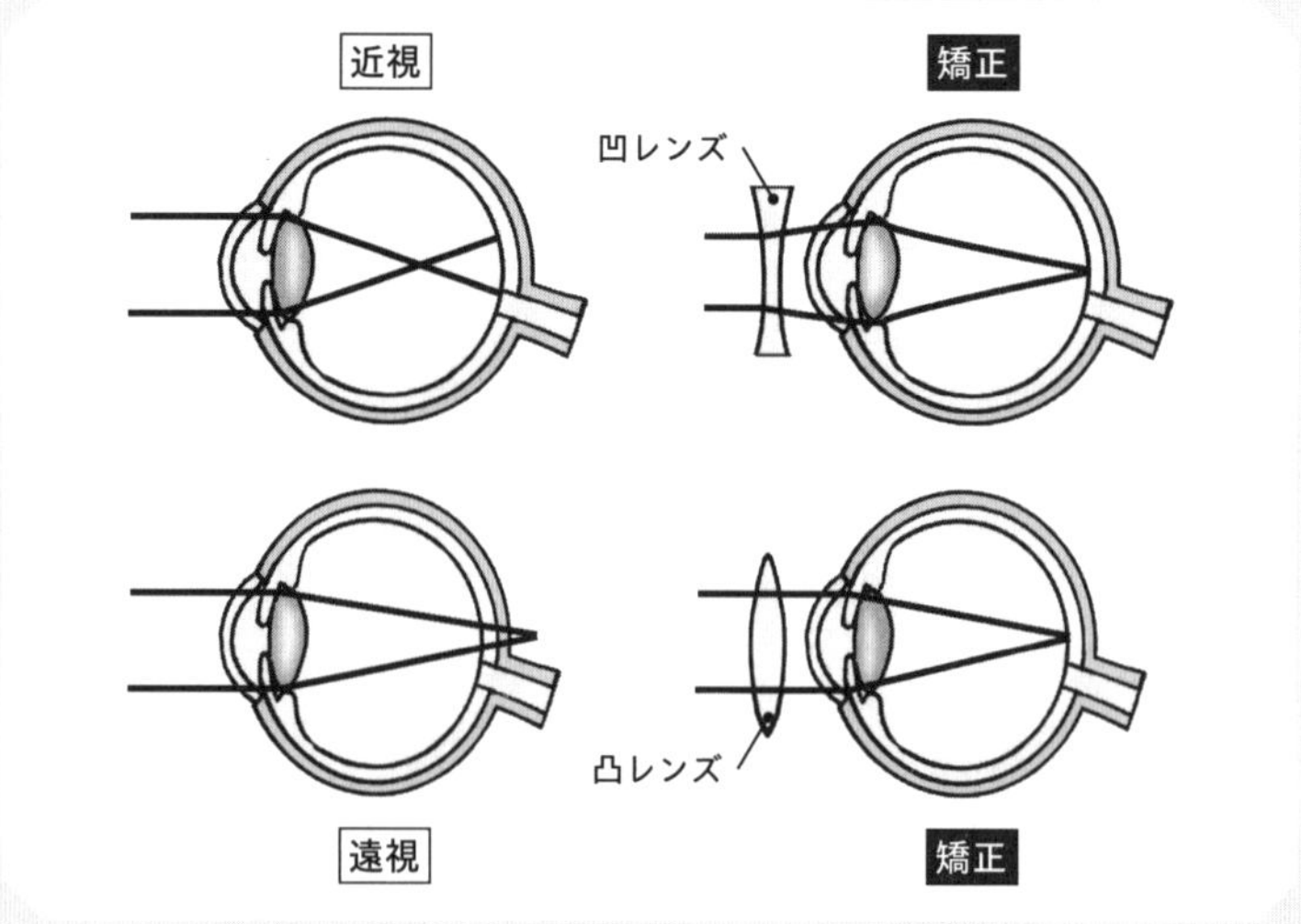

6 なぜ、死亡確認のとき眼に光を当てるのか？

▼視覚③

鮮明な映像を得るためには、眼に入ってくる光の量も調節する必要があります。視野が明るすぎたり、暗すぎたりしたらはっきりと見ることができないからです。

それでは、どのように眼に入る光の量を調節しているのでしょうか？

手鏡などで、ご自身の眼をご確認ください。黒眼の内側に、もう1つ円が見えるはずです。この小さな円が、「**瞳孔**《どうこう》」あるいは「**瞳**（ひとみ）」です。

瞳孔を見たまま、部屋の電気をつけたり消したりしてみてください。

電気を消すと瞳孔が大きくなり、電気をつけると瞳孔が小さくなるはずです。瞳孔が大きくなると眼の内側に入る光の量は多くなり、瞳孔が小さくなると少なくなるという仕組みです。暗い場所は光量が少ないため、瞳孔を大きくして多くの光を取り込む必要があるのです。

この反応を「**対光**《たいこう》**反射**」といいます。ドラマなどで死亡確認の際に眼にペンライトなどで光を当てるのは対光反射が消失していることを確認するためで、実際の医療現場でも行われます。

瞳孔は、虹彩と虹彩の間のすきまを指し、虹彩同士の距離が近くなったり遠くなったりすることで瞳孔の大きさは変化します。

コラム

明るい場所と暗い場所、目が早く慣れるのはどっち？

「寝るときに電気を消したら何も見えなくなったけれど、時間がたつと少しずつ見えるようになった」「お化け屋敷から出たときに、はじめはまぶしかったが、少しずつはっきりと見えるようになった」など「目が慣れる」という経験をしたことがあると思います。これは先ほど説明した瞳孔による光の量の調節が大きく関わっていますが、もう1つ「目が慣れる」ことに関わる仕組みが存在します。それが「明順応」と「暗順応」です。明るい場所で目が慣れる現象を「明順応」、暗い場所で目が慣れる現象を「暗順応」といいます。

「明順応」と「暗順応」は行われる速さがまったく異なります。「暗順応」が約30〜60分かかるのに対し、「明順応」は数分で完了します。確かに暗い場所に目が順応するのには時間がかかりますが、明るさには短時間で順応できます。

なぜこのような差が生まれるのでしょうか？

まず、急に暗い場所に入ったときに起こる「暗順応」は、からだの中で「ロドプシン」という物質がつくられることで起こります。ロドプシンが増加すると、視覚に関わる細胞「視細胞」の光への反応性が高くなるため、暗い環境でも見えやすくなります。

反対に急に明るいところに出たときに起こる「明順応」は、からだの中で「ロドプシン」が分解されることで起こります。ロドプシンが分解されて減少すると、視細胞の光への反応性が低くなるため、明るい環境でもまぶしくなりにくいのです。ロドプシンは一からつくるよりも、ただ分解するほうが圧倒的に短時間ですみます。だから、ロドプシンが分解される「明順応」のほうが速く完了するのです。

なお、ロドプシンをつくるためにはビタミンAが必要となるため、ビタミンAが不足すると夜間に見えにくくなる夜盲症（鳥目）になるおそれがあります。

耳の構造

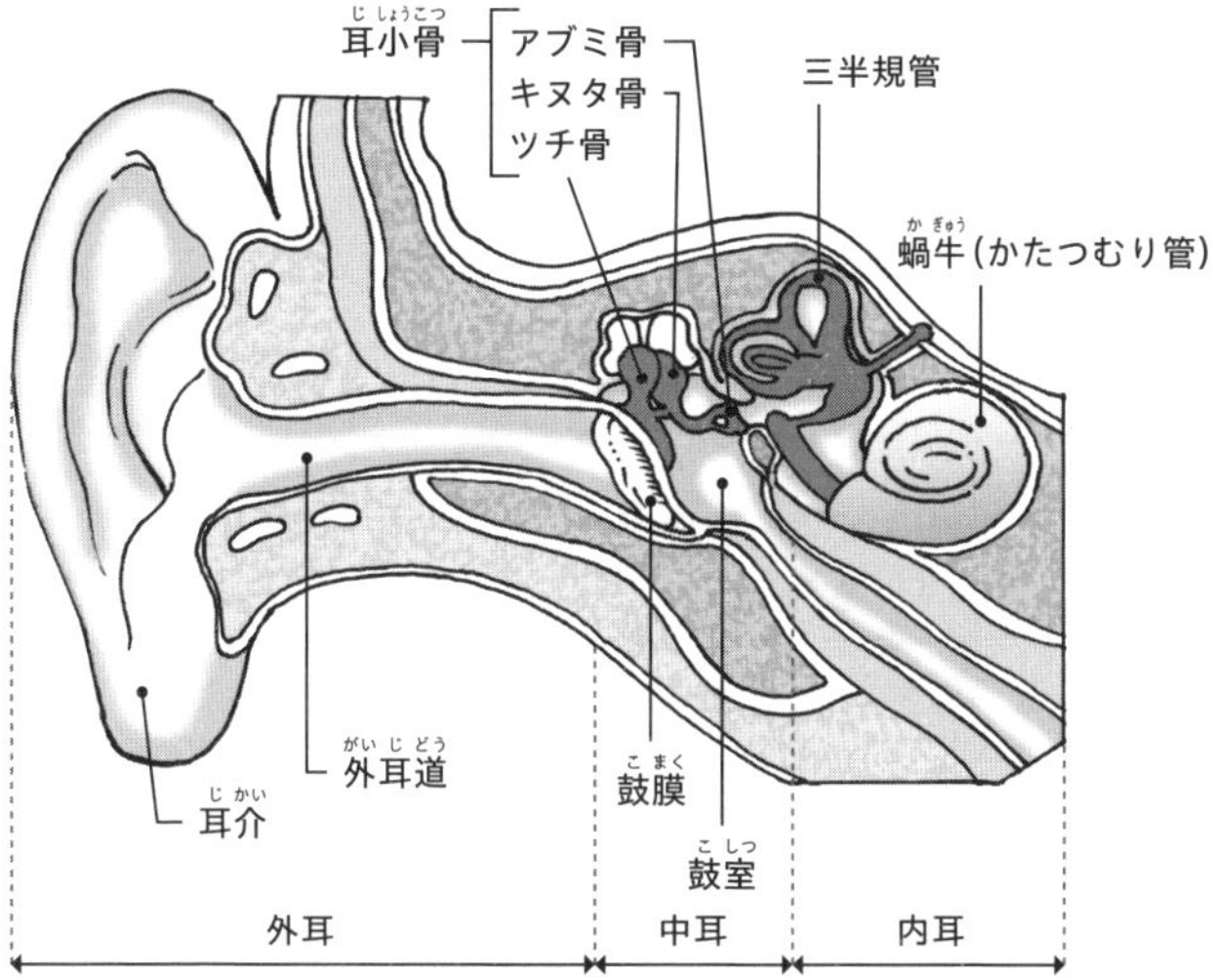
耳小骨《じしょうこつ》
アブミ骨
キヌタ骨
ツチ骨
三半規管
蝸牛《かぎゅう》（かたつむり管）
外耳道《がいじどう》
耳介《じかい》
鼓膜《こまく》
鼓室《こしつ》
外耳
中耳
内耳

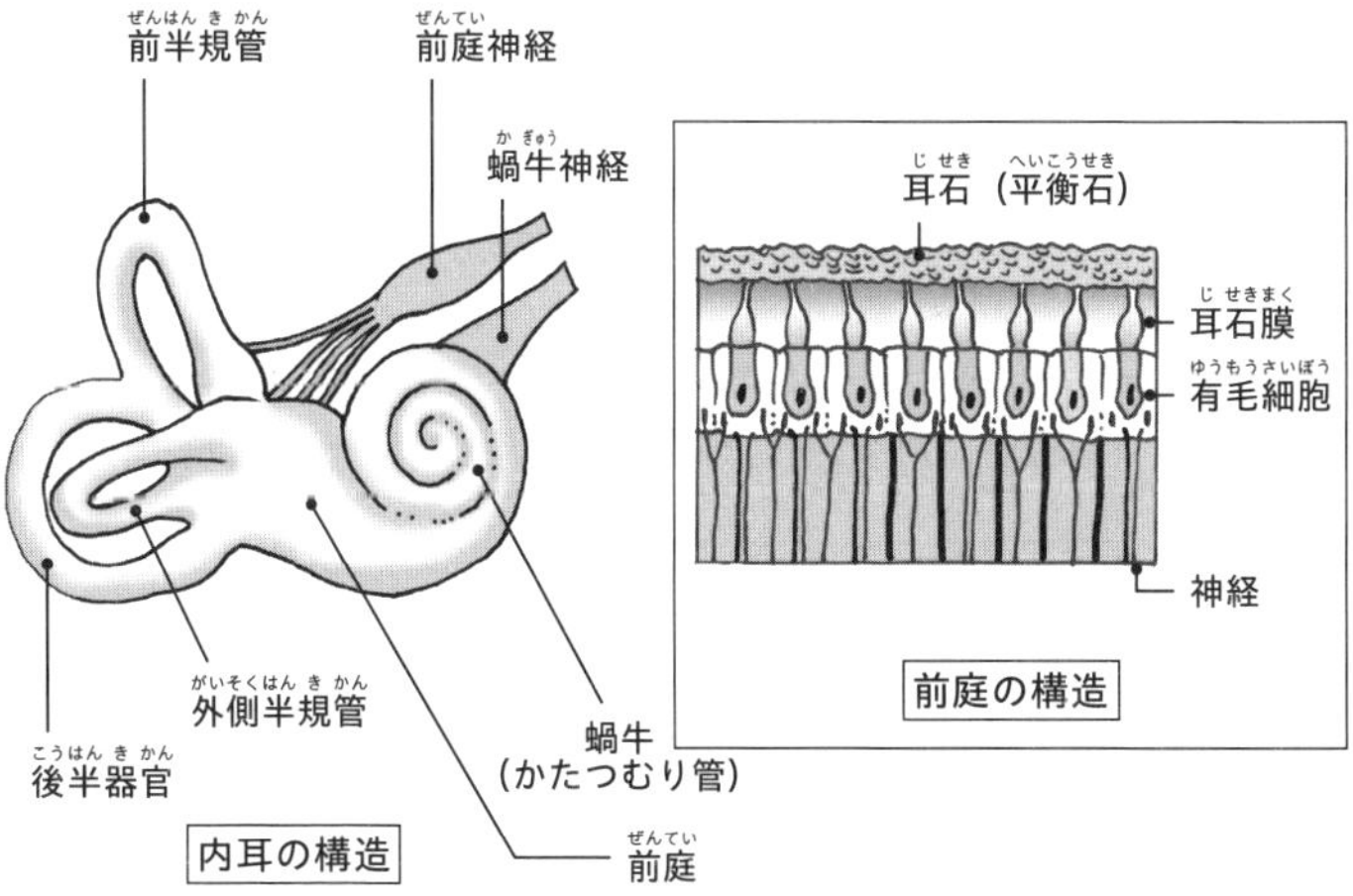
前半規管《ぜんはんきかん》
前庭神経《ぜんてい》
蝸牛《かぎゅう》神経
外側半規管《がいそくはんきかん》
後半器官《こうはんきかん》
蝸牛
（かたつむり管）
前庭《ぜんてい》
内耳の構造
耳石《じせき》（平衡石《へいこうせき》）
耳石膜《じせきまく》
有毛細胞《ゆうもうさいぼう》
神経
前庭の構造

7　耳の奥には「かたつむり」がいる　▼聴覚①

五感の１つである「聴覚」は、音を認識する感覚のことです。

聴覚を担当するのは、もちろん「耳」です。ただし、私たちがふだん「耳」と呼んでいる顔の横についている構造物は「**耳介**《じかい》」という音を集める器官で、耳全体のごく一部にすぎません。集められた音を受容するのは、耳の穴の奥にある、かたつむりのような形をした器官です。かたつむりにはきちんとツノもあります（ツノにも重要な役割がありますが、これはのちほど説明します）。

かたつむりのぐるぐるした殻の部分を「**蝸牛**《かぎゅう》」あるいは「**かたつむり管**」といいます。蝸牛で感知された音の刺激は、感覚神経である聴神経（蝸牛神経）を通って脳へ伝えられます。

ここで１つ問題があります。２４３ページの図のようにかたつむりは耳の奥に引きこもっているため、外部の音が届きにくいのです。

だから耳介は、音をしっかりと集めて、奥のかたつむりまで音を届けられる構造になっているのです。

ちなみに耳は「**外耳**《がいじ》」「**中耳**《ちゅうじ》」「**内耳**《ないじ》」の３つに分かれています。かたつむりが存在するのは一番奥の内耳です。

8 空気と太鼓と骨と液体の「振動リレー」で音は聞こえる

▼**聴覚②**

耳介から集められた音は、蝸牛（かたつむり管）において刺激として受容されますが、耳介から蝸牛までは距離があります。

そのため、かたつむりがいる場所までしっかり音を届けるための仕組みがあります。

音とは、「空気の振動」です。

空気の振動は耳介で集められ、外耳に入って「**鼓膜**《こまく》」を振動させます。

鼓膜はその名のとおり「膜」であり、太鼓を「ドンッ」と叩くイメージです。

鼓膜における「太鼓の振動」は、鼓膜とつながっている耳小骨に伝わります。その結果、耳小骨も振動します。

耳小骨は中耳に3つあり、その形から「**ツチ骨**」「**キヌタ骨**」「**アブミ骨**」と呼ばれています

（槌《ツチ》はハンマー、砧《キヌタ》は台、鐙《アブミ》は馬に乗るときの足置きです）。

耳小骨は**卵円窓**《らんえんそう》という窓を介して蝸牛と接しており、耳小骨の「骨の振動」は増幅されて蝸牛へと伝わります。

蝸牛の内部はリンパ液という液体で満たされているため、蝸牛が振動すると「リンパ液も振動」し、波が発生します。

そして、その波を蝸牛内部の聴細胞が刺激として受容し、聴神経を通って脳へ伝えられ、音として認識されるのです。

長くなりましたが、音という「空気の振動」は、「太鼓の振動」「骨の振動」「液体の振動」と変換されていく「振動リレー」を経て、音として聞こえているのです。

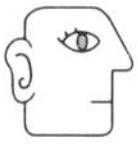

9　なぜ、耳のかたつむりにはツノが3本あるのか？

▼平衡感覚

聴覚を担っているのは内耳にある蝸牛でしたが、内耳にはもう1つ重要な役割があります。

それは、傾きと回転を感じる「**平衡感覚**」です。

傾きは「**前庭**《ぜんてい》」という器官が、回転は「**三半規管**《さんはんきかん》」という器官が刺激を受容します。前庭はかたつむりの「頭」、三半規管はかたつむりの「ツノ」と考えると、わかりやすいでしょう。

三半規管と前庭の内部は、蝸牛同様にリンパ液で満たされています。

からだが回転すると、三半規管内部のリンパ液に水流が発生します。

また三半規管の内部には「**クプラ**」という帽子のようなゼリー状の物質があり、クプラは回転を感知する感覚細胞の上にのっかっています。回転によってリンパ液の水流が発生すると、クプラが流れによって押されてゆらゆらと動きます。このクプラの動きを間接的に回転の刺激として感覚細胞が受容し、感覚神経である前庭神経を通って脳へ伝えられるのです。

２４３ページの図のように、かたつむりのツノ（三半規管）は３本もあります。その理由は、３本あることで、縦回転（前後方向）、横回転（左右回転）、水平回転のいずれの回転も感知できるようにするためであると考えられます。

前庭の内部にも、リンパ液のほか、ゼリー状の物質が存在し、傾きを感知する感覚細胞の上にのっかっています。ゼリー状の物質には、さらに**平衡石**（耳石）と呼ばれる「重みのある石」がのっています。

からだが傾くことによって、ゼリー状の物質も傾き、平衡石の重みで下側にかたよります。この「かたより」が間接的に傾きの刺激として受容され、同じく前庭神経を通って脳へ伝えられます。

▼中耳炎

中耳は外耳と内耳の間に位置しており、通常は音を内耳に伝えるための耳小骨という骨しか存在しない空洞です。

しかし、のどと耳をつなぐ「耳管」という細い管を経由して、細菌が侵入して増殖し、炎症を起こすことがあります。この状態が（急性）中耳炎です。

中耳炎に至ると、中耳に膿がたまって内側から鼓膜が押されることにより、鼓膜の腫れや赤み、痛みが生じます。炎症によって発熱を伴う場合もあります。

治療は、細菌をやっつけるための抗菌薬を使用するほか、程度によって鼓膜を切って膿を出す処置を行う場合もあります。

▼難聴

難聴は「聴力が低下している状態」のことであり、さまざまな原因によって起こります。

たとえば加齢に伴って起こる「老人性難聴」、長い期間大きな音がする環境で過ごすことによって起こる「騒音性難聴」、原因不明で突然起こる「突発性難聴」です。

難聴は「鼓膜が振動する↓耳小骨が振動する↓蝸牛内部のリンパ液が振動する↓聴細胞が刺激を受容する↓聴神経を通って脳へ伝えられる↓脳が音として認識する」という一連の仕組みのうち、いずれかの経路に異常が出ることによって起こります。

そして、どこに異常が出ているかによって、大きく「伝音難聴」と「感音難聴」の2つに分けられます。

端的にいうと、音が蝸牛に伝わるまでの段階である「外耳」「中耳」に異常が生じて起こるのが「伝音難聴」、蝸牛で音を受容して脳が音として認識するまでの段階である「内耳」および「聴神経」に異常が生じるのが「感音難聴」です。

なお、両方が同時に起こっている場合は「混合性難聴」と呼びます。

▼めまい

めまいは、症状のタイプによって2種類に分けられます。自分のからだやまわりがぐるぐると回るように感じる「回転性めまい」と、ふわふわと浮かんでいるように感じたり、船に乗っているようにゆらゆらするように感じる「非回転性めまい」の2つです。

また、めまいの原因によっても2種類に分けることができます。傾きや回転の刺激を受容する前庭や三半規管などの異常によって起こる「末梢性めまい」と、平衡を司る小脳などの異常によって起こる「中枢性めまい」の2つです。

めまいに襲われると、脳の異常を連想しますが、めまいの60%以上は耳の中に原因があります。

	末梢性めまい	中枢性めまい
障害部位	内耳、前庭神経	脳幹、小脳
めまいの性質	回転性が多い	非回転性が多い
めまいの程度	強い	弱い
めまいの持続時間	突発性、周期性	持続性
耳鳴り・難聴	あり（内耳性）	ない
神経症状	なし	あり
眼振	水平、回転性 一方向 頭位や体位で誘発	垂直性 一方向もしくは両方向 頭位や体位の影響なし

皮膚の構造

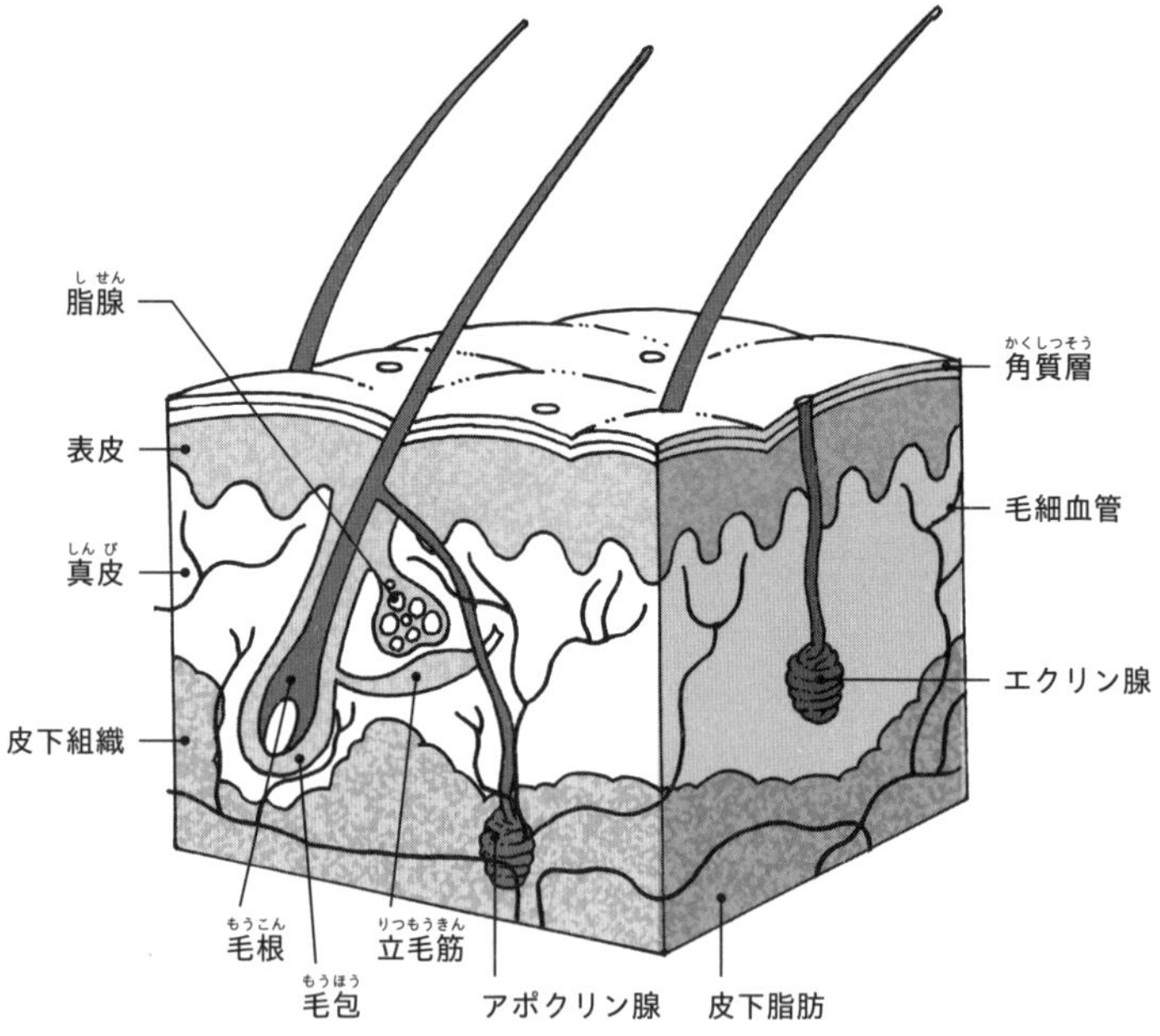
脂腺《しせん》
表皮
真皮《しんぴ》
皮下組織
角質層《かくしつそう》
毛細血管
エクリン腺
毛根《もうこん》
毛包《もうほう》
立毛筋《りつもうきん》
アポクリン腺
皮下脂肪

10 皮膚、自分と世界の境界線には「国境警備隊」がいる

▼皮膚感覚

皮膚（肌）は、からだの最も外層、表層にあり、外界と接しています。言うなれば、自分と世界の境界線です。からだを国にたとえると、「国境」にあたります。

国境が担う最も重要な役割の1つは、侵入者や不審者の入国を防ぐことです。

皮膚には「**角質層**《かくしつそう》」という頑丈なバリアが備わっており、ウイルスや細菌のほか、さまざまな異物の侵入を防いでいます。また、角質層の内側にはやわらかい皮下組織があり、皮下組織はクッションの役割を果たしてからだを守ってくれています。

そして、国境付近で働く「国境警備隊」がいるのも皮膚の特徴です。皮膚の**ランゲルハンス細胞**（**樹状細胞**）という免疫細胞は、細菌やウイルスなどの侵入者を確認すると、侵入者の情報をT細胞に報告して対処してくれるのです（第6章参照）。

また、皮膚は水分を保持して乾燥を防いだり、熱の放出量を調整し体温調整の役割を担ったりする役割もあります（第5章参照）。

国境線にあたる皮膚は、外界からのさまざまな刺激を受けやすい部位です。

皮膚が感知する周囲の異常とは、「暑さ」「寒さ」「熱さ」「冷たさ」「接触」「痛み」などです。それぞれの刺激は、皮膚に存在する感覚点という部位によって受容されます。

暑さや熱さなどの温覚は「温点」、冷たさの冷覚は「冷点」、接触したときの触覚・圧覚は「**触点**《しょくてん》（**圧点**《あってん》）」、痛みの痛覚は「**痛点**《つうてん》」です。

つまり、私たちは熱さや冷たさ、痛みなどを、厳密には別の部位によって感じているのです。

皮膚感覚点で受容された刺激は、感覚神経を通って脳へと伝えられます。

コラム

スキンシップは幸福度を上げる

皮膚と皮膚が触れ合うスキンシップは、幸福を感じる効果が期待できます。

スキンシップによって「オキシトシン」の分泌が促進されるからです。オキシトシンは出産時の子宮収縮や、母乳の分泌を促進するホルモンですが、不安を軽減したり安心感を得られる効果もあります。

一般的に「愛情ホルモン」「幸せホルモン」とも呼ばれる所以です。

また、子どもへのスキンシップは自己肯定感を高めるという報告もあります。

「手当て」という言葉がありますが、もともとは痛む場所やケガをした場所に、文字どおり手を当てていたことが由来であるといわれています。先人たちは、手を触れることで不安や苦痛を軽減できることを経験的に知っていたのかもしれません。

▼やけど（熱傷）

やけどは正式には「熱傷」といい、高温によって皮膚が損傷を受けている状態です。損傷を受けている皮膚の深さ、範囲によって重症度が変わってきます。

深さによる分類では、最も浅い表皮までの損傷はⅠ度、その下の真皮までの損傷はⅡ度、さらにその下の皮下組織まで及んでいる場合はⅢ度となります。

Ⅰ度では皮膚に赤みが出る程度でいわゆる「日焼け」と同じような状態です。時間の経過とともに完全に再生され治癒します。

Ⅱ度では水ぶくれや痛みを伴い、深さによってさらに浅達性と深達性に分けられます。

浅達性であれば痕が残らず治癒しますが、深達性となると損傷された皮膚組織の完全再生が難しくなり、痕が残る「瘢痕治癒」となります。

最も深いⅢ度では、感覚点も損傷を受けてしまうため、痛みやその他の感覚も鈍くなるかまったく感じられなくなります。バリアも破綻した状態になるため、感染症を起こすリスクが非常に高くなります。

やけどの範囲の広さを評価するときに使われる有名な指標が「9の法則」や「5の法則」です。部位によって皮膚面積の割合が決まっており、それを元にやけどの割合を評価します。

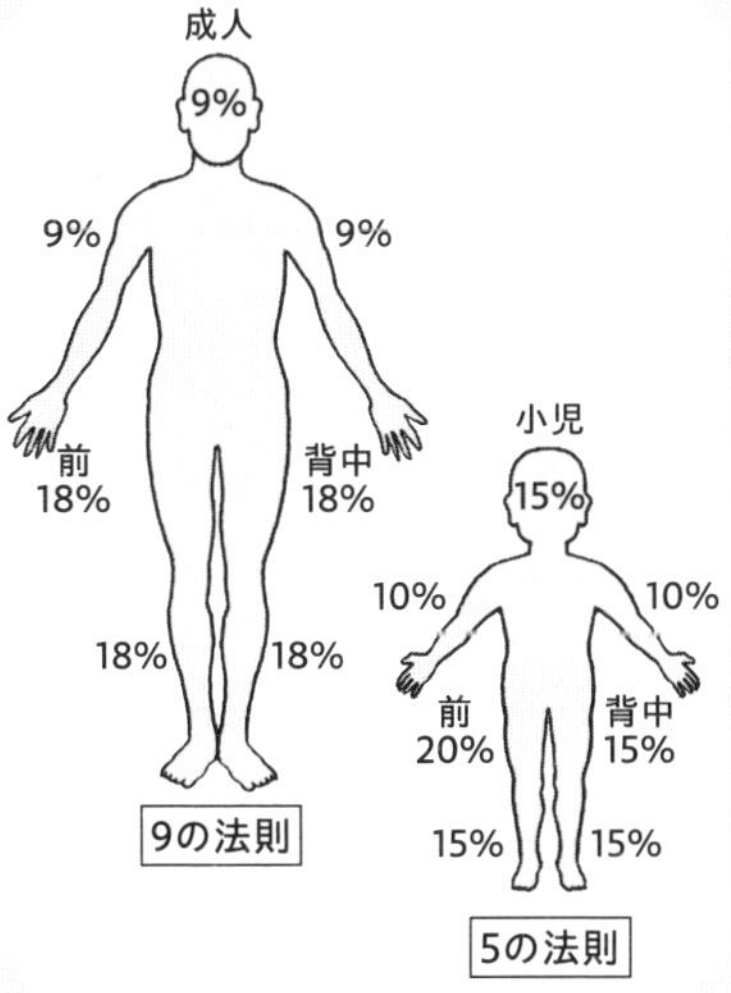

味覚を感じる場所と嗅覚の伝わり方

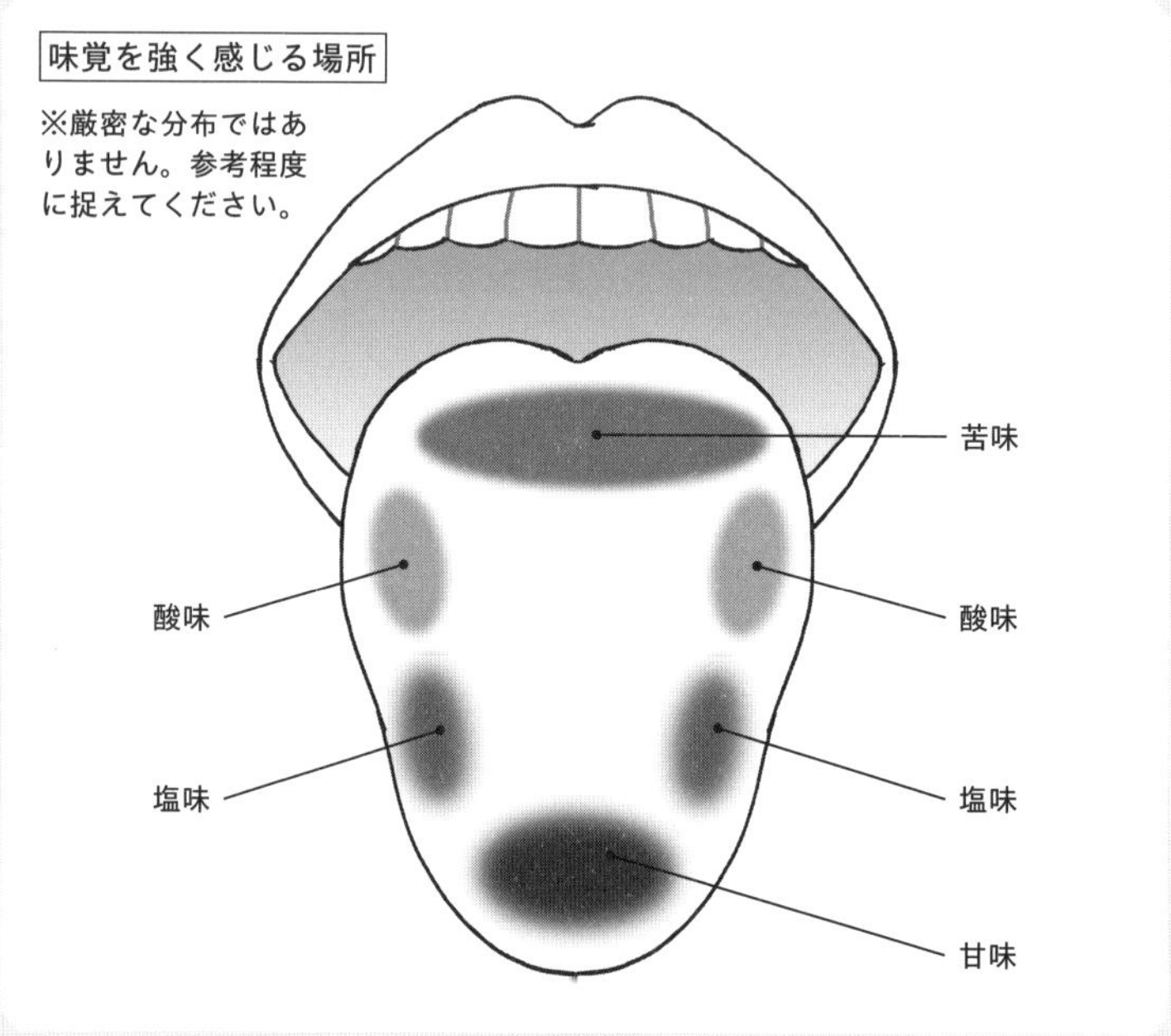

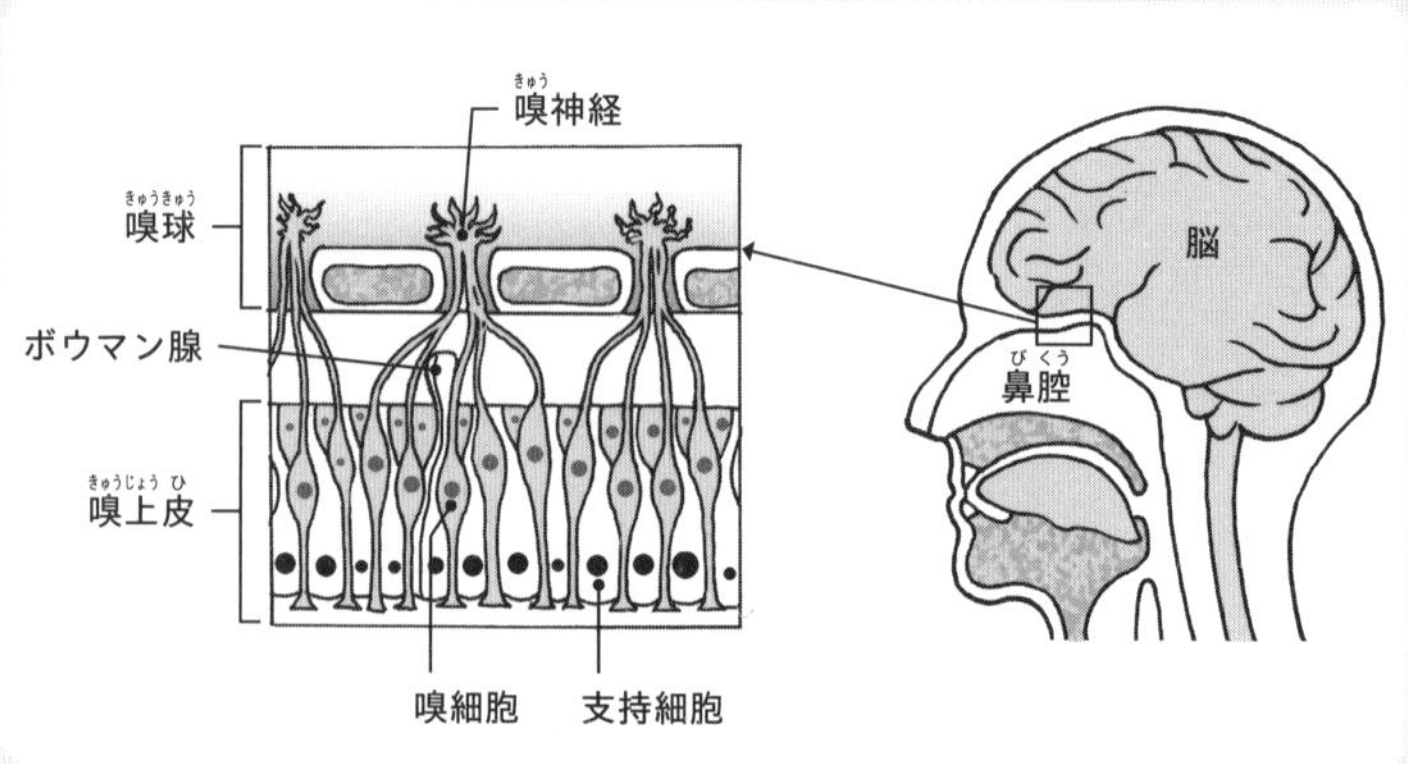

ボウマン腺から分泌される粘液ににおい物質が溶けて、
嗅細胞の受容体に結合することで、においが感知される。

11 辛さは味覚ではない!?

▼味覚

「おいしいものを食べる」ことは、多くの人にとって大きな喜びです。

食欲は3大欲求の1つでもあります。

私たちが食事をしたとき「おいしい」と感じるのは、実は極めて重要なことです。

なぜなら、「おいしい」と感じることは、食事をとるモチベーションを与えてくれるからです。

ごはんやパンを食べて「おいしい」と感じるから、時間がたつと再びごはんやパンを食べたくなります。基本的には私たちが「おいしい」と感じるものはからだに必要なものなのです。

主食である炭水化物は、エネルギー源となるため定期的に補充する必要があります。

だからこそ、繰り返し食べたくなるのです。

反対に、味覚はからだを守ってくれるはたらきもあります。

「まずい」と感じるものはからだにとって有害である可能性があり、そのようなものを食べないようにする仕組みとしても味覚は重要なのです。

口に入れて舌で舐めて「まずい」と感じれば、飲み込まずに吐き出すことができます。

つまり、「取り返しがつく」のです。

もし、胃や腸で味を感知する仕組みになっていたら、毒だと気づいてもすでに飲み込んでしまっているので取り返しがつきません（もちろん嘔吐や下痢、肝臓での解毒・排出、腎臓からの排出といった防御策は備えていますが）。

ちなみに現代社会の食べ物は、過去に誰かが食べたことがあるものばかりです。

そのため知識や経験として、「これは苦いけれども大丈夫」「酸味が効いていておいしい」など、本来有害である可能性がある「苦いもの」や「酸っぱいもの」も「これは安全」であると安心して食べられるようになったのかもしれません。

おとなに比べて子どもが苦いものや酸っぱいものを苦手とするのは、単純におとなよりも感覚が鋭敏であることもありますが、さまざまなものを食べる経験がまだ少なく、本能的に避けているのかもしれません（個人的には、初めてナマコを食べた人に対しては尊敬の念を禁じ得ません）。

味覚には大きく分けて、**甘味**、**塩味**、**旨味**、**苦味**、**酸味**の5種類があります。それぞれの味は、私たちのからだにとってどのような意味があるかを示唆してくれます。

甘味は、糖質すなわちエネルギー源が含まれていることを意味します。

塩味は、ナトリウムすなわち塩分が含まれていることを意味します。
旨味は、アミノ酸が含まれていることを意味します。
苦味は、毒が含まれていることを意味します。
酸味は腐っていることを意味します。

味覚は舌に存在する**味蕾**《みらい》の味細胞が受容し、感覚神経である味覚神経を通って脳へ伝えられます。２５４ページの図のように、それぞれの味は舌の各部位によって感知されています。

ちなみに、**「辛味」は痛覚に分類されるため、味覚には含まれません。**

私たちが「辛い辛い」と言いながら食べるとき、舌の「痛点」によって痛さを感知しているのです。「辛さ」は、たとえば舌を爪楊枝で突っついたときに感じる「痛さ」と、感覚器では同じように認識されているといえます。

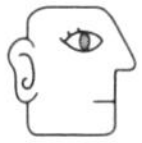

12 かき氷のシロップはぜんぶ同じ!?

▼嗅覚

嗅覚すなわち「におい」は、鼻の奥にある**嗅細胞**が受容し、**嗅神経**を通って脳へ伝えられます。嗅覚も、味覚同様からだにとって必要なものや害となるものを区別する役割があります。

おいしそうなにおいがすれば、食べられるものである蓋然性が高くなりますし、反対に刺激臭がすれば、有毒ガスなど有害な物質が存在する蓋然性が高くなります。

嗅覚は空気中の成分を感知するため、口に入れて舐めるまでわからない味覚よりも、さらに1つ前の段階で判断することができるといえます。

たとえば、いつ買ったかわからない牛乳が出てきたとして、明らかに酸っぱいにおいがしたら、口へ入れてみる方はほとんどいないと思います。

また、嗅覚は味覚とも深い関係にあります。

食べ物の味は含まれている成分のみによって決まるように思えますが、実は**味の感じ方は、味覚だけでなく嗅覚や視覚の影響を大きく受ける**のです。

つまり、同じ成分であってもにおいや色が異なれば、別の味に感じるということです。

有名な話では、かき氷のシロップはどの味も（みぞれを除く）、香料や着色料以外の成分が同じです。にもかかわらず、イチゴやメロン、レモン味などがそれぞれ別の味に感じるのは、においや色をそれっぽくしているからなのです。

味の感じ方に与える影響は、味覚より嗅覚のほうが大きいともいわれています。

かぜや花粉症で鼻がつまると味がわかりにくくなるのは、そのためです。

第 8 章

からだを支えよ！動け！

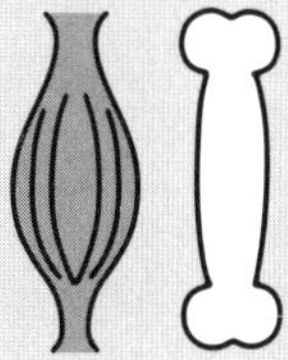

〔運動器〕

骨と筋肉は、「あやつり人形と糸」の関係。
私たちのからだには、生涯全力疾走し続けても
疲れない筋肉やシートベルトのように
からだを守ってくれる組織がある。

全身の主な骨格

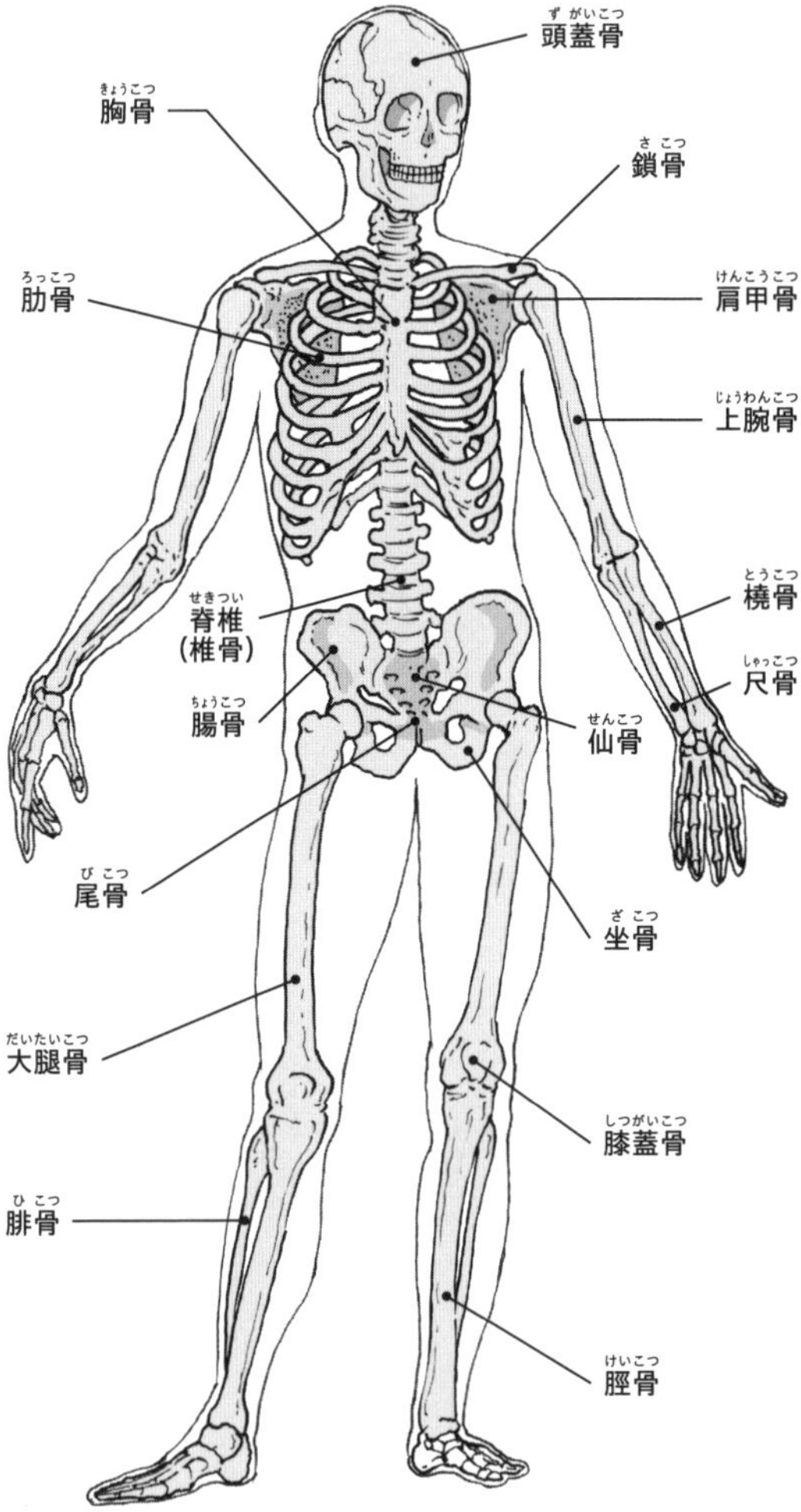
頭蓋骨《ずがいこつ》
胸骨《きょうこつ》
鎖骨《さこつ》
肋骨《ろっこつ》
肩甲骨《けんこうこつ》
上腕骨《じょうわんこつ》
脊椎《せきつい》
(椎骨)
橈骨《とうこつ》
尺骨《しゃっこつ》
腸骨《ちょうこつ》
仙骨《せんこつ》
尾骨《びこつ》
坐骨《ざこつ》
大腿骨《だいたいこつ》
膝蓋骨《しつがいこつ》
腓骨《ひこつ》
脛骨《けいこつ》

1　魚はなぜ足が必要ないのか？

私たち人間は**背骨**がある動物です。背骨を有する動物を「**脊椎《せきつい》動物**」といいます。脊椎動物には、哺乳類のほか、鳥類、爬虫類、両生類に加えて、魚類が含まれます。

脊椎動物はいずれも、途方もなく長い年月をかけて魚類から進化してきたといわれています。

進化の過程において、非常に大きなハードルを乗り越える必要がありました。

それが、「陸に上がる」ことです。

陸上で過ごすためには、「水中からではなく大気中から酸素を取り込む」「皮膚を乾燥から守る」「一定期間、尿を体内にためておく」など、クリアしなければならない問題がたくさんあります。

さらには、「重力に負けずにからだを支えて動く」ことも求められます。

水中では浮力が働くため、からだを支えたり移動したりするための力は小さくてすみます。

だから、魚類は足がなくても問題ないのです。

一方、陸上で暮らす脊椎動物は、自分の体重を4本の足で支えなければ、重力に争って移動することはできません。ヒトは、それを2本の足で行っています。

鳥類に至っては、重力に逆らって空を飛べるまでに進化しました。

このような陸上での生活を可能としているのが「**骨格**」です。全身に分布する硬くて丈夫な骨によってからだを支えているから、私たちは陸上で生きることができているのです。

2 ただし、ガイコツだけでは動かない

アニメや映画などで、ガイコツのオバケやモンスターが動いている姿を見かけることがあります。しかし当然ながら、実際には骨だけで動くことはできません。

私たちが動くためには、骨以外にもさまざまな器官の連携が必要です。

骨を動かす力の源である「**筋肉**」、筋肉を骨に付着させる「**腱**《けん》」、骨と骨を連結させる「**関節**」、骨の位置を安定させる「**靭帯**《じんたい》」などが一緒に働くことで、初めてからだを支えたり動いたりすることが可能となるのです。

これらの器官はまとめて「**運動器官**」と呼ばれます。

さて、話題を骨に戻しましょう。

人間のからだには何個の骨があると思いますか？　次の３つの中から選んでみてください。

①約20個　②約２００個　③約２０００個

正解は、②約２００個です。

正確にいうと、成人ではヒトの骨格は計２０６個の骨で構成されます。

これらの骨は、からだを支えて動かすためになくてはなりませんが、ほかにも重要な役割を果たしています。

まずは、「**からだの内部を守る**」役割です。からだの内部には大切な器官がたくさんあり、それらを守っているのは骨です。

たとえば、脳は頭蓋骨に、心臓や肺は肋骨に守られています。

また、意外と知られていない重要な役割が「**血液の成分をつくる**」ことです。

血液の成分である白血球や赤血球、血小板などは骨の中でつくられています。血液をつくっている部位は「**骨髄**《こつずい》」といい、太い骨の中心部に位置しています。

骨は単なる「骨組み」ではなく、生命活動に欠かせない血液の生産拠点でもあるのです。

▼骨折

骨が折れる「骨折」を知らない方はいないと思いますが、骨折にもさまざまな分類があります。折れた骨の場所や折れ方によって、緊急性や重症度、治療法は異なります。

折れ方で分けると、まっすぐきれいに折れる「横骨折」やななめに折れる「斜骨折」のほか、3つ以上の骨片に分かれる「分節骨折」、らせん階段のようにねじれた折れ方をする「らせん骨折」、骨に付着する腱にひっぱられて骨がはがれてしまう「剥離骨折」などがあります。

骨がやわらかい子どもでは、若い枝が折れるように骨折する「若木骨折」という骨折も起こりやすいです。

また、皮膚の状態による分類もあります。骨折の多くは皮膚の内側で骨折する「閉鎖骨折」

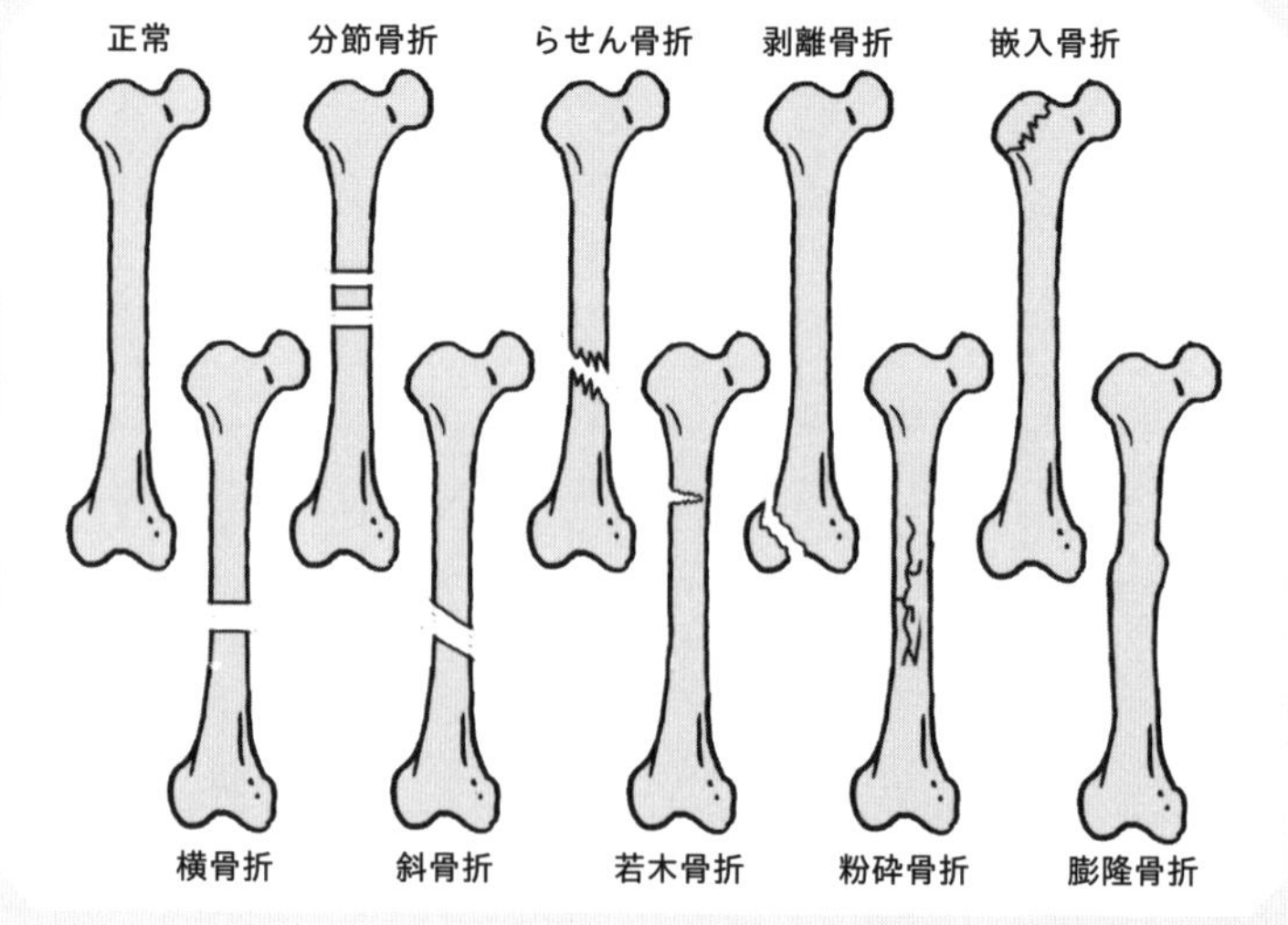

＊ 疾患カタログ ＊

ですが、内側から皮膚を突き破って外から骨が見えている骨折が「開放骨折」です。

開放骨折は、折れた骨がむき出しとなっており骨髄炎などの感染症のリスクが非常に高いため、緊急での対応が必要となります。

骨折を治すためには、骨自身が再生するのを待たなければなりません。

しかし、折れた骨は筋肉に引っ張られて正常とは異なる位置に移動しているので、そのまま放置すると変形したまま治癒してしまいます。

そのため骨折の治療では、まずは「正常の位置に戻して固定する」ことが重要です。

骨を正常な位置へ引っ張って戻すことを「牽引」といいます。牽引だけでは正しい位置に固定できない場合もあり、その場合はねじ（スクリュー）やプレートなどで固定することもあります。

このような治療を「観血的整復固定術」といいます。

観血的整復固定術には、ピンで固定する「ピンニング」、ねじで固定する「スクリュー固定」、プレートとねじで固定する「プレート固定」、太い骨の内部の空洞に棒を入れる「髄内釘固定」などの種類があります。

感染のリスクが高い場合などには、皮膚の外からピンやワイヤー固定する「創外固定」という方法をとることもあります。

ポイント

骨髄穿刺ってどんな検査？

血液をつくっている骨髄に針を刺して未完成の血液を採取する検査を「骨髄穿刺《こつずいせんし》」といいます。

骨髄の血液はあくまで「血液の素」です。骨髄穿刺によって、血管に存在する血液のような完成品ではなく、つくっている途中の血液を確認でき、血液の状態や血液をつくる能力（造血能）を評価することができます。

白血病（血液のがん）などの診断に有用な検査です。

コラム

腕相撲骨折にご用心!?

就いている職業や行っているスポーツによって、特定の骨に負荷がかかって骨折する場合があります。通常、骨折は折れた骨の名前から「大腿骨骨折」や「鎖骨骨折」のように呼ばれますが、こういった場合には別名がついていることがあります。

たとえば「腕相撲骨折」です。上腕骨のらせん骨折のことで、その名のとおり腕相撲のときに起こりやすい骨折です。上腕骨にはいわゆる「力こぶ」である上腕二頭筋という力強い筋肉がありますが、腕相撲のようなねじりが加わる動きで強力に引っ張られると、骨が耐えられずにらせん骨折を起こしてしまうのです。上腕骨のらせん骨折は野球のピッチャーにも多いので「投球骨折」とも呼ばれます。

ほかにも手の骨である第4・5中手骨骨折の「ボクサー骨折」、足の中足骨の疲労骨折で、重い荷物を持って長距離を移動する軍隊で多い「行軍骨折」などがあります。

全身の主な筋肉

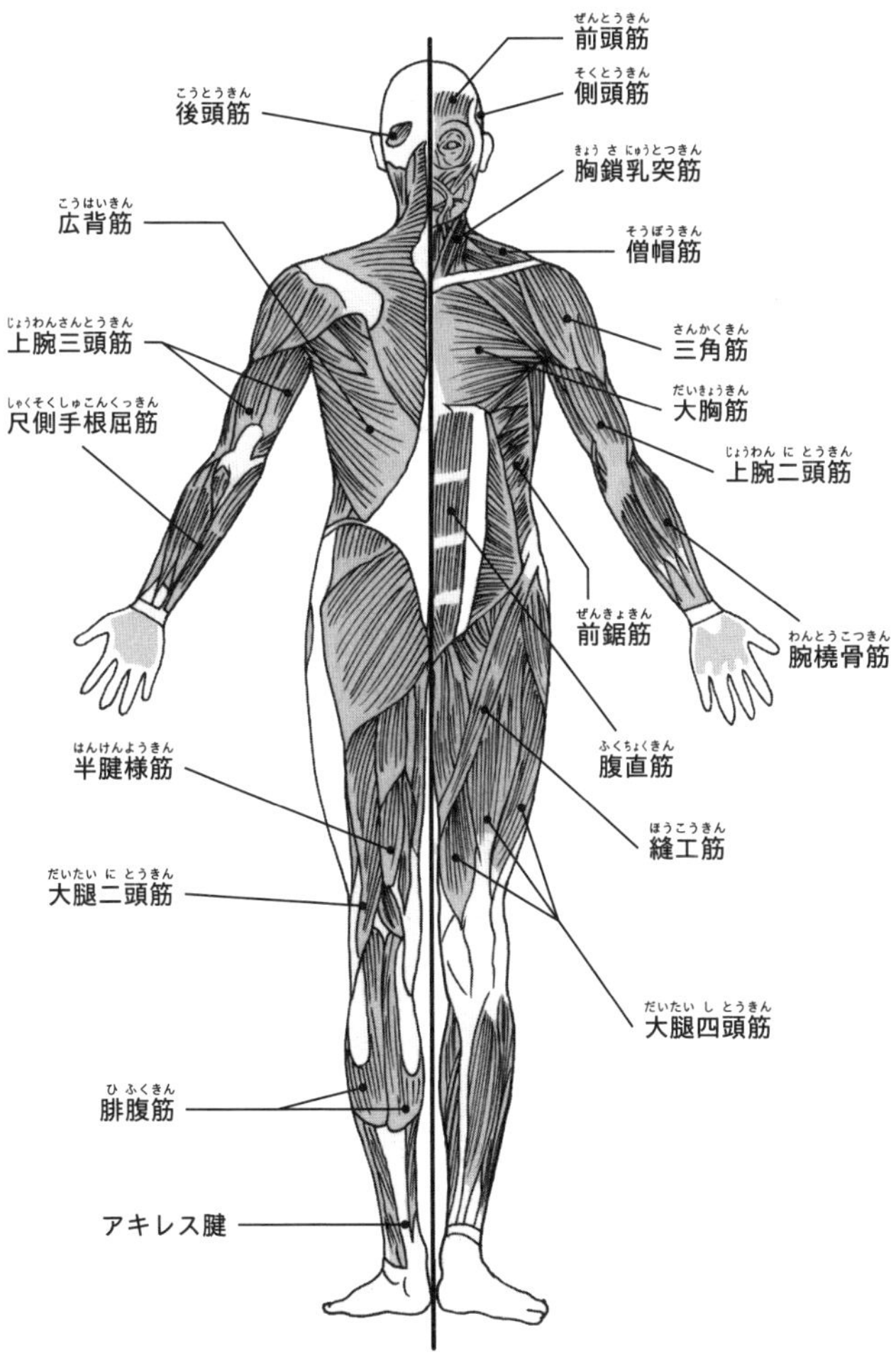
前頭筋《ぜんとうきん》
側頭筋《そくとうきん》
後頭筋《こうとうきん》
胸《きょう》鎖《さ》乳突筋《にゅうとつきん》
広背筋《こうはいきん》
僧帽筋《そうぼうきん》
上腕三頭筋《じょうわんさんとうきん》
三角筋《さんかくきん》
尺側手根屈筋《しゃくそくしゅこんくっきん》
大胸筋《だいきょうきん》
上腕《じょうわん》二《に》頭筋《とうきん》
前鋸筋《ぜんきょきん》
腕橈骨筋《わんとうこつきん》
半腱様筋《はんけんようきん》
腹直筋《ふくちょくきん》
縫工筋《ほうこうきん》
大腿《だいたい》二《に》頭筋《とうきん》
大腿《だいたい》四《し》頭筋《とうきん》
腓《ひ》腹筋《ふくきん》
アキレス腱

3　骨と筋肉は、「あやつり人形と糸」の関係にある

骨自体は「骨組み」であり、動く力はもっていません。

私たちが手や足などさまざまな部位を動かすことができるのは、あやつり人形を動かすメカニズムに似ています。

人形劇で使われるあやつり人形をイメージしてみてください。

あやつり人形を自由に動かしたり、とらせたい動作をさせたりできるのは、動かしたい部位に糸がついているからです。たとえば、手には糸がついており、その糸を引っ張ることで手を挙げる動作が可能となります。

また、動作しないときにも姿勢が崩れないように、からだを支えるための糸が何本もついています。

人間の骨が動く仕組み、からだを支える仕組みも、そのメカニズムはあやつり人形と似ています。あやつり人形の糸と、糸を動かす人形使いの両方の役割を担っているのが「**筋肉**」です。筋肉の先端は細く硬くなり、骨にくっついています。この部分を「**腱**」といいます。筋肉が

縮んだり伸びたりする力によって、骨は腱に引っ張られ、その結果、動きが生まれるのです。
また、筋肉には、背骨を支える「**脊柱《せきちゅう》起立筋《きりつきん》**」という体勢を維持する役割のものもあります。この点からも、あやつり人形の糸に似ているのです。

具体例として、肘が曲がる仕組みを説明します。
腕は、肩から肘までの部位を「**上腕《じょうわん》**」、肘から手首までの部位を「**前腕《ぜんわん》**」と呼びます。
肘の曲げ伸ばしに関わるのは、肘周囲の骨と筋肉、特に上腕の筋肉です。
上腕には2つの主要な筋肉が存在します。腕をまっすぐ下ろして「気をつけ」したときに前側に位置する「**上腕二《に》頭筋《とうきん》**」と、後ろ側に位置する「**上腕三頭筋**」の2つです。

名前の由来は、上腕二頭筋は2つに、上腕三頭筋は3つに枝分かれしているからです。頭が8つの「ヤマタノオロチ（八岐大蛇）」的なネーミングです。

筋肉は細い**筋肉細胞**（**筋線維**）が束になってできており、1本1本の筋線維が同時に縮むことで、筋肉全体は大きな力で縮むことができます。

筋肉全体の形状は真ん中あたりが最も太く、先端にいくほど細くなります。まるで「わら納豆」のようです。細くなっている先端が腱であり、腱が骨にくっついた状態で筋肉が縮むと、骨をたぐり寄せるようにして動かすことができるわけです。

上腕二頭筋の先端は、前腕の骨である**橈骨**《とうこつ》にくっついています。

この状態で上腕二頭筋が縮むとどうなるでしょうか？

前腕の骨をたぐり寄せることで、自然と腕は曲がります。それではもう一方の上腕三頭筋の役割はいったい何でしょうか？

上腕三頭筋は反対に「肘を伸ばす」力の源となります。

上腕三頭筋は上腕二頭筋の反対側に位置しており、肘の後ろ側にくっついています。上腕三頭筋が縮むと、前腕の骨を肘の後ろ側からたぐり寄せることになります。その結果、肘が伸びるのです。

このように反対側に位置する2つの筋肉が交互に縮むことで、肘を曲げたり伸ばしたりができるのです。

両者は互いに補い合っているので、上腕三頭筋が縮んでいるときは上腕二頭筋はゆるみ（肘は伸び）、反対に上腕二頭筋が縮んでいるときは上腕三頭筋はゆるんでいます（肘は曲がる）。

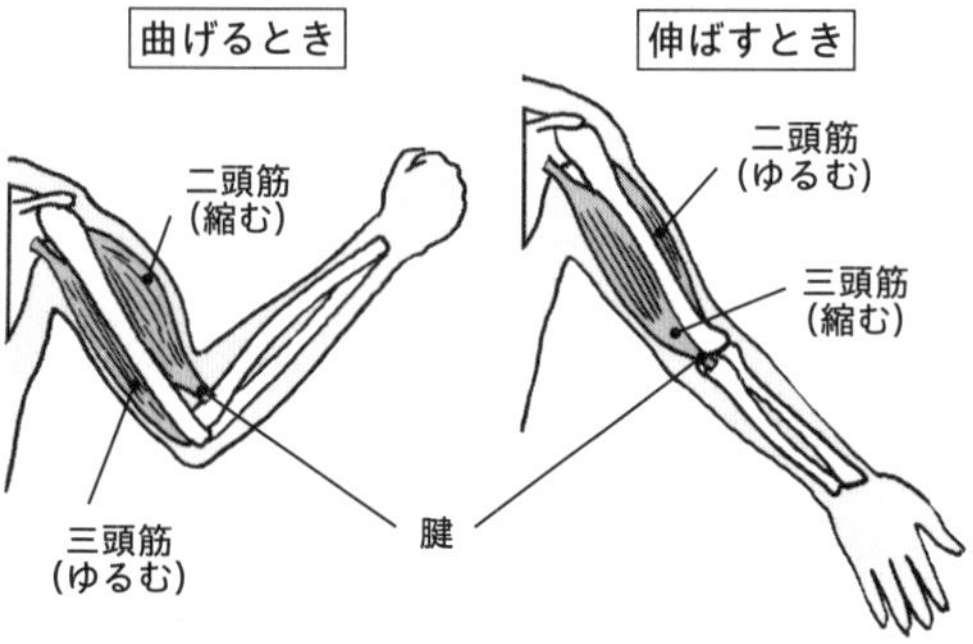

4 全力疾走を続けても疲れない筋肉がある

「筋肉」と聞いてまずイメージするのは、先に挙げた上腕二頭筋などの手足の筋肉や、腹筋**（腹直筋）**や**大胸筋**などの「からだの筋肉」だと思います。

からだの筋肉には、外側から皮膚越しに見える筋肉もあれば、からだの内部にあるインナーマッスルもありますが、これらはいずれも骨格を構成する「**骨格筋**」の仲間です。骨格筋は、骨を動かしたり、からだを支えたりする役割の筋肉です。

実は筋肉には3種類あり、「骨格筋」に加えて、「**内臓筋**」と「**心筋**」があります。

内臓筋とは、胃や大腸、小腸、気管などの臓器を構成する筋肉です。食べたものを先に送る腸の蠕動《ぜんどう》運動や、気管支を広げたり狭くしたりするのは内臓筋の力によるものです。

心筋は、心臓を動かす筋肉です、第3章でもお話したとおり、心筋細胞が一斉に縮むことで、心臓の拍動は行われています。心筋は内臓筋と同じくからだの中の器官を動かす筋肉ですが、内臓筋とはその構造や特性がまったく異なるため、別に分類されています。

3種類の筋肉のそれぞれの特徴について紹介します。ポイントは「力の強さ」「疲れやすさ」「自分の意思で動かせるかどうか」です。

●骨格筋

骨格筋は「力は強く」「疲れやすく」「自分の意思で動かせる」という特徴があります。重いからだを動かしたり支えたりしなければならないため、力は強いのですが、持久力がありません。何時間も連続で腕立て伏せをしたり、何㎞も全力疾走することは不可能です。骨格筋のように自分の意思で動かすことができる筋肉を「**随意筋**《ずいいきん》」といいます。

●内臓筋

内臓筋は「力は弱く」「疲れにくく」「自分の意思で動かせない」という特徴があります。腸や気管支などの器官を動かすことができればいいので、骨格筋と比べると力は弱いのですが、そのぶん疲れにくい筋肉です。内臓筋のように自分の意思で動かすことができない筋肉を「**不随意筋**《ふずいいきん》」といいます。

●心筋

心筋は、「力は強く」「疲れにくく」「自分の意思で動かせない」という特徴があります。全身に血液を送り出さねばならないので、力は強いです。そして、休憩して止まってしまったら大変なことになるので、持久力も申し分ありません。内臓筋と同じく不随意筋であり、「全力疾走で走り続けられるマラソンランナー」のような筋肉です。

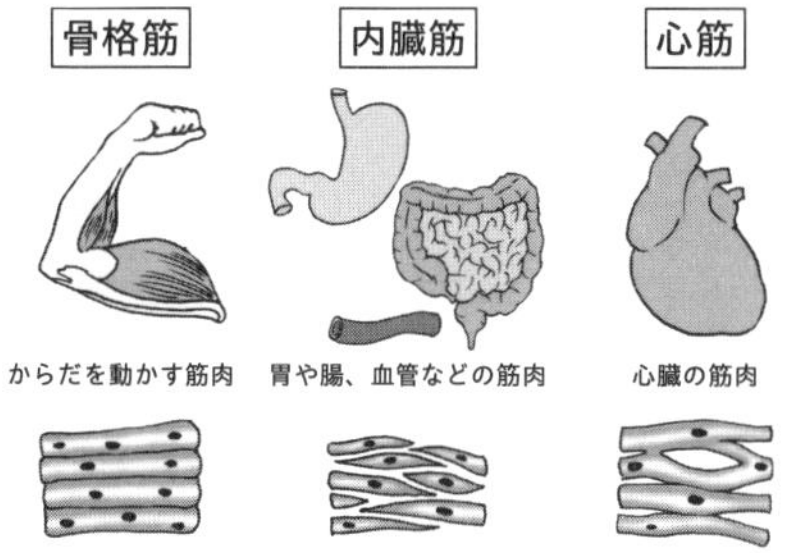

骨格筋	内臓筋	心筋
随意筋（体性神経）	不随意筋（自律神経）	不随意筋（自律神経）
横紋筋	平滑筋	横紋筋
多核	単核	単核

3つの筋肉を人間にたとえると、骨格筋は「行動力があり指示どおりに動いてくれるが、すぐに疲れて休憩してしまう人」、内臓筋は「細かい仕事を丁寧に継続してくれるが、指示には従わない人」、心筋は「仕事ができる上に疲れ知らずの体力お化けだが、やはり指示には従わない人」でしょうか。

誰と一緒に働きたいかと問われたら、迷いますね。それぞれの得意な面を活かして実力を発揮してくれたら、みんなで大きな仕事ができそうです。

だからこそ筋肉も、3種類あるのかもしれません。

関節の構造（膝関節を例に）

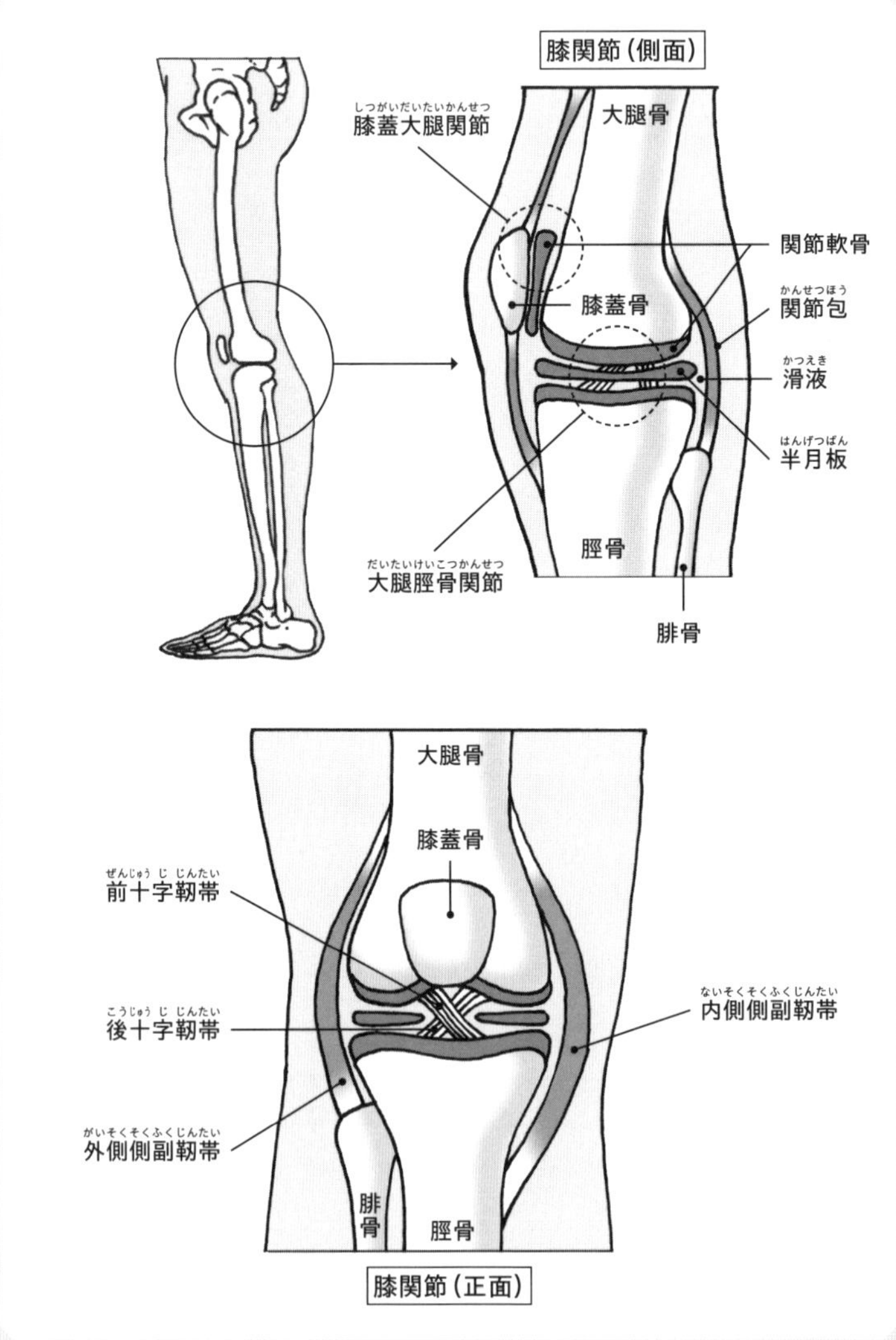

5 軟骨はエアバッグ、靭帯はシートベルト

からだには計２０６個の骨があり、骨と骨はお互いにつながることで骨格を形づくっています。

骨と骨のつながり方にはいくつか種類がありますが、大きく分けると「骨が動かないつながり方」と「骨が動くつながり方」の２種類です。

たとえば、頭蓋骨は１つの骨ではなくいくつかの骨が組み合わさってできています。けれど、完全に固定されており、特定の骨だけを動かすことはできません。「骨が動かないつながり方」です。

一方で、「骨が動くつながり方」は、骨と骨が「**関節**」によってつながっています。関節でつながっている骨同士は、一定の範囲内で自由に動くことができます。肘や膝の関節がイメージしやすいですね。

骨が動くためには筋肉や腱の力が必要でしたが、安定して滑らかに動かすために関節が必要なのです。

膝の関節を例に、関節のつくりを説明しましょう。

関節は「**関節包《ほう》**」という繭のような構造に包まれており、その内部は「**滑液《かつえき》**」という液体で満たされています。

滑液によって摩擦が軽減され、関節がスムーズに動くことが可能となります。

また、骨の先端には「**軟骨《なんこつ》**」があります。軟骨も同じく摩擦を軽減し、衝撃を吸収するクッションのような役割を果たしています。骨にとっては、常に作動しているエアバッグのようなものです。

さらに、より大きな負荷がかかる膝関節には「**半月板《はんげつばん》**」というつくりがあり、同じく衝撃を吸収する役割を担っています。

このように関節には「滑液」「軟骨」「半月板」のような衝撃吸収のためのエアバッグが装着されているわけですが、補助的なつくりとして「**靭帯**」もあります。

靭帯は、ひと言でいうと、シートベルトのようなものです。

骨が動く方向や範囲をシートベルトで制限することで、関節が過剰に伸びたり曲がったりしないよう固定しているのです。

▼肉離れ

筋肉は細い筋線維がたくさん集まり、束になってできてきます。

スポーツなどで筋肉に強い力が加わると、その一部が切れてしまう場合があります。この状態を肉離れといい、正式には「筋断裂」といいます。

特に太ももの筋肉である大腿四頭筋（太腿の前側の筋肉）やハムストリング（太腿の後ろ側の3つの筋肉の総称）で多くみられます。

▼捻挫

骨は関節包に守られ、靭帯によって固定されています。

しかし、強い力がかかり、本来動く方向や範囲を超えて強制的に動かされると、靭帯など関節を構成する器官が傷ついてしまいます。このうち、骨折や脱臼に至っていない状態を捻挫といいます。症状は、痛みや腫れなどです。

治療は、初期にはしっかりと冷やし、その後は傷ついた部位を休ませることが基本です。程度によっては副子、ギプス、テーピングなどを使用して固定します。

▼脱臼

脱臼とは、関節を構成する骨が本来あるべき位置から外れてしまうことです。捻挫と同じように、無理な力がかかって骨が強制的に動かされることで起こりますが、捻挫とは異なり、骨自体が本来の場所から移動して骨同士が離れてしまった状態が脱臼です。

一部接触が残っている亜脱臼と、完全に離れてしまっている完全脱臼に分かれます。

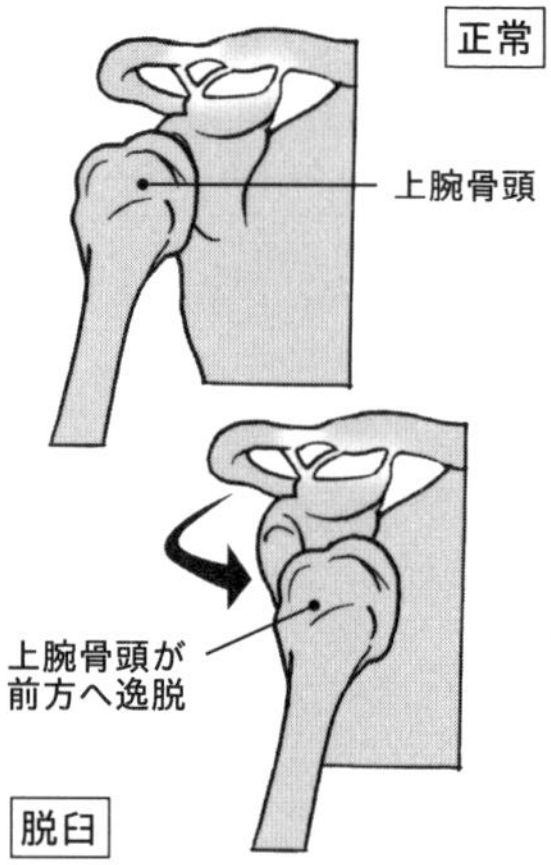

治療は、骨を正しい位置へ戻し、固定します。ちなみに、子どもに多い脱臼に肘内障が挙げられます。骨が未発達で靭帯も柔らかい子どもは、肘の靭帯から橈骨という前腕の骨が抜けやすくなっているため、急に腕を引っ張られたときなどにすぽっと抜けてしまうのです。

▼前十字靭帯損傷

スポーツでしばしば話題になる「前十字靭帯損傷」も強い力がかかることによって起こります。

前十字靭帯は膝関節を安定させる靭帯の1つで、4つある靭帯の中で最も重要です。その名のとおり、膝関節の前側に位置する靭帯で、骨が前方に動きすぎることを防いでいます。

走っている状態から急ブレーキをかけたり、方向転換をしたりするときに起こりやすいため、サッカーやバスケットボールなどの競技に多いケガです。

▼半月板損傷

半月板損傷もスポーツの話題でよく耳にするけがです。半月板は膝関節などに存在する、その名のとおり半月の形をしたつくりで、コラーゲン線維や軟骨でできています。

膝の半月板はそれぞれの足に「外側半月」と「内側半月」の2つがあり、衝撃を吸収するクッションの役割をしています。

半月板も急に強い力がかかることで損傷してしまいます。特に、膝を曲げている状態で「ひねり」が加わると損傷しやすく、サッカーなど接触が多いスポーツで、膝を曲げた状態で接触したときに起こるリスクが高くなります。

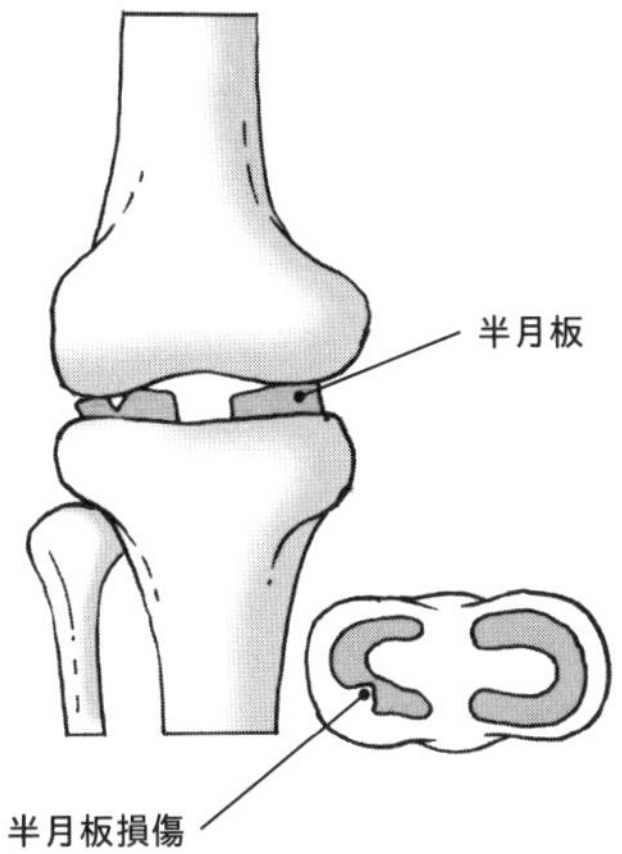

▼アキレス腱断裂

アキレス腱断裂もスポーツで多いけがの1つです。

アキレス腱は下腿（膝からかかとの間）の後ろ側の筋肉の腱です。正確には、腓腹筋とヒラメ筋を合わせた下腿三頭筋の腱を指します。

短距離走やテニスなどで急に走り出したときに断裂しやすく、特に普段運動していない人で十分なストレッチをしていなかったときなどに、リスクが高くなります。

「若いときはスポーツ万能だった運動不足のお父さんお母さんが、十分な準備運動をせずに子どもの運動会で昔のイメージのまま全力で走り出したとき」などはリスクの集合体といえます。

コラム

野球肘やテニス肘、練習嫌いはならない？

スポーツに関係している「正式な病名は知らないけれども俗称は有名」という病気はいくつもあります。その代表といえるのが「テニス肘」と「野球肘」です。

テニス肘は正式には「上腕骨外側上顆炎」といいます。特にバックハンドのときに肘の外側に強い力がくりかえしかかることで起こります。

野球肘は、「内側側副靭帯損傷」「内側上顆骨核障害」「上腕骨小頭離断性骨軟骨炎」というケガの総称です。肘の内側と外側の両方で起こります。野球の投球動作のくりかえしで起こることが多いため「野球肘」と呼ばれています。

いずれも、最高レベルの負荷をくりかえしかける、プロ野球選手やプロテニスプレイヤーで発症のリスクが高くなります。

ヒトのからだは日常生活の動作やさまざまな活動を行うために最適化され、合理的かつ精巧にできています。とはいえ、さすがに時速１５０㎞のスピードで球を投げたり、時速２００㎞で飛んでくる球をラケットで打ち返したりするようにはできていないのかもしれません。

ちなみに私も大学時代にテニスをしていましたが、練習嫌いが幸いしてか、肘のケガをしたことは一度たりともありません。

脊柱の形態と構造

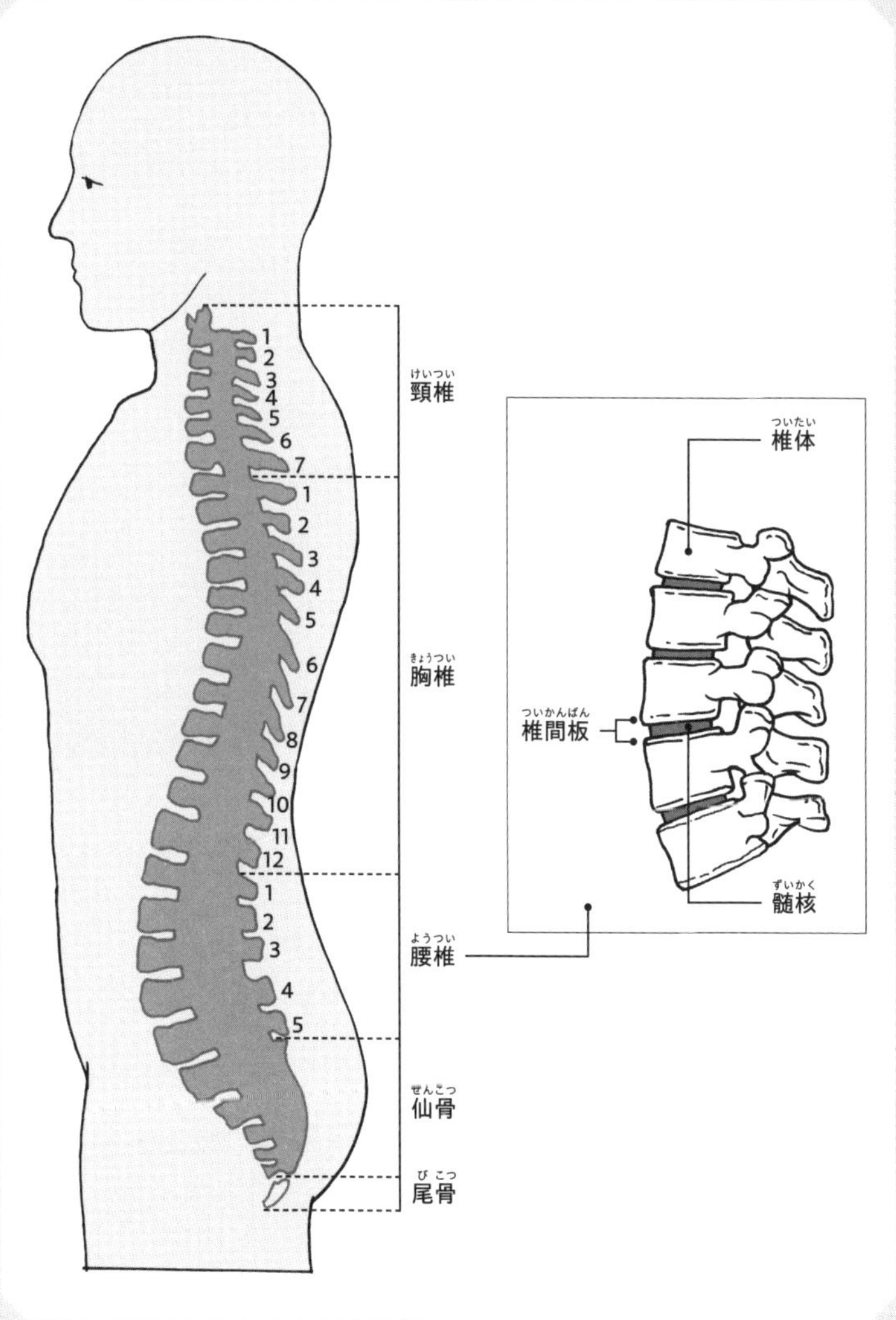
1
2
3
4
5
6
7
頸椎《けいつい》
1
2
3
4
5
6
7
8
9
10
11
12
胸椎《きょうつい》
1
2
3
4
5
腰椎《ようつい》
仙骨《せんこつ》
尾骨《びこつ》
椎体《ついたい》
椎間板《ついかんばん》
髄核《ずいかく》

6　背骨はハンバーガーである

背骨は正式には「**椎骨《ついこつ》**」といいます。場所によって上から「**頸椎《けいつい》**」「**胸椎《きょうつい》**」「**腰椎《ようつい》**」に分かれ、さらに下の「**仙骨《せんこつ》**」や「**尾骨《びこつ》**」も含めます。

椎骨の数は決まっていて、頸椎は7個、胸椎は12個、腰椎は5個です。

椎骨の数は哺乳類では基本的に同じで、あれだけ首の長いキリンの頸椎も7個です。1つひとつの頸椎が非常に大きいわけです。

椎骨の重要な役割は2つあります。

それは「からだを支える」ことと、「脊髄を守る」ことです。

椎骨はからだの中心で体重を支える大黒柱のようなものです。特に直立二足歩行をする人間はしっかりした大黒柱、脊柱でからだを支えています。

もう1つは「脊髄を守る」ことです。

脊髄とは、脳からつながっていて脳からの指令を全身に伝えたり、反対に全身からの情報を脳へ伝えたりする「中継基地」のようなものです。この脊髄は、椎骨の中に守られるような形で存在しているのです。

脊髄を守っている椎骨は、脳を守っている頭蓋骨のように「動かない骨」ではなく、「動く骨」です。私たちは前かがみになったり、後ろに反ったりすることができます。にもかかわらず、椎骨には関節が存在しません。関節がないのに、なぜ背骨は動くことができるのでしょうか。

その理由は、椎骨と椎骨の間には弾力のあるクッションがあるからです。このクッションを「**椎間板**《ついかんばん》」といいます。「椎間板ヘルニア」で聞き覚えのある人も多いかと思います。椎骨と椎間板は交互に積み重なっています。まるでバンズでパティを挟んだハンバーガーのようです。

たくさんの椎骨は、それぞれの椎間板の弾力によって少しずつ縮むことができます。その結果、全体としてからだを前後左右に曲げることができるのです。

余談ですが、ダブルバーガーやトリプルバーガーは見たことがありますが、頸椎のようにバンズが７つ（パティが７枚というのは、たまに見かけます）ある「セクタプルバーカー」は実在するのでしょうか（「セクタプル」とは６倍の意味です）。発見された方は、ぜひご一報ください。

コラム

なぜヒトは二足歩行ができるのか？

ヒトとほかの哺乳類には、運動機能について明らかな違いがあります。それは、ヒトは「直立二足歩行する」ということです。ヒトが直立二足歩行できるのは、ほかの哺乳類と骨格が異なっているからです。

　まずは背骨の形です。ヒトの背骨は横からみるとS字になっています。このおかげで、2本足でも体重を支えながら安定して歩行することができるのです。

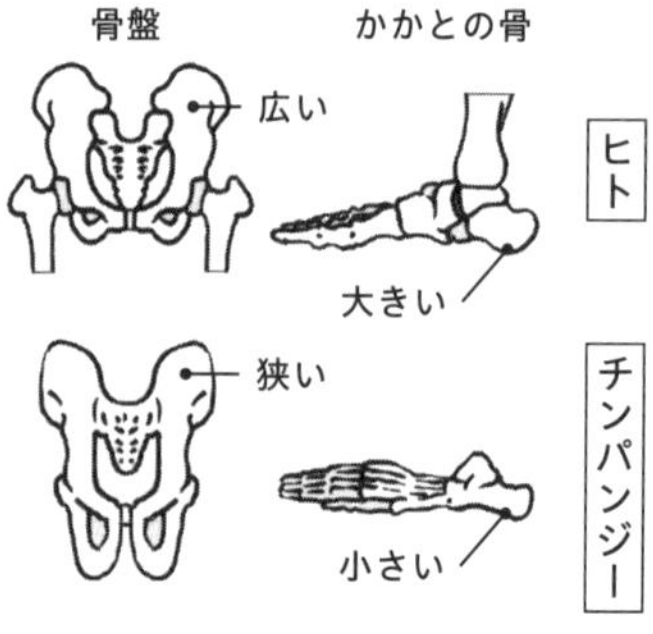

　また、足の骨のつくりも大きく異なります。ヒトの足は他の動物と比べて足の裏が広く、かかとの骨が大きくなっているため、より大きな重さに耐えることができ、自重を支えることができます。

　さらに、腰の骨である骨盤の形も異なっています。ヒトの骨盤はチンパンジーと比べて横に広がっています。骨盤が横に広がっていると、直立歩行しても内臓を支えることができるのです。

　直立歩行は、ヒトにさまざまな利点をもたらしました。

　「両手を自由に使えるようになった」ことは、その最たるものです。自由になった両手で、より高度な活動が可能になりました。

　また、頭蓋骨が重くても首と肩で支えることができるため、脳が大きく発達したといわれています。

　ほかにも、頭が高い位置にあることで「視界が広くなる」「地面からの熱の影響を受けにくい」、さらに「直射日光が当たる面積が小さくなる」などの利点もあります。

▼椎間板ヘルニア

椎骨と椎骨の間にある椎間板には、内部の髄核と外側の線維輪という2つの部分があります。強い力がかかることによって、この髄核が飛び出てしまう場合があります。この状態が椎間板ヘルニアです。枝豆に外から力を加えると、弱いところから豆が飛び出るのと同じような原理です。

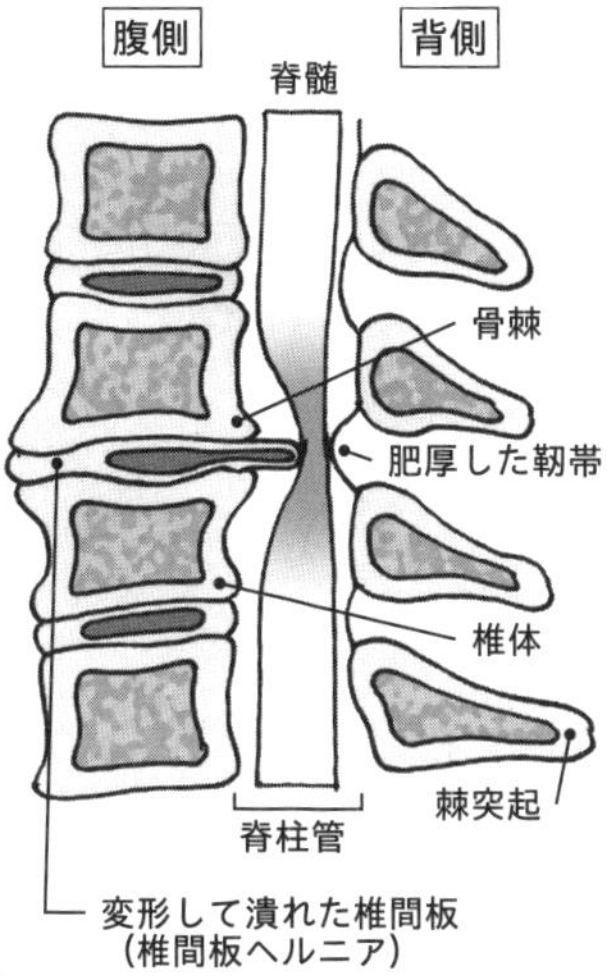

椎間板ヘルニアに至ると、飛び出た髄核が脊髄や神経を圧迫することによって、痛みやしびれ、感覚の異常などの症状が現れます。

ヘルニアが起こる椎骨の高さによっても症状は異なります。

▼骨粗鬆症・椎骨圧迫骨折

椎骨と椎間板は交互に積み重なることで、からだを支えています。しかし、椎骨自体がもろくなってからだの重みに耐えきれず、骨折してしまう場合があります。

「骨がもろくなる状態」を「骨粗鬆症」といい、骨粗鬆症によって椎骨が骨折してしまうことを「椎骨圧迫骨折」と呼びます。

骨は、骨を合成する「骨形成」と骨を破壊する「骨吸収」をくり返すことで強度を維持しています。

しかし、閉経や加齢によりこのバランスが崩れると、「骨形成」＜「骨吸収」の状態が続き、骨の絶対量（密度）が低下して骨がもろくなってしまうのです。

骨粗鬆症になると、日常動作程度の圧迫で骨折してしまうことがあります。

丈夫な骨を維持するためには、骨の成分であるカルシウムが必要となります。

骨や血液中のカルシウム濃度を調節しているのは、カルシトニンやＰＴＨ（パラトルモン）というホルモンと活性型ビタミンD_3です。

カルシトニンは甲状腺から分泌され、骨へのカルシウムイオンの取り込みを促進することで骨形成を促進します。

ＰＴＨは副甲状腺から分泌され、骨へのカルシウムイオンの取り込みを抑制することで骨吸収を促進します。

活性型ビタミンD_3は、小腸からのカルシウムイオンの吸収を促進します。

また、骨形成が起こるためには適度な運動も不可欠です。日常的に骨に負荷が加わらないと骨量が低下してしまうのです。ちなみに、長期間無重力空間に滞在する宇宙飛行士にも同じ現象が起こります。

第 9 章

脳、からだの総司令官

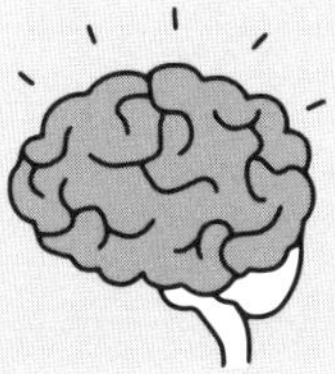

〔脳、神経〕

ヒトを人間たらしめている
黒幕の正体、それが脳！
私たちの「なぜ？」を
解き明かすカギがここにある。

脳と脊髄の構造

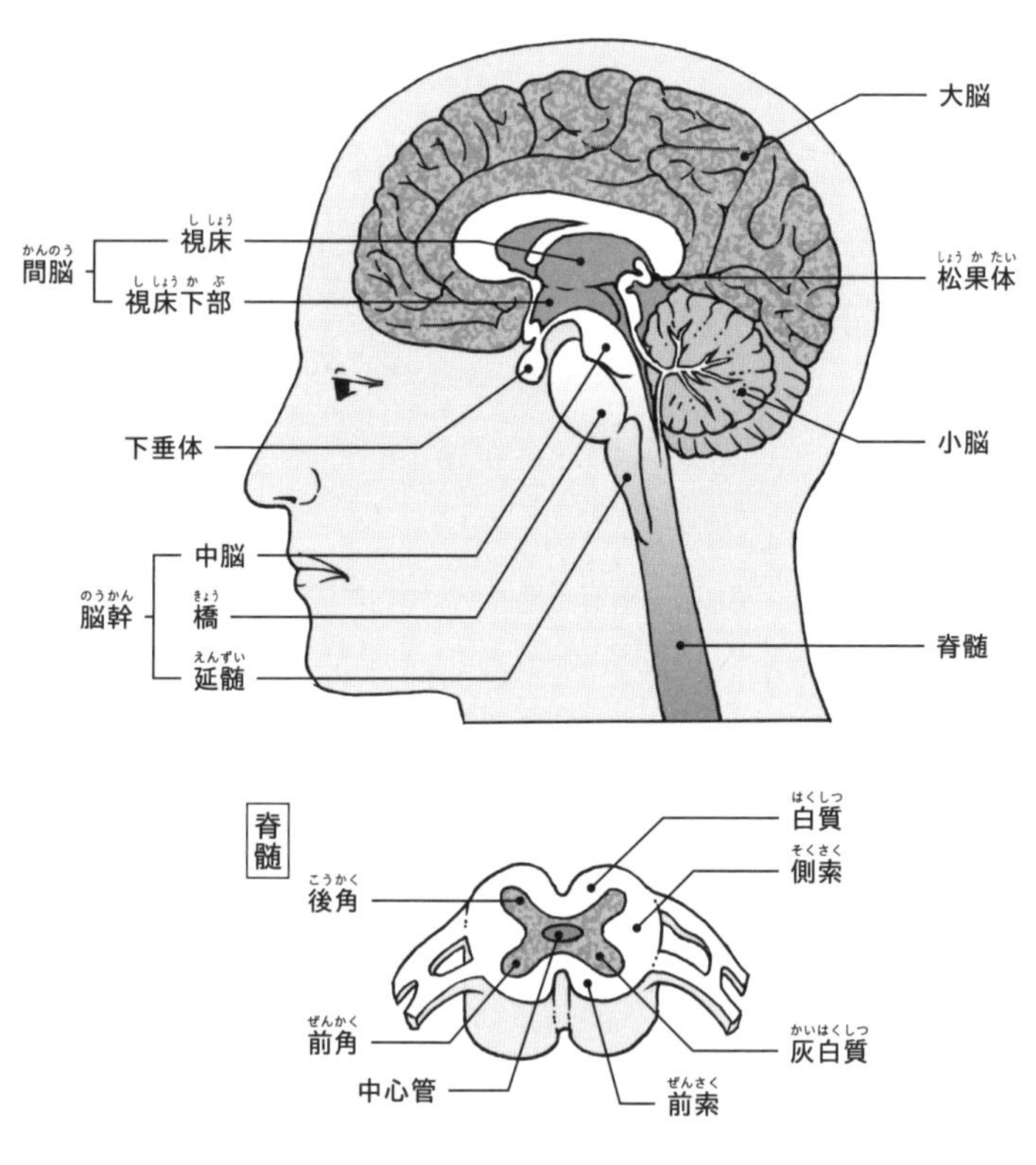
大脳
間脳《かんのう》
視床《ししょう》
視床下部《ししょうかぶ》
松果体《しょうかたい》
下垂体
小脳
脳幹《のうかん》
中脳
橋《きょう》
延髄《えんずい》
脊髄
脊髄
白質《はくしつ》
側索《そくさく》
後角《こうかく》
前角《ぜんかく》
灰白質《かいはくしつ》
中心管
前索《ぜんさく》

1　ヒトを人間たらしめている黒幕

私たちのからだには「栄養素を入手せよ！」「酸素を届けよ！」「侵入者を排除せよ！」などと、生きるために必要な指令を出す「黒幕」がいます。

からだ全体を統括し、常に監視し、指令を出す「総司令官」です。

これまでの各章でたびたび登場しており、黒幕と呼ぶにはいまさら感は否めないですが、あらためて総司令官を紹介しましょう。

黒幕の正体、からだの総司令官とはもちろん「**脳**」です。脳は、頑丈な頭蓋骨に護られた総司令官室から、常にからだ全体を監視し、指令を出しています。

たとえば脳は、からだの中に水分が不足していることを感知すると、のどの渇きを感じさせ、水を飲む行動を促します。

おいしいものを食べると快感を得られ、再びその快感を得るための行動をとるよう促します。

危険を感知すると、恐怖を感じ、逃げたり闘ったりするための行動を促します。より効果的に逃げたり闘ったりできるように、呼吸を速めたり心拍数を上げたりします。

また、欲求をコントロールして理性的な行動をとったり、他者とコミュニケーションがとれたりするのも脳のおかげです。

脳の働きは、人間が人間として生きることそのものと言っても過言ではありません。

脳は総司令官だと表現しましたが、脳は部位によって司っている機能が異なるため、「総司令官がたくさんいる」のが実際のところです。

より正確を期するなら、「総司令官が集まった組織・団体」が脳だといえます。

脳からつながり、背骨（椎骨）の中を通っている細長い器官が「**脊髄**《せきずい》」です。

脳はからだの内外の情報を集めて評価し、からだ全体に必要な指令を出しますが、この情報伝達は「**神経**」によって行われています。

神経とは、電話線やＬＡＮケーブルのようなもので、からだ全体に張り巡らされています。

たとえば、第7章で説明したように、全身（末梢）の組織から脳（中枢）へ情報を伝えるケーブルが感覚神経で、脳（中枢）から全身（末梢）に情報を伝えるケーブルが運動神経でした。

単純化して表現すると、脊髄とはこれらのケーブル（神経）の束です。

脳につながる「受信用ケーブル」と「送信用ケーブル」の束が脊髄であり、現場となっている組織が近くなると脊髄から各神経に枝分かれしていくイメージです。

ただし、脊髄はケーブルの役割をしているだけではありません。必要に応じて、脊髄自身が判断し、指令を出す場合もあります。たとえば、お皿を持ったらビックリするくらい熱かったときをイメージしてみてください。このとき、多くの人は瞬時に「アツッ」と手を離します。

この反応は「**反射**」といい、脊髄自身が判断して、腕や手の筋肉に指令を出すことで起こります。総司令官である脳に「熱い」という情報を伝えて、脳からの指令を待っていてはその間にやけどをしてしまいかねません。

このようにスピード感が求められるときは、脊髄は独断で「反射」を起こしてくれるのです。脊髄のほか、延髄や中脳も反射の中枢となります。たとえば、せきやくしゃみは延髄が司る反射です。

脳がからだの統括「本部」ならば、脊髄は「支部」だといえるでしょう。

支部の最も重要な役割は、支部のスタッフから情報を集めて本部へ報告し、本部からの指令を支部のスタッフに伝えたり、現場を指揮したりすることです。しかし、現場をよく知る支部が、本部にお伺いを立てずに、独断で迅速に動くことも時には必要なのです。

現実世界の組織でも同じことがいえるかもしれません。

ちなみに脳と脊髄は、それぞれ頭蓋骨と椎骨という「鎧」に守られています。

さらに、脳や脊髄のまわりは「**髄液**《ずいえき》」という液体で満たされています。脳は髄液中に浮かんでいます。外から強い力が加わったときにも、髄液が衝撃を吸収してくれるのです。

豆腐店では豆腐が崩れないように水の中に入れられて売られていますが、髄液が果たしている役割はまさにこれだといえます。

2　脳のコンセントに神経が刺さっている

神経は、大きく「**中枢**《ちゅうすう》**神経**」と「**末梢**《まっしょう》**神経**」の2系統に分けられます。

中枢神経とは脳と脊髄のことです。情報伝達における「本部」ならびに「支部」といえます。

末梢神経とは、支部の「現場スタッフ」のようなものです。末梢神経はさらに「**体性神経**」と「**自律神経**」に分けられます。

体性神経は、受容器から中枢へ刺激を伝える「**感覚神経**」と、中枢から効果器へ刺激を伝える「**運動神経**」の2種類があります（第7章参照）。

自律神経は、からだの中の環境を一定に保ったり調節したりする神経で、「**交感神経**」と「**副**

交感神経」の2種類があります（第5章参照）。

また、中枢神経（脳と脊髄）には、各現場の責任者になる「部長」のような直属のスタッフがいます。それぞれ「**脳神経**」、「**脊髄神経**」と呼ばれます。

脳神経は12対（左右で24本）、脊髄神経は31対（左右で62本）あり、特に脳神経はそれぞれ固有の名前を持っていて、異なる任務についています。脳には12人の「部長」がいるわけです。それぞれの部長は対等なので、まさに脳の「円卓の騎士」といえそうです。

円卓の騎士のラインナップは以下の通りです。

・第Ⅰ脳神経：「**嗅神経**」、嗅覚の中枢です。
・第Ⅱ脳神経：「**視神経**」、視覚の中枢です。
・第Ⅲ脳神経：「**動眼**《どうがん》**神経**」、眼球の運動や縮瞳《しゅくどう》（瞳孔が小さくなること）を司ります。
・第Ⅳ脳神経：「**滑車**《かっしゃ》**神経**」、眼球の運動（眼球を斜め上に動かす）を司ります。
・第Ⅴ脳神経「**三叉**《さんさ》**神経**」顔の上部、中部、下部に分かれて分布。いずれも顔の皮膚感覚を司ります。下部を走る「**下顎**《かがく》**神経**」は咀嚼運動も司ります。
・第Ⅵ脳神経「**外転**《がいてん》**神経**」、外側方向の眼球運動のみを司ります。

脊髄神経の構成

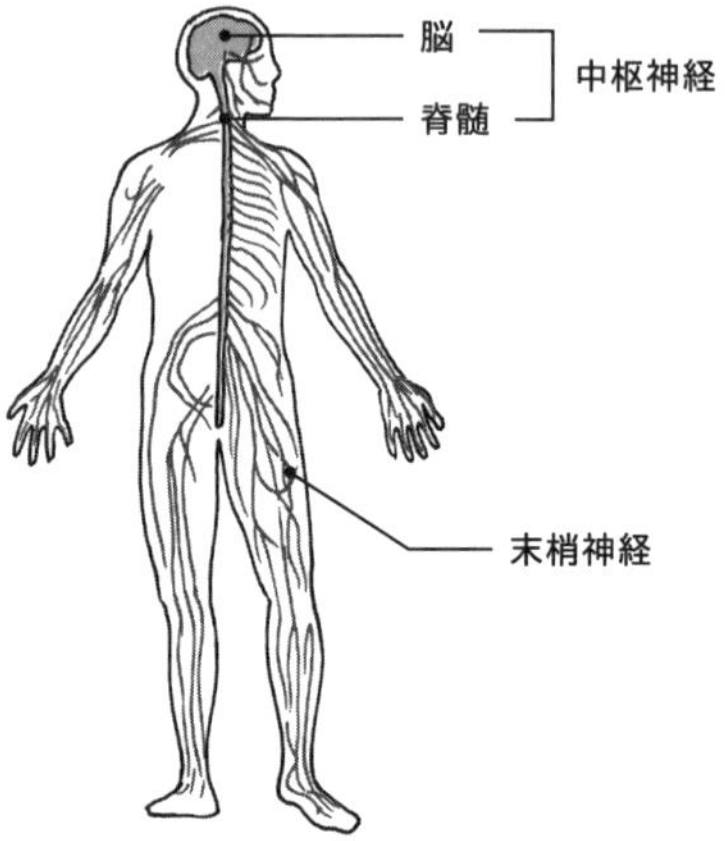
脳
脊髄
中枢神経
末梢神経

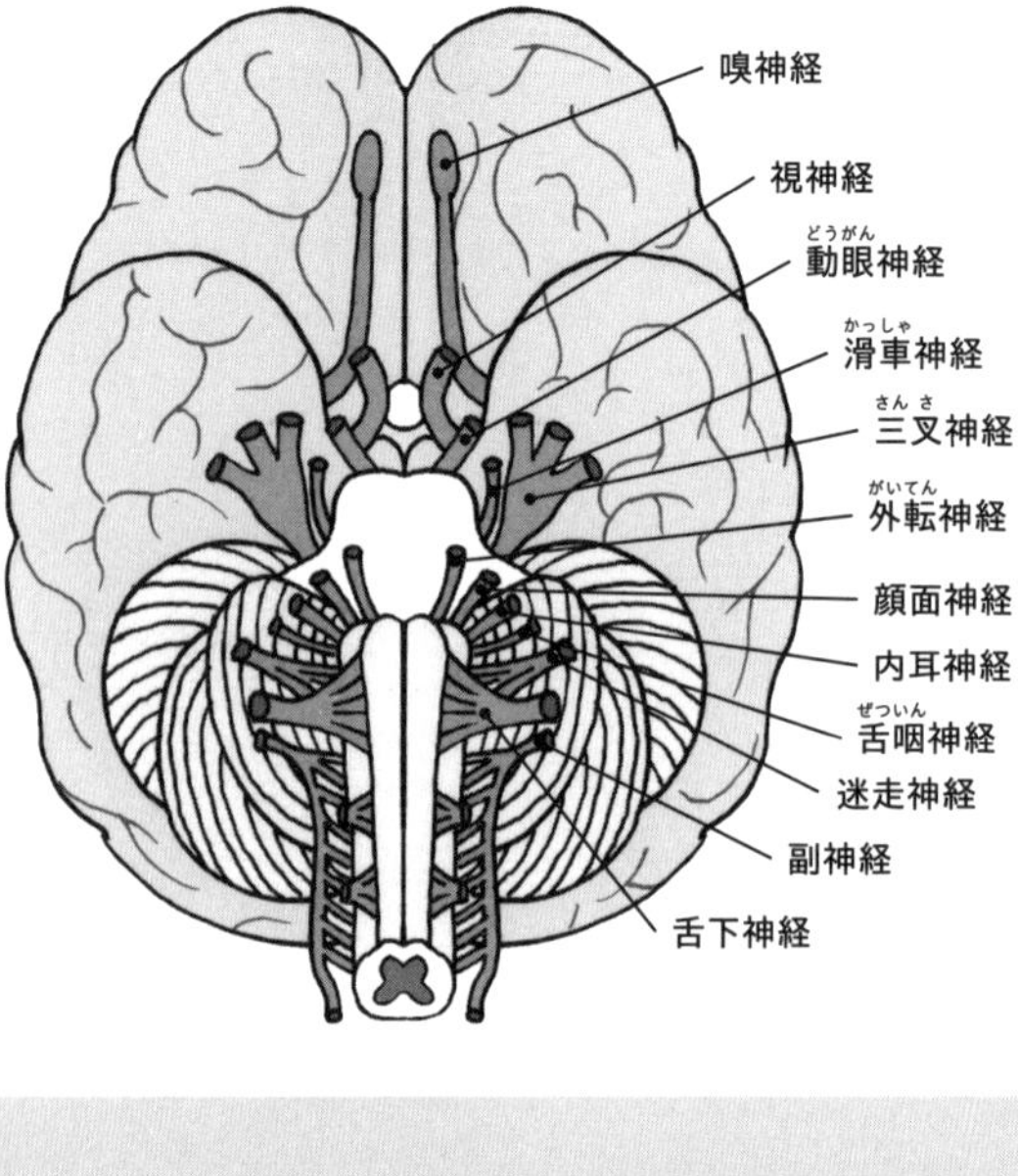
嗅神経
視神経
動眼《どうがん》神経
滑車《かっしゃ》神経
三叉《さんさ》神経
外転《がいてん》神経
顔面神経
内耳神経
舌咽《ぜついん》神経
迷走神経
副神経
舌下神経

・第Ⅶ脳神経「**顔面神経**」、顔の筋肉すなわち表情筋を支配しています。また、味覚（舌の前側2／3）も司っています。

・第Ⅷ脳神経「**内耳神経**」、内耳の働き、すなわち聴覚と平衡感覚を司っています。

・第Ⅸ脳神経「**舌咽**《ぜついん》**神経**」、のどの感覚や運動と味覚（舌の後ろ側1／3）を司っています。

・第Ⅹ脳神経「**迷走神経**」、そのほとんどが自律神経である副交感神経で構成されています。

・第Ⅺ脳神経「**副神経**」、肩や首の筋肉の運動を司ります。

・第Ⅻ脳神経「**舌下**《ぜっか》**神経**」は、舌の運動を司っています。

脳神経全12本中3本が眼球運動に、1本が視覚に使われており、視覚がいかに重視されているかが推測できます。脳神経は、それぞれ脳の各部位に接続されています。

第Ⅲ～Ⅳ脳神経は**中脳**という部位につながっています。
第Ⅴ～Ⅷ脳神経は**橋**《きょう》につながっています。
第Ⅸ～Ⅻ脳神経は**延髄**《えんずい》につながっています。
まるで脳にコンセントがささっているようです。

ちなみに第Ⅰと第Ⅱ脳神経は、「つながっている」というより「脳が変形して伸びてきた」ようなつくりになっているため、脳そのものとして扱われることも多いです。

3　脳の不思議、大脳にしわがたくさんあるワケ

脳は、それぞれの部位が異なる総司令官としての役割を担っています。

下の部位から見ていきましょう。


最も下側に位置して脊髄とつながる場所は「延髄」、その上の「橋」「中脳」を合わせて「**脳**《のう》**幹**《かん》」といいます。


脳幹は、前述した脳神経のほとんどがつながっています。

その中の延髄は、呼吸や心拍、嚥下、せきやくしゃみの中枢です。

橋は文字どおり「橋渡し」の仕事をしています。脳の左右をつないでおり、また小脳と連絡をとる役割をしています。

中脳は、眼球運動や瞳孔の調整、姿勢の保持を担っています。

これらの脳幹は、生命維持の中枢といえる部位です。


脳幹の後方に位置する「**小脳**」は、筋肉の緊張を保持したり、からだの平衡を保っています。

脳幹の上方に位置する「**視床**」と「**視床上部**」「**視床下部**」は、合わせて「**間脳**《かんのう》」といいます。

視床は、嗅覚を除く感覚を、脳の各部位に伝える中継基地の役割を担っています。

視床上部には、「**松果体**《しょうかたい》」という松ぼっくりのような形をした部位があり、松果体は睡眠や体内時計に関わるメラトニンというホルモンを分泌します。また、視床上部は嗅覚の中継基地の役割も担っています。

視床下部は第5章でくりかえし登場した「恒常性の総司令官」で、体温、食事、血圧、睡眠の中枢です。すぐ下にいるキャプテンの「**下垂体**《かすいたい》」と協力して、各内分泌チームを指揮します。

そして、最も大きい「**大脳**」は思考の中枢です。

大脳は、本能的・情緒的な行動の中枢である「**原皮質**」「**古皮質**」と、論理的・理性的な行動の中枢である「**新皮質**」に分けられます。前者は動物的な「ヒトの脳」、後者は社会的な「人間の脳」と考えると理解しやすいです。

人間は、ほかの動物に比べて大脳の新皮質が著しく発達しているため、より理性的な行動がとれるのです。ヒトを人間たらしめているのは大脳と言っても過言ではありません。

大脳には多数のしわがありますが、これは限られたスペースになるべく多くの大脳皮質を詰め込もうとした工夫の結果だといわれています。「袋に詰め放題」システムで、野菜などが変

脳の各部のはたらき

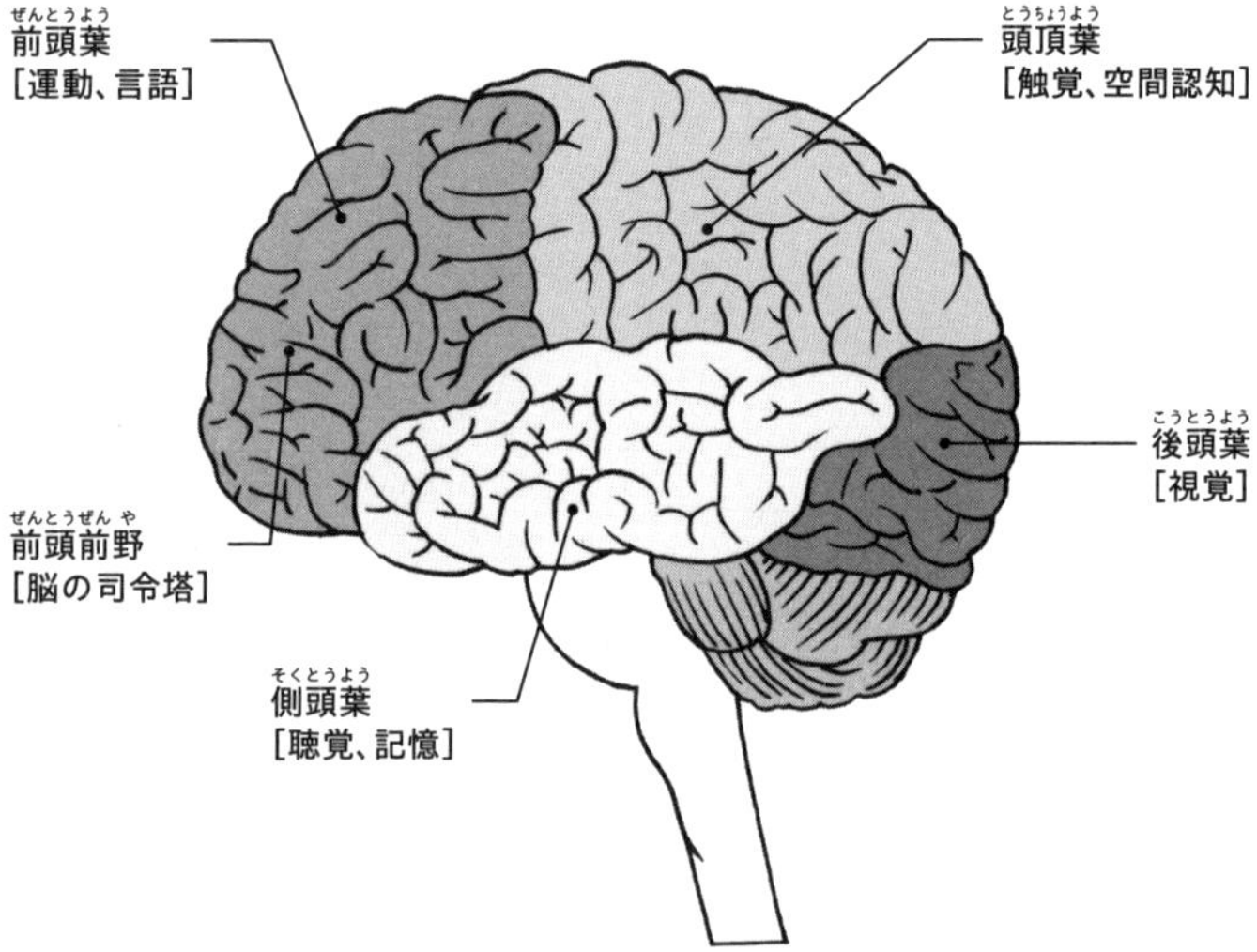
前頭葉《ぜんとうよう》
[運動、言語]
頭頂葉《とうちょうよう》
[触覚、空間認知]
後頭葉《こうとうよう》
[視覚]
前頭前《ぜんとうぜん》野《や》
[脳の司令塔]
側頭葉《そくとうよう》
[聴覚、記憶]

形するほど袋に詰め込んでいるような状況です。

大脳皮質も部位によって役割が異なっています。

ざっくり解説すると、前方に位置する「**前頭葉**《ぜんとうよう》」は運動や言語機能を司っています。特に前頭葉の「**前頭前野**《ぜんとうぜんや》」と呼ばれる部位は、遂行機能すなわち「目標を設定し、計画を立てて実行する」役割や感情のコントロールを司っており、性格や社会性に大きく関わっています。さらに、ワーキングメモリー（作業記憶）と呼ばれる一時的な超短期記憶も担っている部位です。

頭のてっぺん周辺に位置する「**頭頂葉**《とうちょうよう》」は、触覚や空間認知を司ります。

横側に位置する「**側頭葉**」は、聴覚や記憶を司ります。

後方に位置する「**後頭葉**」は、視覚を司ります。

下側や内側に位置する「**嗅脳**《きゅうのう》」や「**辺縁系**《へんえんけい》」と呼ばれる部位は、古い皮質に分類されます。

嗅脳は嗅覚を司ります。つまり、五感の中でも「嗅覚」は、そのほかに比べてより本能的な感覚であると考えられます。

辺縁系は、海馬や扁桃体などの部位で構成されています。海馬は長期的な記憶に関わる場所です。扁桃体は情動の中心で、たとえば恐怖や怒りなどの感情を引き起こします。

このように脳には、部位ごとに専門とする役割があり、その働きのおかげで私たちは生命活動を営めているのです。

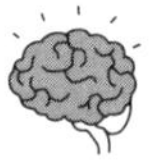

4 なぜ、私たちはそれを「がまん」できるのか？

私たちは生きている限り、さまざまな欲求が湧き上がります。

次の状況を想像してみてください。

『あなたは今、とてもおなかが空いている状態でパン屋さんに入りました。目の前にはさまざまな種類のパンが並んでおり、店内には焼きたてのパンの香りが漂っています』

この状況では、たいていの人が「パンを食べたい」という衝動に駆られるはずです。

これが「**欲求**」の1つである「食欲」です。

にもかかわらず、その場でパンを食べ始める人は普通いません。誰もがレジに並び、代金を支払い、自宅に持ち帰るか最低でも店の外に出てから買ったパンを食べます。

どうしてこのようなことが可能なのでしょうか？

それは、私たち人間には「**理性**」があるからです。

「代金を支払うまでこのパンはお店のものだから、食べる前に代金を支払う必要がある」

「お会計をするためには、列に並んで順番を待つ必要がある」

「店内で食べたらお店や他のお客さんに迷惑だから、自宅か外に出てから食べたほうが望ましい」

といったように、「社会のルール」や「道徳」に適合するように、「衝動」や「欲求」を抑えて行動することができるのです。

一人ひとりが理性的な行動をとることにより、人間社会が成立し、円滑に回っています。

「〇〇したい」「〇〇が欲しい」などの「欲求」は、ささいなきっかけで自然と湧き上がります。

先ほどパン屋さんの想像をしたら、パンを食べたくなった方も多いと思います。

なぜならば、「欲求」は私たちが生きるために不可欠なものだからです。

たとえば、私たちが生きるためには食事をする必要があります。

そのためには「食べたい」と感じる必要があり、さらに食べ物を得るための行動を起こすことが必要です。

その原動力となるのが「欲求」です。

ほかにも「寝たい」「安全な場所で過ごしたい」「子孫を残したい」といった動物的な欲求から、「他者から認められたい」「社会の役に立ちたい」といったより人間的な欲求までさまざまな欲求があります。

脳内報酬系

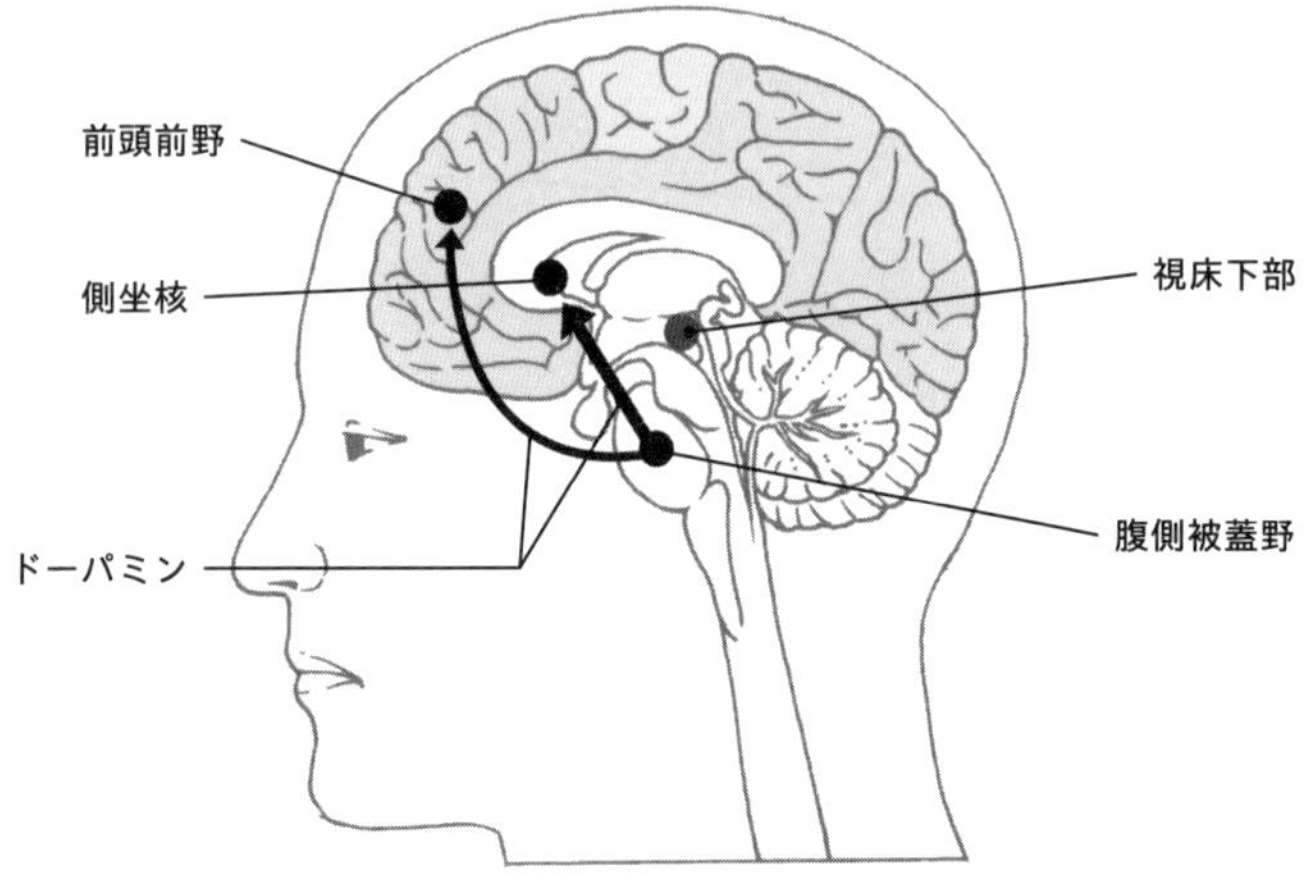

そして、「欲求」というシステムにおいて中心的な役割を担うのが、脳内で分泌される**ドーパミン**という神経伝達物質です。

私たちはドーパミンの働きによって快感を得たり、再びその快感を得るための行動を促されます。ドーパミンは、おいしいものを食べたり、楽しいことをしたり、挑戦に成功したりすると脳内で分泌され、**「快感」**が得られます。

その「快感」は、感情を統括する前頭前野や記憶を司る海馬など、他の脳の部位に伝えられます。

この仕組みを**「報酬系」**といいます。

脳のさまざまな部位が「快感」を共有した結果、「またこの快感を得たい」「この快感を得るための行動をしよう」という思考回路が生まれます。

その結果、次に同じ快感を連想させる刺激を受けると、大量の「ドーパミン」が放出され、実際に快感を得るための行動を私たちにとらせようとします。

たとえば、パンの絵や写真を見たり、パンのにおいを嗅いだり、頭の中でパンを想像したりすることで、「パンを食べたい」と感じて、実際にパン屋さんへ買いに出かけるという行動を起こすのです。

また、ドーパミンはすでに経験したことがある快感だけでなく、新しいことや未知のものへ向かう原動力ともなります。

「快感を得られるかもしれない」「楽しいことが起こるかもしれない」など期待感を駆り立て、行動を促します。

つまり、ドーパミンは「衝動」や「欲求」だけでなく、「やる気」や「興味」「好奇心」の源にもなっているのです。

その一方で、人間社会においては常に「欲求」の通りに行動することはできません。

各人が「欲求」の赴くままに行動していたら、あちこちで対立や問題が起こり、社会はめちゃくちゃになってしまいます。

そこで私たちは、「衝動」や「欲求」に駆られても、状況に応じて抑制して行動に移さないようにしているのです。

その働きを担っているのが「理性」です。

理性は脳の「前頭前野」が中心となって司っており、「衝動」や「欲求」だけでなく「怒り」や「悲しみ」「不安」などあらゆる感情を統括しています。

つまりは、ドーパミンの働きで湧き上がった衝動や欲求を、状況に応じて前頭前野が抑えたり、あるいは許可することによって、私たちは人間社会に適合した「理性的な行動」をとることができるのです。

たとえるなら、「ドーパミン」がアクセル、「前頭前野」がブレーキのような役割をしています。

ただし、自動車と異なり「ドーパミン」はさまざまな刺激によって勝手に湧き上がるため、自分の意思では調節できません。

つまり、「勝手にアクセルがかかる車に乗り、ブレーキのみで速度をコントロールしながら運転する」ようなものです。

前頭前野による感情コントロールがいかに重要であるかがわかります。

▼依存症

「依存」とは、ひと言でいうと「特定の物質の使用あるいは行動を、自分の意思でコントロールできない状態」のことです。

「これ以上しないほうがいい」「今はすべきではない」と頭では理解していても、自分の意思では止めることができず、特定の物質の摂取や行動をくりかえしてしまいます。

日常生活や健康などに悪い影響がでているにもかかわらず、原因となっている物質や行動をやめることができなくなっていれば「依存」である可能性があります。

「アルコール依存」、「薬物依存」、「ギャンブル依存」などが有名ですが、快感を感じられる物質や行動であれば理論上何が原因でも起こり得ます。

一般的に「依存症」と呼ばれているものは、大きく「物質依存」と「行動嗜癖《しへき》」の2つに分けられます。

「物質依存」は特定の物質に対する依存、「行動嗜癖」は特定の行動に対する依存です。

たとえば、アルコール依存ではお酒を飲むことによる快感をくりかえし求め、薬物依存では麻薬などの薬物を摂取することによる快感を得ようとします。

これが「物質依存」です。

一方で、たとえばギャンブル依存では、からだの中に特定の物質が直接入るわけではありません。「賭けに勝ってお金を得る」ことや「お金をかける」こと自体に対して「快感」や「興奮」を感じ、ギャンブルをやめられなくなってしまうのです。

これが「行動嗜癖」です。

依存に陥る主な要因といわれているのが「報酬系の強化」という現象です。

前述のとおり、「ドーパミン」の働きによって、人間は「もっと快感を得たい」「あの快感を再び得るために行動しよう」と考えます。

実際に同じ快感を得ることができれば、さらに大量のドーパミンが分泌され、快感が脳の他の部位へ伝えられる「報酬系」が活性化されます。

そして、再び同じ快感を得るための行動をくりかえすのです。つまり、

「快感を得る」→「再び同じ快感を得たくなる」→「快感を得るために必要な行動をとる」→「快感を得る」→……

と報酬系のループを何周もくりかえすのです。

このループは周回を追うごとに強化され、より強い欲求を生むようになります。

これが「報酬系の強化」という現象です。

くりかえし同じ快感を得ることにより、どんどん欲求が強くなり、それが過剰となるとその対象ばかりを求めるようになり「依存」に陥ってしまうのです。

ただし、「報酬系の強化」イコール「依存」というわけではありません。

もともとドーパミンや報酬系は、食料を得たり、子孫を残したり、社会で活躍したりと、生きるために必要なものを得るための重要な仕組みです。

「努力(行動)する」→「成功する」→「快感を得る」→「さらなる努力(行動)をする」→……という試行錯誤の過程は、どのような挑戦にも必要なものでもあります。

「報酬系の強化」は、生きるために必要なものを得るための極めて理にかなった仕組みといえるのです。

しかし、依存に陥ってしまうと、本来生きるために必要なものへ向かうはずの関心や興味が依存対象に集中してしまい、欲求の本来の機能を十分に果たせなくなってしまいます。

それでは、どのような場合に一線を越えて依

存に陥ってしまうのでしょうか？

　依存に陥る大きなリスクの1つは「容易に快感を得られる」ことです。

　本来、快感とはそう簡単に得られるものではありません。たとえば、私たちの祖先は日々の食料を得るためにも命がけでした。

　安全が確保され、モノであふれる現代でも、食料やサービスと交換できるお金を得るためには相応の労働が必要となります。

　スポーツや勉強、仕事においても、結果を出して快感を得るためにはコツコツと努力する必要があります。

　一方で、依存の原因になりやすいお酒やギャンブルなどは、苦労をすることなく手軽に大きな快感を得ることができます。

　同じ快感を得るための努力は少ないに越したことはないので、容易に快感を得られるものや行動には強い魅力を感じます。

　もちろん、お酒を飲んだりギャンブルをするためにもお金や労力が必要ですが、かつては食料や配偶者を得るために命をかけていたことを考えると、得られる快感に対するコストは格段に少なくて済みます。

　そして、容易に快感を得られる特定の行為や物質を繰り返し求めるようになり、驚くような速さで報酬系が強化され、依存が形成されるのです。

　極端な例ですが、もし仮にお酒を飲んだり、ギャンブルをしたりするために、毎回標高1000mの山の頂上へ登る必要があれば、アルコール依存やギャンブル依存に陥る人は激減することが予想されます。

　快感を得られるものであれば理論上は何でも依存に陥る可能性はありますが、依存になりやすいものとそうでないものがあるのにはこのような理由があります。

コラム

物語の主人公になる能力「非認知能力」

近年、「非認知能力」という能力が注目されています。

以前は、子どもの能力を測るとき、主にテストの点数や偏差値、ＩＱなどが用いられてきました。このように数値で表すことができる能力を「認知能力」といいます。

「認知能力」に対して、数値化することができない、あるいは数値化が難しい能力を「非認知能力」といいます。

たとえば、自制心、創造力、忍耐力、やり抜く力、集中力、勤勉性、共感力、コミュニケーション能力などが「非認知能力」にあたります。こういった非認知能力が、将来社会で活躍したり、人生を豊かに幸せに生きるために重要であることが近年指摘されています。

私は、非認知能力とは「自分の力で考え、決め、行動する能力」あるいは「物語の主人公になる能力」であると言い換えています。

日常的なことでは、「課題や仕事を期限までにどのように進めるか？」「次の休みに何をして過ごすか？」「友人や仕事仲間とケンカをしたときにどのように仲直りするか？」「クラスや職場で問題が起こったときにどのように解決するか」などです。

より大きな決断では、「どの大学や高校を受験するか？」「進学するか？　就職するか？」「どの職業につくか？」「結婚するか？」「大きな失敗をしたときにどのように行動するか？」などです。

究極的には、「幸せに生きるためには、どうすれば良いか？」です。

これらのさまざまな問題、命題について「自分の力で考え、決め、行動する」ことができるのは自分自身でしかなく、それが「自分の物語の主人公になる」という意味です。

当たり前のことのようにも感じますが、「自分の力で考え、決め、行動する」能力が低いあるいは経験に乏しいと、いざ決断しなければならないときに自分で決めることができず、「進学先や就職先を自分で決めることができずに、親に決めてもらう」「社会に出てからも指示や許可がないと不安で仕事を進めることができない」といった事態に陥ってしまう可能性があります。

まるで、「自分の物語なのに、他の誰かに主役を譲って自分は脇役になってしまっている」かのようです。

子ども時代は「物語の主人公になるためのトレーニング期間」ともいえます。

「考え、決め、行動する」経験や、失敗して試行錯誤する経験や、反対に成功する経験を繰り返すことで、少しずつ「物語の主人公」へと成長していきます。

RPG（ロールプレイングゲーム）やヒーロー漫画の主人公といえば、「さまざまな問題に直面しても、悩み、考え、努力し、決断し、仲間と協力して、逆境にも負けずに自分の使命を果たす」という姿をイメージする方が多いと思います。

そして、「自分の力で考え、決め、行動する」能力は、前述の前頭前野が担う遂行能力そのものです。「自己コントロール力」「忍耐力」「発想力」「共感力」など、「非認知能力」に分類される能力を個々にみても、前頭前野が大きく関わっています。

ただし、誤解のないように強調しておくと、「認知能力は非認知能力よりも重要でない」ということではありません。

たとえば、「創造力」や「発想力」は数値化できない非認知能力ですが、実際に新しいアイデアを生み出すためには、「知識」や「知恵」が必要となります。

たとえば、空飛ぶ新たな移動手段を発明するためには、「重力に抗って飛行するためには何が必要か？」「飛行機やヘリコプターが飛ぶ仕組み」といった物理学の知識が必要となります。

その上で、「飛行機やヘリコプターが飛ぶ原理を応用できないか？」や「これまで飛ぶためには使われていなかった技術を利用できないか？」、「鳥や昆虫が空を飛べる原理を応用できないか？」などと考えることで、新しいアイデアが生まれます。

歴史に名を残すような天才でも、まったくのゼロから発明することはできません（正確には天才に聞いてみないとわかりませんが、凡人である私はそのように考えています）。

実際、新しい発明はこれまでの知識を応用させたり、異なる分野の知識を組み合わせたり、自然からヒントを得て生み出されている場合も多いです。

つまり、社会で生きていくためには「非認知能力」も「認知能力」も両方とも重要だといえます。

私は「認知能力」が人間の「ハード面」、「非認知能力」は「ソフト面」のようなものであると考えています。

F1レースを想像してみてください。

高性能のエンジンを搭載しているなどマシンのスペックが高ければ、当然良いタイムが出る可能性は上がります。しかし、それだけでタイムが決まるわけではありません。

ドライバーのテクニックはもちろん、ここぞという場面でアクセルを踏み込む勇気であったり、緊張に打ち勝つ心の強さであったり、あせる気持ちを抑えてブレーキを踏む自制心であったり、予想外の事態や逆境に落ち着いて対応する力であったり、レース外でチームの仲間と良い関係性を築くコミュニケーション力などさまざまな能力が必要となります。

そして、それらすべてがそろって、はじめて良いタイムや結果を出すことができるのです。

5 私たちは「タツノオトシゴ」のおかげで生活できる

私たちは**記憶**に基づいて行動します。

記憶とは、「過去の情報」とも言いかえることができます。

たとえば、「朝7時に起きて食事をして、自転車と電車に乗って職場に行く」という朝の日常の1コマをとってみても、「今日は仕事に行く日で、そのために7時に起きる必要がある」という記憶や、「朝食のために昨日買ったパンがテーブルの上にある」という記憶、「自転車や電車の乗り方」「自宅から駅まで、駅から会社までの道のり」などの記憶が必要です。

さらに職場に着いてからも「自分の席の場所」「その日にすべき仕事」「同僚や仕事相手の顔と名前」といった記憶が必要です。

記憶はいくつかの種類に分けることができます。

たとえば、自転車の乗り方やスポーツの動きなど「行動」によって呼び起こされる記憶を「**手続き記憶**」、知識や出来事など「ことば」によって呼び起こされる記憶を「**陳述記憶**」といいます。

「陳述記憶」はさらに、出来事や体験についての記憶である「**出来事記憶**」と、ことばの意味や固有名詞などの記憶である「**意味記憶**」とに分けられます。意味記憶は「**知識**」とも言いかえられます。

また時間軸で分けると、陳述記憶には「**短期記憶**」と「**長期記憶**」という2つの段階があります。

短期記憶は、数分から数時間で忘れられてしまう記憶で、日常生活で得られる記憶のほとんどは短期記憶です。なぜなら一日の中で起こることや目に入ることの大半は、「生きる上で必ずしも覚えていなくてもよいこと」だからです。

たまたま道ですれ違った人の顔や、たまたま目に入った看板に書かれた店の名前など忘れても何も困りません。

しかし、それが「取引先の社長さん」あるいは「急に殴りかかってきた人」であったり、「ずっと探していた商品を扱っている店の名前」であったりすればどうでしょうか？

自分にとって重要なこと、身の安全に関わることなどは忘れてはならないものです。

このような場合、短期記憶は長期記憶に変えられます。

脳の辺縁系には**海馬**《かいば》というタツノオトシゴに形が似ている部位があり、海馬が短期記憶から必要な記憶だけを長期記憶に変えて保存するのです。

また、道のりや自宅の住所、自分の電話番号のように、繰り返し経験したり目にしたりすることで長期記憶に変わりやすくなります。

暗記法で「繰り返す」系が多いのはこのためです。

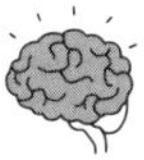

6 脳細胞は極度の偏食である

脳が担う役割、活動は複雑で多岐にわたります。それらの活動を行うには、当然多くのエネルギーが必要です。

そのためには、脳細胞には常にエネルギー源となる糖を届けなければなりません。

糖にはさまざまな種類がありますが、脳細胞はエネルギー源としてグルコース（ブドウ糖）しか利用できません。脳細胞は偏食なのです。

グルコースや酸素が不足すると、脳細胞はすぐに死滅してしまいます。偏食な上に繊細です。

たとえるなら「自分は食パンしか食べない」と決めている人が、食パンが手に入らず飢えているのに、決して目の前にあるロールパンやクロワッサンは食べないような偏食ぶりなのです。

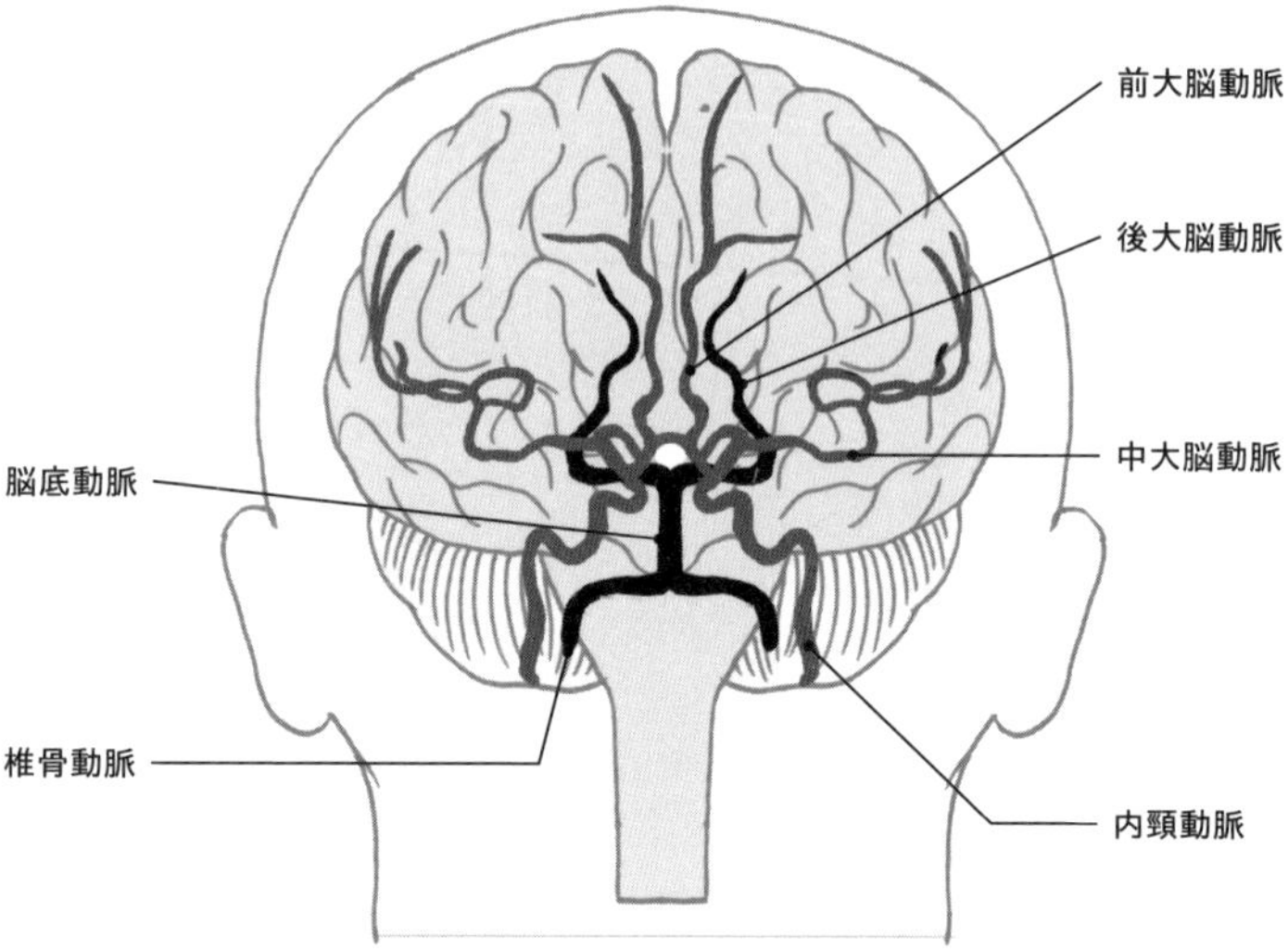

脳にグルコースや酸素を届けているのは、そのほかの器官と同様に血液です。

脳には各領域、各細胞に確実にグルコースや酸素を送り届けるために、数多の血管が走っており、絶えず血液が行き渡っています。

脳の血流は、**内頸動脈**と**椎骨動脈**の２つの動脈が源流です。これらの動脈が分岐をくりかえして脳全体に分布するとともに、２系統の動脈が合流して「**Willis動脈輪**」という動脈の輪っかを形成します。

枝分かれしてできた主な動脈には、「**前大脳動脈**」「**中大脳動脈**」「**後大脳動脈**」などがあります。

脳全体に血液を行き渡らせるために、これらの血管が張り巡らされているのです。

＊　疾患カタログ　＊

▼脳梗塞

もし何らかの理由で脳の血流が途絶えて、脳細胞にグルコースや酸素が供給されなくなったら一大事です。そのような状態に至る病気の1つが「脳梗塞」です。

脳梗塞は、血液のかたまりなどが血管に詰まってしまい、脳の血流が途絶えてしまうことで起こります。血管そのものにかたまりができる場合と、心臓など別の場所でできたかたまりが飛んできて詰まってしまう場合とがあります。

いずれの場合も、血流が途絶えてしまった先の脳細胞が傷害され、脳の機能が低下してしまうのです。

脳はその領域によって働きが異なります。そのため、障害を受けた領域によって現れる症状も異なります。

たとえば、前頭葉に血液を届ける血管が詰まってしまうと、前頭葉の機能が低下して、性格や人格が変わったり、認知症のような症状が現れたりします。

側頭葉に血液を届ける血管が詰まってしまうと、手足が麻痺して動かなくなったり、ことばを理解したり、話すことができなくなったりします。

脳梗塞になった場合は、脳細胞が死んでしまう前に、なるべく早く再び血液を届ける必要があります。

そのために血液のかたまりを溶かす薬や、血液がかたまりにくくなる薬を投与したりします。いずれの場合も時間との勝負となります。

▼脳出血

血管が詰まることで起こる脳梗塞に対して、血管そのものが破れて出血するのが「脳出血」です。

血管は弾力のあるホースのような構造をしているため、強い圧力にも耐えられるようにできています。

しかし、高血圧などが原因で強い圧力がかかり続けると、血管の壁の弱い部分はしだいに風船のように膨らんでいきます（動脈瘤）。

それでもさらに強い圧力がかかり続けると、ついには破裂してしまうのです。

脳出血によって起きる大きな問題は2点あります。

1つめは「出血した場所より先に血液が届かなくなる」ことです。

脳出血はホースの途中で水漏れを起こしてしまっているような状態なので、水漏れの量が多いと、その先に血液を届けることができません。その結果、脳梗塞と同じように、十分な血液が届かない脳細胞は傷害されてしまいます。

2つめは「出血によってまわりの脳が圧迫される」ことです。

ホースから漏れた血液が血管の外に溜まってくると、まわりの脳が血液に圧迫されて、その部分が障害されてしまうのです。

もともと頭蓋骨の中には脳がぎっしりと詰め込まれており、余分なスペースはありません。そこへ出血した血液が入り込もうとすれば、すぐに容量オーバーになってしまいます。ぎゅうぎゅうに人が乗っている満員電車に、さらに大量の乗客が乗り込もうとするようなものです

このように、脳出血では「血液の不足によって起こる」症状と、「血液によって脳が圧迫される」症状の両方が起こるのです。

症状は出血が起こった場所によって異なりますが、脳梗塞でも見られる意識障害や麻痺などに加えて、激しい頭痛が現れるのが特徴です。

脳を圧迫している血液のかたまりを取り除いたり、のちに起こりやすい脳のむくみを防ぐ治療などを行います。

脳梗塞で行われる血のかたまりを溶かす治療は、出血を悪化させる可能性があるため原則行いません。

▼くも膜下出血

「くも膜下出血」は脳出血の1つですが、脳そのものの出血とは性質が異なります。

くも膜下出血とは、その名のとおり「くも膜の下における出血」です。

脳は3つの膜に包まれており、その中の1つがくも膜です。

脳そのものは「軟膜」という薄い膜に覆われています。

軟膜の外側に位置するのが「くも膜」です。

軟膜とくも膜の間には、「くも膜下腔」という空間があり、血管などが通っています。

このくも膜下腔に出血が起こるのが、くも膜下出血です。

ちなみに、くも膜の外側には「硬膜」という硬い膜があり、さらに外側には頭蓋骨が脳を守っています。

くも膜下出血の原因としては、ほかの脳出血と同じように、風船のように膨らんだ血管（動脈瘤）が破裂して起こることが最も多いです。頭を強くぶつけたり、もともと血管の形に異常があることが原因となる場合もあります。

くも膜下腔に出血が起こると、空洞となっている場所なので一気に出血が広がります。

すると、頭蓋骨内の圧力が一気に上昇して、くも膜にも強い圧力がかかります。

その結果、「経験したことがないような」や「バットで殴られたような」などと表現される激しい頭痛が突然起こります。

からだの断面を見ることができるCT検査では、白く写る出血を確認することができます。

ちなみに白く写る部位が星のように見えることから、CTの所見では「ダビデの星」と呼ばれています。ダビデの星とは正三角形を2つ重ねた六芒星《ろ(り)くぼうせい》のことで、イスラエルの国旗にも使われています。

治療は、動脈瘤の根本をクリップで留める手術を行ったり、カテーテルを使って動脈瘤にコイルを詰める治療を行うほか、出血が悪化したり、再び出血することを防ぐための血圧のコントロールが中心となります。

▼もやもや病

くも膜下出血の原因の1つに「もやもや病」があります。「Willis動脈輪閉塞症」という別名がありますが、もやもや病も正式な病名であり、英語でも「Moyamoya disease」と表記されます。

名前の由来は、実際に血管がもやもやして見えるからです。血管の走行がわかる脳血管造影という検査で確認できます。

10代以下と30代という比較的若い世代に多くみられます。

もやもやした血管は、「側副路」という新しくつくられた血管です。

血管が狭くなっている状態が続くと、人体はなんとか先の部位に十分な血液を届けられるようにと、細い抜け道をつくることができるのです。

高速道路や主要な道路が通行止めになったり、渋滞してしまったりしたときに、さまざまな細い道を使って迂回するようなイメージです。

足の動脈が狭くなった場合も、同様の現象が起こります。

人間のからだの修正力の高さを感じざるを得ません。

もやもや病においては、脳の主要な血管であるWillis動脈輪が、生まれつきや何らかの原因で狭くなってしまった状態を補うために、もやもや血管が発達します。

▼てんかん

私たちが何らかの行動をとるとき、総司令官である脳から指令が出され、送信ケーブルである運動神経を伝わって筋肉などに指令が伝わり実行されます。

たとえば、テレビのチャンネルを変えたいと思えば、「テーブルの上にあるリモコンに手を伸ばし、手でリモコンをつかみ、指で特定のチャンネルのボタンを押す」という一連の動作が実行されます。

もし、脳から「腕を振り上げよ」のような間違った指令が出されたらどうなるでしょうか？

そのまま指令が伝わってしまったら、指令を受けた現場は、疑問をもつことなく実行します。

つまり、手を動かすつもりはなくても、「手を動かせ」という指令が伝われば、自分の意思にかかわらず手が動いてしまうのです。

極めて簡単にいうと、これが「てんかん」の原理です。

何らかの原因により脳で正常とは異なる電気信号が発生し、それが指令として伝わってしまい、意図しない行動が発生してしまうのです。

もちろん、そこまで単純な話ではなく、間違った指令が出ても現場へ伝わらない場合もありますし、指令の種類や出され方によって症状や程度も異なります。

発作の間、意識が保たれているてんかんも、意識を失ってしまうてんかんもあります。

たとえば、意識はしっかりとあり、自分の意思と関係なくからだが動く「単純部分発作」や、同じく意識はありますが、自分の意思と関係なく口をくちゃくちゃさせたり、舌打ちをしたり、ものが大きくなったり小さくなったりなどの幻覚を見る「複雑部分発作」などがあります。

あるいは、数秒間～数十秒間それまで行っていた動作や会話を突然中断してしまう「一時停止」のような状態になるてんかんや、完全に意識を失い、手足ががくがくと震えるけいれんを起こすてんかんもあります。

てんかんの分類は、発作の起こり方や脳波検査などの検査所見などから総合的に行います。

▼熱性けいれん

6歳未満の子ども、特に1～2歳に多いけいれんに「熱性けいれん」があります。

けいれんとは、自分の意思とは関係なく筋肉がぶるぶると震える状態のことです。

熱性けいれんは、発熱したときに起こるけいれんで、突然意識がなくなり手足がつっぱったり、がくがくと震えたりします。

通常数分以内におさまり、意識が自然に正常に戻るのが特徴です。

てんかんとは異なり、通常脳波には異常を認めません。

子どもの脳は未発達であるため、発熱が刺激となりけいれんに至ると考えられています。

熱性けいれんは通常、後遺症を残すことも、てんかんへ移行することも少ない良性のけいれんです。

ただし、1回の発熱中に何度もけいれんしたり、けいれんしている時間が長かったり、左右非対称のけいれんである場合などは注意が必要です。髄膜炎や脳症などの重い感染症が隠れている可能性があります。

また、てんかんを有している人が発熱をきっかけにけいれんする場合もあります。

▼片(偏)頭痛

「歯車は次第に数を殖やし、半ば僕の視野を塞いでしまう。が、それも長いことではない。暫らくの後には消え失せる代りに今度は頭痛を感じはじめる」

これは芥川龍之介の『歯車』という小説の一節です。芥川龍之介は重度の片頭痛持ちであったといわれており、この一節は片頭痛の特徴を簡潔に言い表しています。

片頭痛は、その名のとおり「片」側のみに起こる「頭痛」です。片方の前頭部から側頭部がピクピクと脈を打つように痛み、数時間から長い場合は数日続きます。

頭痛が起こる前に視界が欠けたり（視野欠損）、視界にキラキラした光が現れたりすることがありますが、この現象は、片頭痛の原因が「血管の収縮」によるものであるためと考えられています。

ストレスなどをきっかけとして頭の血管が収縮すると、一時的に血管が狭くなり、血液が届きにくくなる部分ができます（脳梗塞と異なり、あくまで一時的なもので完全に血流が途絶えるわけではありません）。

すると、脳が一時的に酸素不足となって、視界が欠けたり、キラキラした光を感じたりするのです。ただし、こういった頭痛前の先駆症状が現れないこともあります。

その後、反動で血管が拡張すると、通常より多くの血液が流れます。その結果、頭痛が起こると考えられています。

片頭痛は、若い女性に特に多いです。

血管を収縮させる薬を使うことで症状が改善します。

コラム

アイスクリームを食べて頭痛が起きるわけ

「アイスクリーム頭痛」は正式な医学用語として認められている頭痛です。もちろん、アイスクリームやかき氷を食べたときに頭がキーンと痛くなるアレです。

原因については諸説ありますが、先ほどの片頭痛の仕組みを考えるとわかりやすいです。

片頭痛では血管が拡張したときに頭痛が起こりましたが、アイスクリーム頭痛でも同じような現象が起きています。

アイスクリームの温度は0℃未満であり、食べると口の中が急激に冷やされます。

それを脳が感知すると、からだを温めるように命令を出します。

その結果、血流を増やそうと頭の血管が拡張して頭痛が生じるのです。

もう1つの説では、口の中やのどが感知した冷たい刺激を、脳が痛みと勘違いしてしまうからだと考えられています。

この現象を関連痛といいます。

どちらも理論上は起こりうるため、いずれかあるいは両方の仕組みで起こっているといわれています。

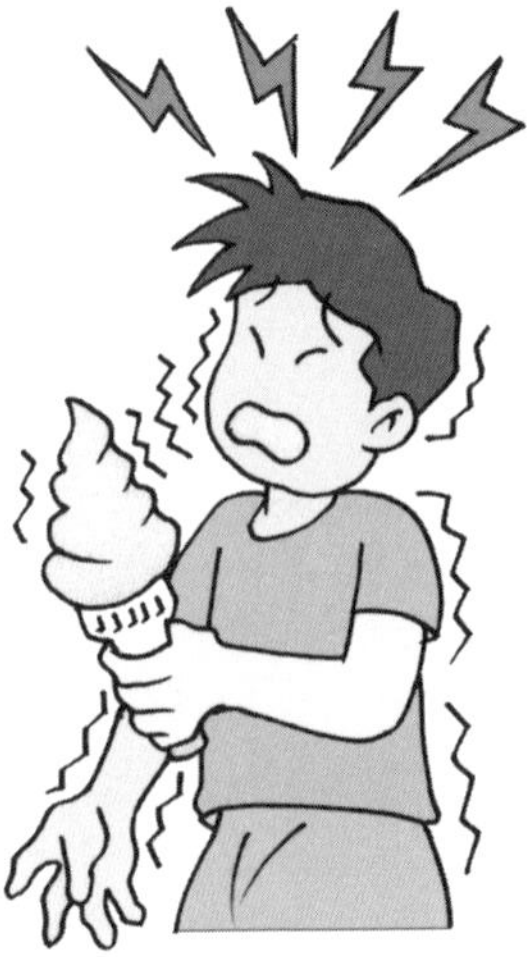

7　からだの成長と老化の境界線は？

老化と**死**は、現状すべての人間に等しく訪れます。

この世に生を享けた瞬間から、すべての人間は死へと一方通行の歩みを進めているともいえます。

考え方によっては、「生きること」＝「老いること」ともいえます。

しかし、通常赤ちゃんや子どもには「老化」ということばを使いません。

かわりに「**成長**」ということばを用います。

「0歳から1歳にかけての変化」や「5歳から10歳にかけての変化」が「老い」ではなく「成長」であることに異論はないと思います。

それでは、「70歳から75歳にかけての変化」や「60歳から61歳にかけての変化」は必ず「成長」ではなく「老い」なのでしょうか？

「30歳から40歳への変化」はどうでしょうか？

私たちはいずれかの時点からか、時間の経過による変化を「成長」ではなく「老い」と呼ぶようになりますが、その境界線は一体どこにあるのでしょうか？

たとえば「機能」や「能力」を指標とすると、「機能や能力が向上する段階」を「成長」、「機能や能力が低下する」段階を「老化」と捉える場合が多いです。

わかりやすくいうと「できなかったことができるようになる」段階が「成長」、「できていたことができなくなる」段階が「老化」です。

しかし、それでも組織や器官によって、その境界線は容易に移動します。

たとえば最も老化の始まりが早いといわれる眼は、30代から機能低下が始まります。

成長のピークも器官ごとに異なります。

20歳時点の発育を１００％としたときの成長を表す「**Scammonの成長曲線**」（左ページ）を見ても成長速度はまちまちです。

たとえば脳は、基本構造自体は3歳にはほぼ完成しており、最も発達がゆっくりである前頭葉でも20代後半までには完成するといわれています。

特に脳は、機能としてのピークを測ることが最も難しい器官であるといえます。

単純な記憶力や計算力、集中力などであれば10代などの若いほうが能力は高くなります。

そして、年齢とともにそれぞれの脳機能が低下していくことは事実です。

特にさまざまな感情を統括し、理性を司り、人格や性格にも大きな影響を与える前頭葉は40

Scammonの成長曲線

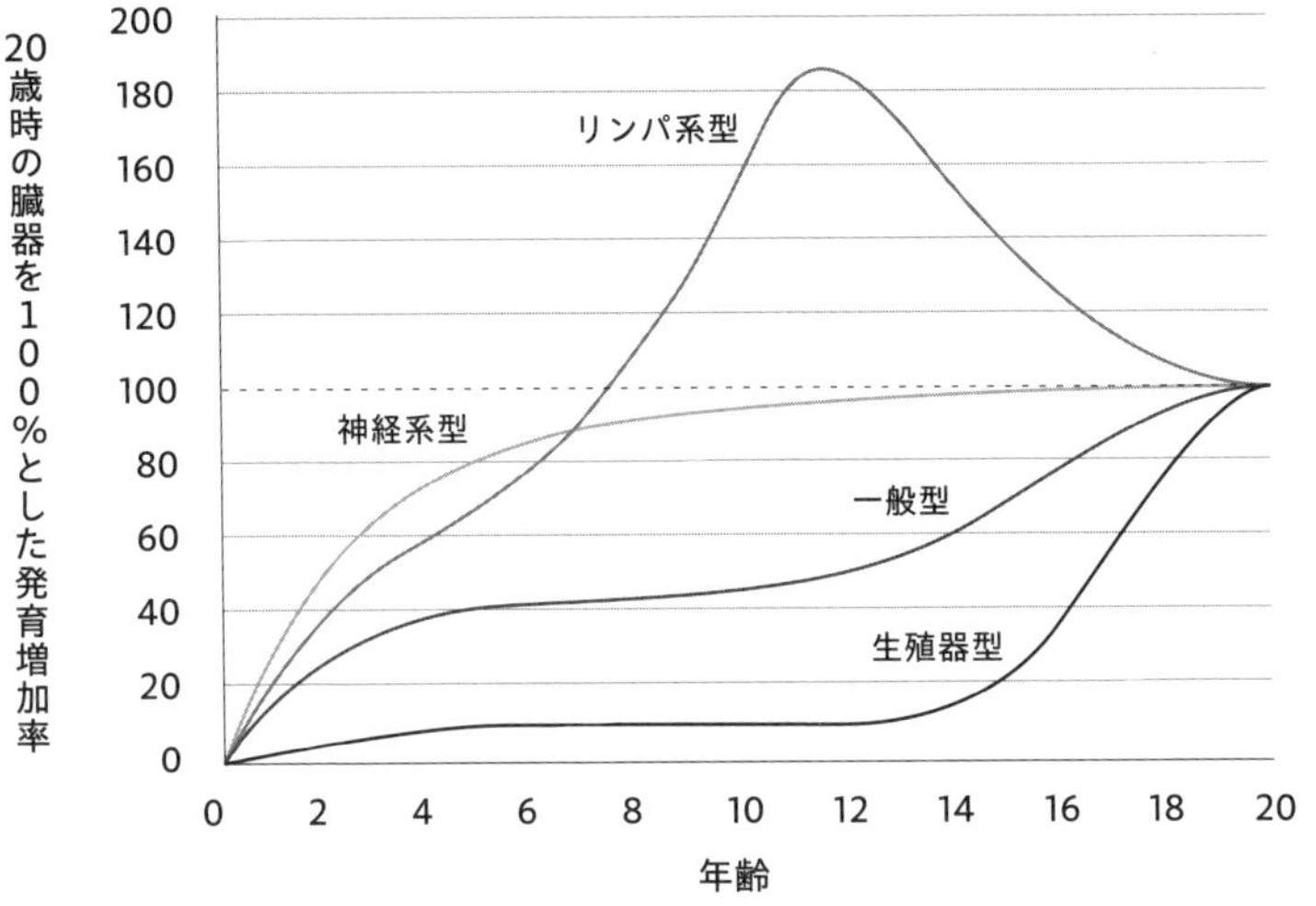

代~50代以降に機能が低下します。

前頭葉の機能が低下すると、感情のコントロールを前より上手にできなくなり怒りっぽくなったり、以前はがまんできていたことががまんできなくなることがあります。

その一方で、人間は知識や知恵、経験を蓄積していくことでより成熟した高度な思考を行うことができます。

古くは論語にて「四十にして惑わず」という記載があり、それが由来となって現代でも40歳のことを「物の考え方に迷いがなくなる」=「不《ふ》惑《わく》」と呼びます。

仮に記憶力や集中力が低下したとしても、知識や経験、知恵によって「総合的な知的能力」を高めることは年齢を重ねても可能です。

したがって、「20歳の脳より60歳の脳のほうが劣っている」とは一概にはいえません。組織・器官レベルで「老化」していても、それは必ずしも個体としての「老化」を意味しないのです。

個体レベル、組織・器官レベル、細胞レベル、あるいは遺伝子レベルのように、スケールが変われば「成長」と「老化」の境界線はまったく異なります。「成長」や「老化」は絶対的、客観的なものではなく、「概念」のようなものであるともいえます。

生きている以上「老化」には抗えませんが、考え方や生き方によっては、部分的にあるいは個として「成長」することは、年齢を重ねても可能であると私は考えています。

コラム

いやいや期に脳で起きていること

2歳前後に「いやいや期」と呼ばれる時期があります。自己主張が強く、大人の言うことを聞き入れず、かんしゃくを起こしやすい時期です。

拒否やかんしゃくの理由がはっきりとわからないことが多く、「いやいや」と何でも拒否しているように見えることからこう呼ばれています。「いやいや期」は、まさに前頭前野が著しく発達する最初の時期です。

生まれてからある程度成長すると「自我」が芽生え、「あれをしたい」「これがほしい」「自分でしたい」などさまざまな「衝動」や「欲求」が強くなります。

しかし、「理性」を司る前頭前野が未発達であり、感情や行動をコントロールできずにかんしゃくを起こしてしまうのです。

一見、何でも「いやいや」と拒絶しているように見えますが、実際には「衝動」と「欲望」が溢れており、また「自分ルール」が多くなっている時期なので、「したいしたい期」「自分ルール期」などのほうが意味的に合っていると個人的には思います。

成長に伴って前頭前野がある程度発達すると、「がまん」ができるようになり、しだいに理性的な行動をとることができるようになります。

そして、かんしゃくを起こすことも少なくなり、いやいや期は終わりを迎えるのです。

ちなみに前頭前野を鍛える上で、「おままごと」や「ごっこ遊び」などが効果的であるといわれています。これらは、自分あるいは自分たちでルールを決め、それを自分たちで守ること、すなわち「自分の力で考え、決め、行動する」ことを実践できるためであると推測されます。

親は大変ですが、子どもが「理性」を身につけて1人の人間として劇的な成長をとげる時期だと考えると、神聖な進化の時期にもみえてきます。

▼認知症

加齢とともに、誰もが脳の機能が低下していきます。

たとえば、側頭葉の機能が低下すると記憶力が低下したり、前頭葉の機能が低下すると感情をコントロールできなくなったりします。

脳機能の低下はすべての人に起こる自然な現象ですが、何らかの原因によってそれが急速に進んだり、生活や活動に支障がでるまでに程度が強くなる場合があります。

その状態を「認知症」と呼びます。

認知症には病態によっていくつかの種類があり、「アルツハイマー型認知症（アルツハイマー病）」、「脳血管性認知症」の2つが主要なものです。

最も多いアルツハイマー型認知症は、加齢による脳の機能の低下の延長線上にあるもので、脳にアミロイドβやタウというタンパク質が蓄積し、脳細胞が障害されて数が減少することで発症すると言われています。

特に側頭葉の萎縮による機能低下が目立ちます。

そのため、側頭葉が司っている記憶力の低下や、場所や時間を正確に認識する「見当識」や計算力の低下から、症状が始まることが多いのです。

また進行すると、ことばを理解したり話したりすることができなくなったり（失語）、被害妄想や徘徊、失禁がみられるようになったり、人格が変わったりします。

一方の脳血管性認知症は、脳梗塞や脳出血の結果、脳の機能が低下して起こります。

障害された脳の部位に応じて、それぞれの機能低下による症状が現れます。

おわりに

最後までお付き合いいただきありがとうございました。

からだについて、少しでもみなさんの理解の助けとなることができたでしょうか。

私たちのからだは「宇宙」のようなものであると、私は考えています。

もっとも身近、いや自身自身であるにもかかわらず、おそらく人間が観測、解明できているのはシステム全体の一面に過ぎず、残りの部分はブラックボックスになっているか、認識すらできていないかもしれません。

しかし、観測、解明できているそのごく一面だけでも、その「秩序」は私たちを圧倒します。

系統レベル、器官レベル、あるいは細胞レベルなどいずれのスケールでみても、その精巧さ、緻密さ、合理性は最新の技術や精密機器をもってしても再現不能に感じさせるほどです。

その一方で、過去および現代の研究者達の努力、試行錯誤の結果蓄積されてきた知恵や知識のおかげで、多くのことが解明されてきたのもまた事実です。

医学は、人体の構造や機能、そして病気（疾患）について研究する学問です。

そして、医学の知識に基づいて、実際に病気の診断、治療を行うのが医療です。

そのため、どうしても「医学」＝「医療」＝「病気に関する学問」のようなイメージとなりがちです。

しかし、医学および医療が扱うのは病気に関することのみではありません。

端的に言い表すと、医学・医療の対象は「生きること」そのものです。

人生で直面するさまざまな問題のうち、特に重大であるのが「老い」、「病気」、そして「死」です。

「老いること」「病むこと」「死ぬこと」は、生きている限り私たちの誰しもが避けては通れない共通の困難です。

私たちの祖先たちも皆この世に生を享け、老い、病み、死を迎えました。

私たちが生きる現代もその延長線上にあります。

そしてそれは、さらに次の世代へとつながり、人類の歴史を紡いでいきます。

私たちは「老い」「病気」「死」からは決して逃れることはできないと頭では理解しながらも、普段はその重すぎる真実を可能な限り意識せずに毎日を過ごし、ふとしたきっかけで思い出しては恐れや不安を抱き、そしていざ直面したときには悩み、苦しみ、怒り、逃れる方法を模索します。

その結果、やはり逃れることはできないと諦めて絶望することもあれば、あるがままに受け入れる人もいるかもしれません。

しかし、だからといって私たち人間は常に絶望しながら生きているわけではありません。

医学は、自然科学の一分野であると同時に、「老い」「病気」「死」に対して何とか抗おうとするとともに、真正面から向き合うことで「いまを生きよう」とする、人間の術や執念の歴史であるともいえると私は考えています。

医学は、上手に活用することで、人生をより楽しく充実したものにするための助けにもなりうるのです。

医学や医療技術が発達し、超高齢社会を迎えた現代の日本においては、「介護」や「終末期医療」のありかたなど、歴史上もっとも「老いること」「病むこと」「死ぬこと」そして「生きること」について真剣に考えることを求められているのかもしれません。

老いるのも、病むのも、そして死ぬのも「生きている」からです。

からだや病気について知り、考えることは、「生」について知り考えることに他なりません。

本書がそのきっかけとなり、みなさんのこれからの人生にわずかでもお役立ていただければ幸いです。

福冨崇浩

＊　参考文献　＊

『人体の正常構造と機能　改訂第3版　全10巻縮刷版』
（坂井建雄、河原克雅他／日本医事新報社）

『標準生理学　第8版』
（小澤瀞司、福田康一郎他／医学書院）

『ハリソン内科学　第5版』
（福井次矢、黒川 清他／MEDSi）

『小児科学　改訂第10版』
（五十嵐 隆他／文光堂）

『国際診療のための小児科アトラス大事典』
（リチャード・P・ユーサティーン他／西村書店）

『あたらしい皮膚科学　第3版』
（清水 宏／中山書店）

『標準眼科学 第14版』
（中澤 満、村上 晶、園田康平他／医学書院）

『標準耳鼻咽喉科・頭頸部外科学　第4版』
（大森孝一、野中 学他／医学書院）

『標準整形外科学　第15版』
（井樋栄二、津村 弘他／医学書院）

『精神医学テキスト　改訂第5版――精神障害の理解と治療のために』
（上島国利、立山萬里、三村 將他／南江堂）

『依存と嗜癖　どう理解し、どう対処するか』
（和田 清／医学書院）

『私たちは子どもに何ができるのか――非認知能力を育み、格差に挑む』
（ポール・タフ／英治出版）

『生物』
（嶋田正和／数研出版）

『生物基礎』
（嶋田正和／数研出版）

『視覚でとらえるフォトサイエンス　生物図録　三訂版』
（鈴木孝仁、数研出版編集部／数研出版）

＊ 掲載疾患リスト ＊

医療監修

福冨 崇浩（ふくとみ・たかひろ）

小児科医、ふくとみ小児科院長

神奈川県出身。1984年生まれ。

私立浅野高等学校卒業後、2005年日本医科大学医学部医学科入学。

2011年同大学卒業後、初期研修医を経て小児科医となる。

神奈川県内の病院での勤務を経て、

2018年山梨県中央市にふくとみ小児科を開院。

地域に根付いた小児医療に携わり、患者様ひとりひとりの健康な成長・発達を応援すべく、休日や仕事、学校のあとにも利用できるよう「日曜・祝日も診療」「平日は夜8時まで診療」「夕方や土曜にも予防接種可」などの取り組みを行っている。

著書に『中学生のための人生が変わる勉強法』（自由国民社）がある。

装丁　吉田考宏

本文デザイン　吉田考宏、古屋郁美

装画　畠山モグ

本文イラスト　青木宣人、大野文彰

DTP・図版作成　東京カラーフォト・プロセス株式会社

校正　株式会社東京出版サービスセンター

編集協力　堀田孝之、NPO法人企画のたまご屋さん

編集担当　池上直哉

「おどろき」と「ふしぎ」に満ちあふれた

人体と病気まるわかり大全

著　者　福冨崇浩

編集人　新井 晋

発行人　倉次辰男

発行所　株式会社主婦と生活社

〒104-8357　東京都中央区京橋3-5-7

編集部　Tel 03-3563-5136

販売部　Tel 03-3563-5121

生産部　Tel 03-3563-5125

https://www.shufu.co.jp

製版所　東京カラーフォト·プロセス株式会社

印刷所　大日本印刷株式会社

製本所　株式会社若林製本工場

ISBN978-4-391-15942-4

*十分に気をつけながら造本していますが、万一、落丁·乱丁の場合はお取り替えいたします。

お買い求めの書店か、小社生産部までお申し出ください。